Gynecologic Oncology Handbook

An Evidence–Based Clinical Guide

妇科肿瘤临床循证手册

编　著　米歇尔·F.贝努瓦
〔美〕M.伊薇特·威廉姆斯-布朗
克莱顿·L.爱德华兹

主　译　孙蓬明
主　审　魏丽惠

U0339302

天津出版传媒集团

天津科技翻译出版有限公司

著作权合同登记号：图字：02-2014-326

图书在版编目(CIP)数据

妇科肿瘤临床循证手册／（美）贝努瓦（Benoit, M.F.），（美）威廉姆斯－布朗
（Williams-Brown, Y.），（美）爱德华兹（Edwards, C.L.）编著；孙蓬明等译.—天津：
天津科技翻译出版有限公司，2016.6
书名原文：Gynecologic Oncology Handbook: An Evidence-Based Clinical Guide
ISBN 978-7-5433-3603-2

Ⅰ.①妇… Ⅱ.①贝… ②威… ③爱… ④孙… Ⅲ.①妇科病－肿瘤－诊疗－手册
Ⅳ.①R737.3-62

中国版本图书馆CIP数据核字（2016）第102582号

授权单位：Demos Medical Publishing, LLC.
出　　版：天津科技翻译出版有限公司
出 版 人：刘 庆
地　　址：天津市南开区白堤路 244 号
邮政编码：300192
电　　话：(022)87894896
传　　真：(022)87895650
网　　址：www.tsttpc.com
印　　刷：山东临沂新华印刷物流集团有限责任公司
发　　行：全国新华书店
版本记录：889×1194　32开本　11.5印张　200千字
　　　　　2016 年 6 月第 1 版　2016 年 6 月第 1 次印刷
　　　　　定价：58.00元

（如发现印装问题，可与出版社调换）

谨以此书纪念

Dr. Edward V. Hannigan

一位伟大的良师,一位孜孜以求的临床学家。

他高尚的灵魂永垂不朽。

译者名单

主　译　孙蓬明　福建省妇幼保健院　福建省妇儿医院

主　审　魏丽惠　北京大学人民医院

译　者（按姓氏笔画排序）

马辛欣　中国医科大学航空总医院

毛晓丹　福建省妇幼保健院

冯　静　加拿大 Mcgill 大学皇家维多利医院

刘桐宇　福建省肿瘤医院

阮冠宇　福建省妇幼保健院

苏　涛　上海交通大学附属国际和平妇幼保健院

宋一一　福建省妇幼保健院

张　楠　北京大学肿瘤医院

张俊霄　山西省妇幼保健院

张晓燕　复旦大学附属妇产科医院

赵丽君　北京大学人民医院

袁淑惠　浙江省肿瘤医院

高　敏　北京大学肿瘤医院

董滨华　福建省妇幼保健院

童　彤　上海交通大学附属国际和平妇幼保健院

谢　榕　福建省肿瘤医院

蔡良知　福建省妇幼保健院

薛丽芳　福建医科大学

译者前言

　　妇科肿瘤已经发展成为融合妇科手术学、肿瘤外科手术学、放射治疗学、化学药物治疗学、内分泌学、临终治疗等多专业的一个亚专科。笔者有幸曾于德国柏林洪堡大学和柏林自由大学联合 Charite 医学中心留学，并先后于 Charite 附属的 Virchow 医院、香港大学玛丽医院、加拿大 Mcgill 大学的 Jewish General 医院临床研修。期间所见，各国的住院医师、专科培训医师均是人手一册的指南、临床手册等口袋书，近年又为 iPad 所代替，无他，惟书贵也。他们的临床工作往往第一时间是求助于这些手册，根据手册建议诊治病患，然后带着疑问在讨论会上与高年资的同道讨论。而香港大学玛丽医院更是结合国际指南、分期标准、自己医院现有的医疗条件定期更新自己医院的妇科肿瘤指导手册。此类手册非常实用、高效、简洁、明了。这也是我们翻译本书的初衷。本书原著是由来自华盛顿和贝勒医学院的三位资深医师编写，内容非常实用，除了我们熟悉的妇科诊疗指南外，更提供了非常直接的相关内外科疾病、围术期并发症、急重症的临床处理建议以及相关的循证医学文献支持。作为一本口袋书，可谓开卷有益。参加本书编译、审校的有主任医师，但更多的是副主任医师、主治医师和医学博士,他们多数有欧洲、美国的留学经历。我们尽最大的努力完成本书的编译工作,但限于自身水平,难免有不尽如人意之处,希望同道能够给予更多批评和指教。

非常感谢我尊敬的恩师北京大学人民医院魏丽惠教授,她全文审阅了本书,对全书的译、校给予了很多宝贵的意见和指导。

2015 年 12 月 30 日

前　言

　　本手册力求以框架式编写，为妇科肿瘤提供更全面的诊疗指南。它直接面向不同层次的临床医师。各个章节撰写中也力求风格的统一。将基本诊断概念，处理流程，分期以及诊治均以提纲式列出，然后根据现有临床证据标准，推荐相应的手术治疗及辅助治疗方式。最后提供循证医学证据以支持我们建议的诊疗措施。因此，医学生将会有非常明晰的疾病处理速览，住院医师可以参照本手册进行临床实践，而专科训练医师或独立执业医师可以更加便捷地获得文献支持，以尽快做出临床诊疗决定。

　　我们非常荣幸，能够为我们的朋友、同道而努力编撰此册。向支持本手册编撰的临床医师、教职员工，特别是我们的病友，表示最诚挚的感谢。正是他们设计、参与的临床研究使我们能够更深入地认识复杂、深奥的妇科肿瘤。我们期望本书提供的信息能够不断指引一个高质量的临床诊疗，并且您能体悟到我们在这一亚专科领域所做的努力。

Michelle F. Benoit, MD

Williams-Brown, MD, MMS

Greighton L. Edwards, MD

目 录

第1章　妇科肿瘤专科转诊指征 ……………………… 1

第2章　各部位疾病 ………………………………… 5

第1节　癌前病变 ………………………………… 5

第2节　宫颈癌 …………………………………… 13

第3节　卵巢癌 …………………………………… 39

第4节　子宫体癌 ………………………………… 86

第5节　外阴癌 …………………………………… 117

第6节　阴道癌 …………………………………… 134

第7节　妊娠滋养细胞疾病 ……………………… 139

第3章　遗传性癌症综合征 ………………………… 153

第4章　筛查 ………………………………………… 157

第1节　卵巢癌筛查 ……………………………… 157

第2节　宫颈癌筛查 ……………………………… 162

第5章　手术治疗 …………………………………… 167

第1节　解剖学 …………………………………… 167

第2节　手术器械 ………………………………… 172

第3节　手术步骤 ………………………………… 177

第4节　术中并发症 ……………………………… 189

第5节　术后治疗 ………………………………… 193

第6节　术后并发症 ……………………………… 199

第6章　并发症处理 ………………………………… 209

第1节　术前风险评估 …………………………… 209

第 2 节　妇科肿瘤围术期管理 ······················· 212

第 3 节　急救处理 ································· 227

第 7 章　治疗方式 ···························· 255

第 1 节　化疗 ·································· 255

第 2 节　放射治疗 ······························ 274

第 8 章　生殖功能和恶性肿瘤 ··················· 295

第 1 节　性功能和恶性肿瘤 ······················· 295

第 2 节　生育功能和恶性肿瘤 ····················· 297

第 3 节　妊娠期恶性肿瘤 ························· 299

第 9 章　生存关怀 ··························· 305

第 1 节　随访监测建议 ·························· 305

第 2 节　随访监测检查单 ························· 310

第 10 章　姑息治疗 ·························· 313

第 11 章　统计学 ···························· 317

第 12 章　参考资料 ··························· 329

Ⅰ. 体力状况评分标准 ··························· 329

Ⅱ. 不良事件分级 ····························· 330

Ⅲ. 实体肿瘤反应评定标准（RECIST） ················· 330

Ⅳ. 可用公式 ······························ 331

Ⅴ. 缩略词 ······························· 332

索引 ································· 343

第 1 章

妇科肿瘤专科转诊指征

I. 子宫内膜癌

A. 活检证实的任何分化级别的子宫内膜癌症。

II. 盆腔肿物

A. 出现或考虑晚期疾病

1. 网膜饼

2. 胸腔积液

3. 腹水

B. 临床怀疑盆腔恶性肿物

1. 肿物径线大于 8cm

2. 结构复杂

3. 固定

4. 结节

5. 双侧

6. 瘤体或赘生物

7. 实性成分

C. 月经初潮前女孩发现盆腔肿物

D. 绝经后女性发现可疑盆腔恶性肿物或血清肿瘤标记物升高。提示可疑盆腔肿物的临床发现有：实性成分，单纯性肿物直径大于 8~10cm，或见混合性成分。ACOG 建议如果血清 CA-125 升高大于 35μg/L，应转诊妇科肿瘤医师。

E. 围绝经期女性发现卵巢肿物，特别是伴随着血清 CA-125 水平的升高。ACOG 建议如果绝经前或围绝经期女性血清 CA-125 升高大于200μg/L,应转诊妇科肿瘤医师。

F. 年轻女性发现盆腔肿物伴随肿瘤标记物（CA-125,AFP,hCG, LDH)的异常升高。

G. 发现盆腔可疑肿物,该女性同时有乳腺癌、内膜癌等其他肿瘤疾病史或有卵巢恶性肿瘤等家族史(一位或数位直系亲属)。

Ⅲ. 宫颈癌

A. 活检(或直接锥切)证实有侵袭性肿瘤。

B. 女性发现有宫颈病变建议转诊,但在转诊前家庭医师或普通妇科医师可以对宫颈病变部位活检。

Ⅳ. 阴道癌

A. 所有侵袭性阴道癌。

B. 根据独立执业者的相应情况决定:

1. 阴道镜检查或活检术后无法解释的细胞学异常结果。

2. VAIN 3 级可疑伴有侵袭病变,需要进一步治疗。

Ⅴ. 外阴癌

A. 所有侵袭性外阴癌。

B. 对可疑的外阴病变在转诊前应先对病变部位活检,这些可疑病变包括:

1. 久治不愈的溃疡。

2. 慢性的疼痛或瘙痒部位。

3. 皮革样的病损区域。

4. 粗大的病损区域。

C. 根据独立执业者的相应情况决定:

1. 散发、多病灶的和(或)复发的 VIN 3 级病变。

2. 外阴 Paget 病。

VI. 妊娠滋养细胞肿瘤

A. 在葡萄胎妊娠吸宫术后，如仍有证据提示持续存在妊娠滋养细胞疾病，应转诊妇科肿瘤医师。

1. 妊娠滋养细胞疾病(高或低风险)。

2. 绒毛膜癌。

3. 胎盘部位滋养细胞肿瘤。

在首次诊断时就有证据提示转移性病变应立即转诊。

（孙蓬明　译　宋一一　校）

第 2 章

各部位疾病

第1节 癌前病变

I. 宫颈上皮内瘤样病变（CIN）

宫颈上皮内瘤样病变是无症状的，巴氏涂片筛查是针对中位年龄 23 岁人群诊断的主要手段[1]。CIN 根据所涉及的上皮细胞的数量分为以下几类：CIN1 提示异型性细胞位于上皮的下 1/3。CIN2 提示异型性细胞上升至上皮的下 2/3。CIN3 表明异型性细胞贯穿上皮全层。CIN 的微观表现是核异型性，组织分解或去极化，角化不全以及异常核分裂象。大多数病变发生于子宫颈上皮的移行带区。

A. 异常病变的进展风险：

病变	逆转（%）	持续存在（%）	进展为 CIN3（%）
CIN1	57%	32%	11%
CIN2	43%	35%	22%
CIN3	32%	35%	NA

B. 异常病变的危险因素包括人类乳头状瘤病毒（HPV）感染、免疫抑制、吸烟、性传播疾病以及多个性伙伴。在饮食中降低维生素 A、维生素 C 及 β-胡萝卜素（转化为视黄醇）的摄取也与宫颈不典型增生及癌变的高发生率紧密相关。免疫抑制能够显著提高不典型增生及癌变的发生率。对于 HIV 感染者，其相对发病风险提高

9.2 倍, 而对于器官移植的患者, 其相对发病风险则提高 13.6 倍。

C. 诊断需应用3%的冰醋酸涂抹宫颈 5min 后行阴道镜下活检。如果患者没有怀孕, 应同时行宫颈管搔刮术 (ECC)。必须经活检组织学确认后才可行消融治疗 (如冷冻消融治疗)。

D. 病理医师无法区分 CIN3 和原位癌 (CIS); 因此, 不再建议使用 CIS 术语。我们将术语分为两个层次: CIN1 为低级病变, CIN2 和 CIN3 合并称为高级病变。

E. 腺体癌前病变包括了原位腺癌 (AIS)。组织学描绘为: 细胞拥挤、异型性、假复层以及有丝分裂活性增加。在鉴别非典型增生和原位腺癌时, 应该考虑有丝分裂活动的程度和假复层情况。非典型腺体延伸如超越子宫颈内腺体正常深度, 该距离通常为 5~6mm, 侵袭性病变诊断成立。

F. CIN1 的治疗是多样化的。在宫颈癌研究的 ASCUS/LSIL 分类研究 (ALTS) 中, 41%的 CIN1 的诊断逆转为正常, 同时 13%的 CIN1 升级为 CIN2 或 CIN3。在一项研究中, 90%妇女的 CIN1 在 24 个月内自然消退[2]。如果是巴氏涂片结果为 HSIL 或 ASC-H 而组织学诊断为 CIN1 的患者, 应考虑更积极的治疗。如果是巴氏涂片结果为 ASC-US 或 LSIL 而组织学诊断为 CIN1 的患者, 那么我们可以考虑 12 个月重复一次 HPV 检测, 或是每 6 个月重复一次巴氏涂片检查。

如果 CIN1 病变持续 2 年, 我们可以考虑进行宫颈环形电圈切除术 (LEEP)。在使用任何烧蚀 (冷冻或激光) 治疗前, 应确保宫颈管搔刮结果是阴性的。

G. CIN2/3 的治疗通常是宫颈锥形切除术。这些可以用 LEEP、宫颈冷刀锥切术或 CO_2 激光疗法。冷冻疗法仅用在地域偏僻、资源较少的地区。对锥切术的过程, 有必要去除 5~7mm 的宫颈间质, 并且要先行 ECC。因为有证据显示宫颈病变的跳跃性和多灶性特点, 尤其是腺体病变。所以, 对于一个患者, 我们不能只是单纯切除醋酸白区域的病变。

H. 锥切术的适应证包括：CIN2/3 级的治疗，宫颈管搔刮结果阳性的治疗，镜下浸润癌的进一步评估，宫颈癌 IA1 期的治疗，细胞学/活检组织学结果显著差异的进一步评估，以及不满意的阴道镜检查结果的评估。冷刀锥切术可适用于腺体病变程度的诊断。

I. 宫颈锥切术后随访应该包括 HPV 检查（每 6~12 个月一次），或者细胞学检查（每隔 6 个月一次）。在接连 2 次巴氏涂片结果显示阴性后，后续 20 年可按常规筛查进行。对于宫颈锥切术后所切缘阳性者，可以选择每 4~6 个月进行阴道镜检查联合宫颈搔刮病理检查或者选择再次行切除手术。有数据证明，56% 的妇女边缘阳性病变在切除后自发消退。

J. 组织学指南可以查看：

www.asccp.org：组织学命名法则

www.nccn.org：NCCN 癌症检测、预防和癌症风险控制指南；宫颈癌筛查指南

II. 外阴上皮内瘤样病变

A. 特点：外阴不典型增生或外阴上皮内瘤样病变（VIN）可以表现为瘙痒、皮损或色素沉着。也可以无症状。诊断的中位年龄为 46 岁。VIN 是根据病变累及的上皮细胞数量分类的：VIN1 提示异型性细胞位于上皮的下 1/3；VIN2 提示异型性细胞上升至上皮的下 2/3；而 VIN3 表示异型性细胞贯穿上皮全层。3%~4.8% 的 VIN3 患者接受治疗后仍可能进展为癌，同时也已发现 88% 的未治疗患者可发展为浸润性疾病[3]。12%~23% 的 VIN3 女性患者在行 VIN3 切除术时发现有浸润性癌变[4]。然而，大多数这些诊断的病例，其浸润深度均小于 1mm。1/3 的浸润癌与 VIN3 共存。孤立性病变有疾病进展的最高风险。自发性消退的发生概

率是 10%~56%。但是,因为这是一个癌前期病变,所以临床处理是标准治疗方式。当病变边缘阳性时,其复发率较高,范围是 17%~46%。

B. VIN 的危险因素包括其他生殖道不典型增生的病史（25%有其他下生殖系统异常增生）、吸烟、免疫抑制和其他性病病史。

C. 国际外阴疾病研究协会的外阴肿瘤小组（ISSVD）将 VIN 分为两类:

1. VIN 常见型:这包括了此前的 VIN2~3 的亚型、疣状型、基底细胞样型和混合型。基底细胞样型的微观表现包括增厚的上皮细胞伴平坦、光滑的表面,大量核分裂象以及增大浓染的细胞核。疣状型的外观呈湿疣性,显微镜下细胞中包含大量异常成熟的核分裂象。通常的类型最常见,一般发生在年轻、绝经前妇女。风险因素包括 HPV 感染、吸烟和免疫抑制。病变往往是多灶性的。

2. VIN 分化型:包括此前分类为单纯型的 VIN 病变,在各种类型 VIN 病变中所占比例少于 5%。通常发生于绝经后妇女,并且与硬化性苔藓相关,但无 HPV 感染。病灶多为单发性,p53 阳性。这种病变可能是 HPV 阴性外阴癌的癌前病变。

D. VIN 病变最好发于外阴的 3 点和 9 点无毛发区域。病变往往是多灶性的,可能呈斑点状、丘疹、疣状,为白色、红色、灰色或棕褐色。一般通过应用 3%冰醋酸涂于会阴部皮肤 5min 后,阴道镜下活检进行诊断。

E. 有多种治疗方法可选。距病灶边缘 5mm 的广泛局部外阴切除术（外阴皮肤切除术）是适当的,或者 CO_2 激光烧蚀、超声乳化手术（CUSA）。VIN 的局部治疗包括氟尿嘧啶（5%的氟尿嘧啶软膏每天一次,持续一周,因该药可引起显著的化学烧伤,如果患者能够耐受,可将药物使用增加 2~3 次）或 5%咪喹莫特乳膏（每周 3 次,即周一、周三、周五,如果发生外阴肿胀反应,则可减少到每周一次），二者均被证明在非免疫抑制的患者中是有效的。

F. 复发性疾病是常见的，如果病变切缘阳性，则接近 50%会复发，病变切缘阴性则也会有 15%的复发概率。

G. 良性病变与外阴部不典型增生相似。因此，在做任何临床处理前必须对病变进行活检以明确组织学诊断。

  1. 疣状病变主要有 3 种主要类型：尖锐湿疣、无蒂的斑块和角化型寻常疣。外阴疣患者中，22%~32%伴有 CIN，因此，建议进行整个下生殖道的阴道镜检查。治疗可以是局部治疗，如：咪喹莫特或三氯醋酸(TCA)，激光消融或手术切除，超声刀。

  2. 宫颈微乳头状瘤病是无症状的，并且可以表现为小区域的黏膜乳头状瘤。在这些病变区域无 HPV 感染，没有必要治疗。

  3. 硬化性苔藓可以表现为皮肤瘙痒。其外阴部皮肤极薄，活检显示钝化的网钉样结构。治疗可以应用丙酸氯倍他索类固醇软膏涂抹外阴部皮肤，每天 2 次，持续 6 周。也可以应用 2%复合睾酮霜每周 2 次涂抹外阴，以促进外阴部皮肤增厚。但是这种治疗可以使病灶增加恶性病变的风险，转化为高分化的鳞状细胞癌变。

  4. 增生性营养不良症也可以出现皮肤瘙痒，活检显示皮肤增厚、加宽的网钉样结构和角化过度。治疗可以用 1%的氢化可的松乳膏涂抹于外阴部，每天 2 次。

III. 阴道上皮内瘤样病变(VAIN)

A. 大多数患者无症状。偶有患者可能出现阴道分泌物增多、性交后出血或绝经后出血。大多数病灶是通过异常的巴氏涂片发现的。

B. 风险因素是 HPV 感染、其他生殖道不典型增生和免疫抑制。

C. VAIN 分为三个层次：VAIN1 提示异型性细胞位于上皮的下 1/3；VAIN2 提示异型性细胞位于上皮的下 2/3；而 VAIN3 则是异型

性细胞贯穿上皮全层。显微镜下异常包括核异型性、细胞去极化、角化不全和异常核分裂。

D. 阴道不典型增生最常见的部位是阴道后穹隆。VAIN 多为多灶性。通过应用 3% 的冰醋酸涂抹阴道可疑病变处 5min 后经阴道镜下直接活检可以得出诊断。

E. 有数据表明，VAIN 与因宫颈不典型增生行子宫切除手术的妇女有关：5% 的病患在 10 年内可发展为 VAIN。

F. 治疗可以用激光消融、手术切除或局部用药，如 5% 的氟尿嘧啶乳膏局部涂抹。有许多使用方案，但是我们推荐剂量是氟尿嘧啶每周 1 次，持续 10 周。如果患者因为阴道化学性烧伤而出现症状，则可将剂量减少至每 2~3 周 1 次。每月的维持剂量可以考虑。复发率的范围是 0%~38%。另外，2.5% 的复方咪喹莫特乳膏也可经阴道内涂药器每隔一天使用一次，持续 16 周。给药期间，如果发生明显的阴道肿胀反应，则有必要将给药频率减少为每周一次。

G. 目前，尚无评估阴道上皮内瘤样病变风险以及进展为阴道癌风险的大型长期随访研究。一项来自芬兰的研究评估了 23 例患者，结果 78% 的病变自然消散，13% 的病变持续存在，8% 的病变进展为癌。另一项研究评估了阴道切除术的样本，显示有 28% 的癌症发生率[6]，并且阴道切除术后有 18% 的复发率。

IV. 不典型增生和 HIV

A. 1/3 的 HIV 感染者是通过异性恋感染的。HIV 感染的妇女宫颈不典型增生检测更多表现为阴性。建议 HIV 阳性的妇女每 6 个月进行 2 次宫颈癌的筛查。如果得到连续两个正常的子宫颈涂片检查的结果，那么可以每年随访一次宫颈涂片。在 HIV 阳性的妇女中，宫颈涂片正常结果中有 14% 可以发现 CIN，而在 HIV 阴性的妇女中这一概率只有 3%。

B. 目前指南建议测量基线病毒载量(预处理)。一种药物在 8 周内降低病毒载量至少 90%,则被认为是有效的。病毒载量应该在 6 个月内持续下降至低于 50 拷贝。病毒载量应在治疗开始或变更治疗方案的 2~8 周内进行测量,并且在每 3~4 个月重复测量。任何一个患者的病毒载量如超过 100 000,则应该给予治疗,如艾滋病患者或 CD4 计数低于 200 的患者。

C. 高活性抗反转录病毒疗法(HAART)包括至少 3 种活性抗反转录病毒药物。具有代表性的 2 种药物是核苷或核苷酸反转录酶抑制剂(NRTI)加上第 3 种药物。第 3 种药物是非核酸反转录酶抑制剂(NNRTI)、蛋白酶抑制剂(PI),或其他 NRTI,如阿巴卡韦(Ziagen)。

D. 如果诊断为 CIN1,则临床治疗应立即执行。但如果活检明确 CIN1 前的巴氏涂片结果是非 HSIL,则某些病患可以延迟治疗。因此,检测病毒载量和 CD4 计数是非常重要的。如果有高病毒载量和较低的 CD4 计数,则延迟治疗就有危害。对于诊断为 CIN2/3 的患者,则应该进行宫颈锥切术。

E. 两项大的研究分析表明[HIV 流行病学研究组(HERS)和多部门联合妇女 HIV 研究 (WIHS)],对 HIV 阳性的 CIN2/3 妇女经 LEEP 治疗后有 45% 的即时失效率,疾病持续存在 6 个月。对那些 6 个月内有一次正常宫颈涂片结果的患者,有 56% 的复发率。中位无复发时间是 30 个月。大约 60% 持续性或复发性疾病是低级别病变。在这项研究中 73% 的病患没有进行鸡尾酒疗法(HAART)。

F. 宫颈锥切术的切缘对于 HIV 阳性的患者是非常重要的。那些切缘阳性的患者有 100% 的复发率,而切缘阴性的患者有 30%~50% 的复发率。而在 HIV 阴性的妇女中,病变切缘阴性者复发率仅为 8%~15%。在两项研究中表明(每项研究对应一个因素),应用 HAART 以及患者有较高的 CD4 细胞计数可以明显降低复发率。如果 CD4 计数大于 500,那么 30%的患者自然康复。

G. 7%的 HIV 阳性妇女的会阴部和直肠旁区的尖锐湿疣在 3 年期间可能发展为 VIN2/3。HIV 阳性的妇女 VIN 发生风险是 HIV 阴性者的 7 倍。

（马辛欣　译　赵丽君　校）

参考文献

1. Castle PE. A descriptive analysis of prevalent vs incident cervical intraepithelial neoplasia grade 3 following minor cytologic abnormalities. *Am J Clin Pathol.* 2012;138(2):241–246.
2. Schlect NF. Human papillomavirus infection and time to progression and regression of cervical intraepithelial neoplasia. *J Natl Cancer Inst.* 2003;95(17):1336–1343.
3. Jones RW. Vulvar intraepithelial neoplasia III: a clinical study of the outcome in 113 cases with relation to the later development of invasive vulvar carcinoma. *Obstet Gynecol.* 1994;84(4):741–745.
4. Modesitt SC. Vulvar intraepithelial neoplasia III: occult cancer and the impact of margin status on recurrence. *Obstet Gynecol.* 1998;92(6):962–966.
5. Sideri M. Squamous vulvar intraepithelial neoplasia: 204 modified terminology ISSVD Vulvar Oncology Subcommittee. *J Reprod Med.* 2005;50(11):807–810.
6. Ireland D. The management of the patient with abnormal vaginal cytology following vaginal hysterectomy. *BJOG.* 1988;95(10):973–975.
7. Massad L, Stewart MD, Fazzari J. Outcomes after treatment of cervical intraepithelial neoplasia among women with HIV. *J Low Genit Tract Dis.* 2007;11(2):90–97.

第 2 节　宫颈癌

I. 特征

估计全世界每年有 400 000 例新发宫颈癌。而在美国，估计 2013 年新发病例约有 12 340 例，死亡则有 4030 例。

A. 最常见症状为不规则阴道出血，特别是性交后出血和月经间期出血，月经不规则，绝经后阴道出血。其他临床症状包括下腹坠胀/疼痛，单侧下肢水肿，膀胱激惹症状，里急后重。宫颈癌也可表现为症状隐匿，仅于异常的宫颈巴氏涂片、阴道镜检查、宫颈活检时确诊。

B. 晚期宫颈癌症状主要表现为宫颈菜花样肿物、单侧下肢水肿、梗阻性肾衰竭。

C. 宫颈癌是由患者持续感染高危型 HPV（最常见的是 16 型和 18 型）导致的。常见的危险因素包括性传播疾病（STD）感染史，过早发生性行为、多性伴、无防护性行为、无节育措施、吸烟。

D. 宫颈癌最主要的传播方式为直接侵犯邻近宫旁组织、阴道、宫体、盆腔。其他传播方式包括淋巴转移、血行播散。

E. 淋巴结转移通常以一定的顺序发生，首先威胁宫旁淋巴结组，其次转移到盆腔淋巴结组（闭孔、髂内和髂外）、髂总淋巴结、腹主动脉旁淋巴结以及骶前淋巴结。

II. 主要检查

治疗前的检查包括病史采集及物理查体。而实验室检查则应包括凝血功能、肝功能、肾功能的检测。影像学检查除了盆腔影像检查外还需行胸片检查。

A. FIGO 批准的影像学检查包括钡灌肠显影、静脉尿路造影、胸正侧位片。因为考虑到不同地区、不同国家的医疗条件差异性,其他可以进行的检查如 CT(评估淋巴结转移及肾盂积水情况)、MRI(评估组织的完整性和宫颈疾病侵犯深度)或是 PET/CT(评估疾病的远处转移情况)均为非 FIGO 批准的分期检查。

B. 对于微小浸润的宫颈病变应该行宫颈锥切术以明确病情。锥切后组织病理检查可以鉴别微小浸润和浸润癌此类早期疾病。

C. 对于肉眼可见的病灶,应该行全面的妇科检查,必要时麻醉下行膀胱镜检查或是直肠镜检查。

D. 如果患者无法耐受妇科检查,或查体不配合无法满意触诊,可以在麻醉下(EUA)行妇科检查。文献表明,在麻醉下行妇科检查显著改变临床分期的结果:23%的患者分期升高,多数分期结果上升为 ⅡA 或 ⅡB。9%的患者分期下降到 ⅠB2 或 ⅡB。直肠镜检查结果对分期几乎没有帮助,但膀胱镜检查能够鉴别出 8%的病变达到ⅣA 期的患者。4%的患者胸片可以发现异常[1]。

E. 多项研究结果支持使用 PET/CT 检查。对 15 篇已发表的关于宫颈癌的 PET/CT 的研究表明,PET/CT 检查发现淋巴结转移的敏感性和特异性分别为 79%(95%CI,65%~90%)和 99%(96%~99%)。相比之下,MRI 的敏感性和特异性分别为 72%(53%~87%)和 96%(92%~98%),CT 的敏感性为 47%(21%~73%),而特异性无法获取。而 PET/CT 检出盆腔淋巴结的敏感性和特异性分别是 84%(95%CI,68%~94%)和 95%(89%~98%)[2]。来自以色列的研究显示,PET/CT 的检测结果敏感性为 60%,特异性为 94%,阳性预测值(PPV)为 90%,阴性预测值(NPV)为 74%。但 PET/CT 对小于 1.5cm 的病灶不敏感。本研究还表明,有 25%的患者因为 PET/CT 的检查结果而改变治疗方式[3]。

Ⅲ. 组织学

有几种不同病理类型的宫颈癌,最常见的是鳞癌(85%),其他包括腺癌（15%~20%）、疣状癌、腺鳞癌、透明细胞癌、神经内分泌癌和未分化癌。

A. 腺癌：约有 15% 的宫颈病变起源于宫颈管内，肉眼不可见，并形成宫颈"桶状"病变。

B. 疣状癌：这是一类高度分化的宫颈鳞状细胞癌。有局部复发现象，但不发生远处转移。曾经有文献表明，此类病例不能行放射治疗，因为放疗会造成癌组织的分化程度降低，但近期证据并不支持这一观点。该病的发生与 HPV6b 型相关。

C. 腺鳞癌：癌灶成分中混杂有腺体和鳞状细胞癌成分，生物学行为更像是腺癌。

D. 玻璃状细胞癌：这是一类分化很差的腺鳞癌。

E. 透明细胞癌：这是一类分化很差的腺癌。它呈小结节状、淡红色，外观粗糙，在显微镜下呈大头钉形。这与宫内 DES 暴露有关。

F. 神经内分泌癌：包括小细胞和类癌瘤。小细胞是最常见的宫颈神经内分泌癌，组织学可见缺乏肌上皮分化的腺样基底细胞。

G. 乳头形鳞状细胞：这是一种鳞状细胞癌的变异类型。显微镜下可见移行细胞和立方形细胞。

Ⅳ. 分期

A. FIGO 分期

Ⅰ期：病灶局限于宫颈。

- Ⅰ A1：间质浸润深度≤3mm，最大宽度≤7mm
- Ⅰ A2：间质浸润>3mm 但≤5mm，最大宽度≤7mm
- Ⅰ B1：肿瘤≤4cm
- Ⅰ B2：肿瘤>4cm

Ⅱ期：病变超出宫颈但未达到盆腔侧壁，向下累及未达下 1/3 阴道。

- Ⅱ A：病变扩展未累及宫旁
- Ⅱ A1：肿瘤≤4cm
- Ⅱ A2：肿瘤>4cm

- ⅡB:病变累及宫旁组织

Ⅲ期:肿瘤累及宫旁组织达盆壁或肿瘤累及下 1/3 阴道。肉眼下肿瘤局限于真骨盆。所有因肿瘤引发的肾衰竭或肾盂积水均属于Ⅲ期。

- ⅢA 期:肿瘤未达盆壁,但向下累及下 1/3 阴道
- ⅢB 期:肿瘤累及两侧盆壁,因癌灶压迫、梗阻输尿管导致肾无功能或肾盂积水

Ⅳ期:病灶侵犯超出真骨盆范围,或累及邻近器官。

- ⅣA 期:肿瘤累及邻近组织器官,膀胱或直肠黏膜
- ⅣB 期:肿瘤远处转移

B. AJCC 分期

T:肿瘤大小

TX:原发肿瘤无法评估大小

T0:未见明显原发肿瘤病灶

Tis:原位癌

T1:肿瘤局限于子宫

- T1A:显微镜下诊断癌灶,最大间质累及深度<5mm,最大间质浸润累及宽度<7mm
  - T1A1:间质浸润深度≤3mm,最大宽度≤7mm
  - T1A2:间质浸润>3mm 但≤5mm,最大宽度≤7mm
- T1B:临床肉眼可见病灶局限于宫颈,或显微镜下癌灶侵犯超出 T1A 范围
  - T1B1:临床可见病灶,最大直径≤4cm
  - T1B2:临床可见病灶,最大直径>4cm

T2:肿瘤侵犯超出宫体,但未累及盆壁或未累及下 1/3 阴道

- T2A:肿瘤无宫旁累及
  - T2A1:临床可见病灶,最大直径≤4cm
  - T2A2:临床可见病灶,最大直径>4cm

- T2B:肿瘤伴有宫旁累及

T3:肿瘤侵犯超出宫体,累及盆壁或下 1/3 阴道,肿瘤压迫或侵犯导致肾无功能或肾盂积水。

- T3A:肿瘤累及下 1/3 阴道,但宫旁累及未达盆壁
- T3B:肿瘤宫旁累及达盆壁和(或)导致肾盂积水或肾无功能

T4:(T4A)肿瘤侵犯累及膀胱或直肠黏膜或侵犯超越真骨盆

N:淋巴结(LN)

 NX:无法评估

 N0:无证据表明腹股沟淋巴结转移

 N1:盆腔或腹股沟淋巴结转移

M:远处转移

 MX:无法评估

 M0:未发现远处转移

 M1:(T4B)远处转移

TNM 分期:

Ⅰ期:T1,N0,M0

 ⅠA 期:T1A,N0,M0

  - ⅠA1 期:T1A1,N0,M0
  - ⅠA1 期:T1A2,N0,M0

 ⅠB 期:T1B,N0,M0

  - ⅠB1 期:T1B1,N0,M0
  - ⅠB1 期:T1B2,N0,M0

Ⅱ期:T2,N0,M0

 ⅡA 期:T2A,N0,M0

  - ⅡA1 期:T2A1,N0,M0
  - ⅡA2 期:T2A2,N0,M0

 ⅡB 期:T2B,N0,M0

Ⅲ期:T3,N0,M0

 ⅢA 期:T3A,N0,M0

ⅢB 期:T3B,任何 N,M0,或 T1~3,N1,M0

Ⅳ期:

ⅣA 期:T4,任何 N,M0

ⅣB 期:任何 T,任何 N,M1

V. 不同分期整体生存率

ⅠA:100%

ⅠB1:90%

ⅠB2:80%

ⅡA:70%

ⅡB:65%

ⅢA:37%

ⅢB:53%

ⅣA:29%

ⅣB:5%~15%

VI. 治疗

宫颈癌的治疗手段包括手术治疗、化学药物治疗、放疗或综合治疗。70%的宫颈癌患者在诊断时疾病局限在宫颈,这些患者均有潜在的手术可能。54%~84%的患者将因中高危因素而需辅助治疗,因此需要全面地评估其最恰当的治疗方式。美国国立癌症研究院认为如果锥切提示有高危因素,提示极大可能需要其他辅助治疗方式,则应慎重考虑手术的治疗方式。

A. 各期治疗选择

1. ⅠA1 期:适合的治疗方案是单纯全子宫切除术或冷刀锥切(如果要求保留生育功能)手术。也可应用单独腔内放射治疗。如果间质浸润<3mm 但有淋巴血管间隙浸润,应考虑采用广泛性全子宫切除术。

2. ⅠA2，ⅠB1 以及ⅡA1 期：应采取Ⅱ或Ⅲ型广泛性全子宫切除术和盆腔淋巴结切除术。两种广泛性子宫切除术结局相似[4]。但待手术者的病灶应为非巨块型或桶装型病变。治疗方式也可以选择根治性放疗合并同步化疗。无论是根治性手术还是放疗，二者治愈率相似[5]。

3. ⅠB2 期以及ⅡA2 至ⅣA 期：标准治疗方案是联合放疗和化疗。ⅠB2 期病灶范围大的宫颈癌患者有更大比例需要辅助治疗。手术治疗只有在某些情况下可以作为辅助治疗方式：如根治性放化疗后仍有残留肿块。

4. ⅣB 期：化疗可应用于播散的病灶，放疗可用于控制盆腔肿瘤生长或姑息性治疗以减轻阴道出血等的症状。

B. 绝大部分的随机对照试验中包括了 5%~8% 的腺癌患者，所以上述治疗方式也可用于治疗宫颈腺癌。

C. 锥切术后的组织切缘情况很重要。在一项评估原位腺癌的研究中 [6]，33% 的切缘阴性患者在全子宫切除术后仍发现有残留病变，14% 的患者有浸润性肿瘤；而切缘阳性的患者在全子宫切除术后发现有 53% 的残留病变以及 26% 的浸润肿瘤。在另一项研究中，接受锥切术的浸润性鳞癌患者[7]，在阴性切缘中有 24% 仍存在残留病变，而在阳性切缘中有 60% 存在残留病变。

D. 鳞癌和腺癌合并淋巴结阳性的发生率分别是ⅠA2 期 5%，ⅠB1 期 15%，ⅠB2 期 30%，ⅡB 期 45% 以及ⅢB 期 60%。

E. 鳞癌侵犯附件区的概率为 0.5%，而腺癌侵犯附件的概率则为 1.7%。根据 GOG49[8]的研究表明，该结果没有统计学差异，而所有合并卵巢转移的患者同时都已经有其他宫颈外部位转移的证据。

F. 术中由于过多淋巴结呈转移阳性而中止广泛性全子宫切除术的概率是 7%~8%[9]。GOG49 的研究显示广泛性子宫切除术的中止率是 8.3%。

G. 如果行根治性全子宫切除术中确定淋巴结阳性转移,一般有两种处理方案:继续完成或中止根治性子宫切除术。

1. 继续完成根治性全子宫切除术。其理由是切除淋巴结肿物而仅留下少量残留肿块有助于放疗更好地完全清除病变。

2. 另一项研究表明,淋巴结阳性患者中止与完成根治性子宫切除术在局部复发率和远距离复发率上均无显著性差异。二者的PFS 期为 74.9 个月与 46.8 个月(P=0.106),OS 期为 91.8 个月与 69.4 个月(P=0.886)[11]。Potter[12]发现相似的结局和趋势支持根治性放疗方案。保留子宫有助于确定治疗方案并将肠管排除在放疗野外。在中止根治性子宫切除术前,切除直径大于 2cm 的淋巴结肿物更有益于患者。

3. 阳性淋巴结数目影响患者的整体生存期。每增加一个淋巴结转移,患者的 5 年生存率(YS)均可显著降低:1 个淋巴结(79%),2~3 个淋巴结(63%),4 个以上淋巴结(40%)[13]。

H. 手术分期在局部晚期宫颈癌中可能有益。在一项研究中,建议对局部晚期宫颈癌妇女进行手术分期以改善总体临床结局,因为淋巴结阳性的患者有高达 43%需要对标准放射野进行修改[14]。

I. 切除淋巴结肿物可能潜在改善局部晚期患者的 5 年生存率[10]。一项研究显示,如果切除了肉眼可见的转移性淋巴结,则该组妇女生存期接近于那些仅镜下可见淋巴结转移的妇女(50%,5 年生存率),该生存期显著高于无法切除淋巴结的患者(0%)[10]。联合治疗引起的严重放疗相关并发症的发生率为 10.5%,治疗相关的死亡率为 1%。

J. "cut-through"子宫切除术指术后病理结果偶然发现宫颈癌或者切除范围未达到根治性切除标准的子宫切除术。治疗"cut-through"子宫切除患者的方法包括辅助放疗或根治性宫旁切除术。有数据提示,辅助化疗的 5 年生存率好于根治性宫旁切除术,两者分别为 68.7% 和 49%。这与分期和切缘相关。ⅠA2 和ⅡA 期患者的 5 年生存率为 96%[15],但是ⅡB 期或分期更晚的患者其 5 年生率就低得多了,仅为 28%。

K. 影像学中发现肾盂积水预示整体生存期和疾病无进展生存期更差。缓解输尿管梗阻症状与改善生存期相关。逆行性膀胱镜下输尿管支架植入或高位输尿管支架植入,对患者生存有益。

VII. 手术治疗

A. 子宫切除类型 Piver 分级:Ⅰ~Ⅴ型是根据切除阴道、宫旁、主韧带以及子宫骶骨韧带程度划分的[17]。

1. Ⅰ型全子宫切除术与单纯性子宫切除术一样。适用于无淋巴血管间隙浸润的ⅠA1 期宫颈癌。

2. Ⅰ型全子宫切除术是一种改良的根治性全子宫切除术,包括切除内侧一半的主韧带和骶骨韧带。子宫动脉在跨越输尿管前被切断。切除上 1/4(1~2cm)的阴道。这会导致比单纯性子宫切除更大的局部手术切缘。

3. Ⅲ型根治性全子宫切除术也称为魏/玛式–冈崎式(Wertheim/Meigs–Okabayashi)子宫切除术。最早,Wertheim 术式并不包括淋巴结切除术,然而 Meigs 和 Okabayashi 则进一步纳入淋巴结切除术。该术式包括完全切除主韧带和骶韧带,切除 1/3~1/2 的阴道。子宫动脉从起始部被切除。支配膀胱和直肠功能的交感神经也会被切除,因而导致长期或永久的膀胱功能紊乱。

4. Ⅳ型广泛性全子宫切除术适用大块型病变。手术包括从起源处完全切断主韧带和骶骨韧带,切除一半的阴道。因此,过于缩短的阴道会发生性功能障碍。膀胱上动脉以及所有的输尿管周围组织也需切除。

5. V型根治性全子宫切除术用于肿瘤浸润至下尿路。包括切除肿瘤浸润的膀胱部分和远端输尿管。

B. 有数据表明[4]，II型或III型根治性全子宫切除术对于早期（IB至IIA期）宫颈癌的复发率和生存率影响没有差异。III型全子宫切除术需要更长的手术时间。

C. 斜角肌淋巴结切除术适用于判定可疑的远处转移。有数据提示[14]，10.7%的主动脉旁淋巴结阳性患者存在斜角肌淋巴结阳性转移。PET/CT扫描可合理地替代斜角肌淋巴结切除。

1. 颈部边界是前和后三角形。

　　a. 颈前三角界限为胸锁乳突肌、下颌骨以及颈部中线。

　　b. 颈后三角界限为胸锁乳突肌、锁骨、斜方肌。这是更大的不等边的颈部三角。

　　c. 颈三角界限位于肩甲舌骨肌下缘、胸锁乳突肌以及锁骨下静脉。前斜角肌位于三角的底部。膈神经与胸导管一样，贯穿此三角区域。如果切除导管，需在两末端结扎以防止出现瘘管。

D. 其他手术方式和指征

1. 根治性全阴道切除术（Schauta-Amreich手术）分两期实施。第一期手术包括腹膜后盆腔淋巴结切除，绝大多数通过腹腔镜下完成。第二步是实施全阴道切除术。

2. 腹腔镜下全子宫切除术。也可在机器人辅助下实施。

3. 根治性子宫颈切除术适用于保留生育功能且肿瘤分期IB1期以下以及最大瘤体径线<2cm的患者。需特别注意肿瘤的组织学类型。根治性子宫颈切除术包括根治性切开和移除子宫颈。可以通过开腹手术或Schauta-Amreich阴道手术途径施行。子宫颈从峡部下1cm切除。实施宫颈管搔刮术（ECC）并送冰冻病理。若ECC结果为阳性，实施全子宫切除。若

ECC 结果为阴性，需同时行 McDonald 或 Shirodkar 式环扎术，由于根治性宫颈切除后常因宫颈功能不全而造成早产风险。Saling 手术由于采用阴道黏膜覆盖宫颈外口，因此可在14 周实施以降低上行性感染。单独行淋巴结切除可通过腹腔镜、经腹腹膜外或腹腔内等方式完成。宫旁组织淋巴结只有在施行阴道部分的手术中切除。

E. 仅适用于手术治疗而无放疗的特殊指征包括近期盆腔脓肿、盆腔肾或其他放疗史。

F. 卵巢转位术适用于希望保留生育功能或保留卵巢功能的患者。研究表明，行卵巢转位术后的 41%~71% 的患者在放疗后能够保留卵巢功能[19]。

VIII. 放疗

A. 总剂量规定于确定的结构位点。进一步讨论请详见第 7 章第 2 节"放射治疗"。A 位点总剂量应至少为 80~90Gy。B 位点剂量至少为 50~60Gy。盆腔外照射放疗剂量通常在 45~50.4Gy。短距离腔内放疗给予低剂量率（LDR）时 40Gy 或高剂量率时（HDR）30Gy。高剂量率剂量等于 0.6×低剂量率剂量。

B. 放射治疗的持续照射时间与宫颈癌治疗效果呈明显相关。随着照射时间的延长，患者生存期逐渐减少。放射治疗需在 56 天内完成，如果超过 56 天，每增加一天放疗时间将使患者生存率减少 1%。

宫颈癌分期	放疗时间(周)	10 年盆腔复发率(%)	10 年疾病相关生存率(%)
Ⅰ B 期	≤7	5	86
	7.1~9	22	78
	>9	36	55
Ⅱ A 期	≤7	14	73
	7.1~9	27	41
	>9	36	43
Ⅱ B 期	≤7	20	72
	7.1~9	28	60
	>9	34	65

C. 化疗常与放射治疗同时进行。化疗可以使用顺铂单药,用药剂量为 40~50mg/m²,每周一次,最高剂量不超过 70mg/m²。化疗也可联合用药,用药剂量为第一天顺铂 40~50mg/m²,第 1~4 天氟尿嘧啶 100mg/(m²·d),每 3 周为一个疗程。

D. 有 25% 的 IB1 期宫颈癌患者含有中等危险因素,需要在根治性子宫切除术后行辅助性放疗。IB2 期和 Ⅱ A 期需辅助性放疗的患者比例则提高到 80%。有数据研究[5]表明,肿瘤瘤体体积小于 4cm 的患者有 54% 需要术后行辅助性放疗,肿瘤体积大于 4cm 的患者有 84% 需要术后行辅助性放疗。是否需要行辅助性放疗取决于该患者的组织病理结果:转移性淋巴结数量、子宫旁组织转移情况、切缘情况、间质层 3mm 内的浸润情况。

E. 接受二联疗法患者的放疗并发症发生率有明显增加。美国妇科肿瘤学组通过对 92 例患者研究发现,根治性子宫切除术后辅助放疗患者 3~4 级出血、胃肠道疾病和胃溃疡的发生率为 7%,但无术后辅助性放疗的患者以上并发症发生率为 2%[20]。Landoni 的研究发现,子宫根治性切除术后行辅助性放疗的宫颈癌患者并发症发生率为 28%，但单一放疗患者并发症发生率仅为 12%。

IX. 子宫切除术后辅助性治疗

辅助性治疗在术后 6 周开始，危险因素的确定主要是根据 GOG49 的观察研究结果[21]。

A. GOG92[20]研究中的中度危险因素：放疗为具有中度危险因素患者的推荐疗法。

GLS	间质层浸润情况	肿瘤大小
阳性	下 1/3 层	任意大小
阳性	中 1/3 层	≥2cm
阴性	下或中 1/3 层	≥4cm
阳性	表面 1/3 层	≥5cm

GLS：毛细淋巴管间隙恶性细胞浸润

B. GOG109 研究中的高危险因素[22]：患者需要包含以下危险因素中 2 个或以上：淋巴结转移、切缘阳性、子宫旁组织阳性浸润。具有高危因素的患者，手术治疗后的主要方案为化疗（每 3 周顺铂和氟尿嘧啶联合化疗一次，或者每周顺铂单独化疗一次）联合放疗。

C. 接受放疗的患者血红蛋白浓度高于 9.4g/dL 者比低于该值者的 5 年生存率提高 9%[23]，但使用促红细胞生成剂将使患者深静脉血栓的发生危险增加 2 倍。通过输血可以提高血红蛋白的浓度，但可能导致输血循环超负荷、输血相关急性肺损伤和免疫抑制。已证实头颈部癌和乳腺癌患者过多地输注血液和生长因子可导致生存期变短。GOG191[24]研究曾尝试将接受同步放化疗的患者随机分组为以输血或注射促红细胞生成剂使血红蛋白保持在 12g/dL 组和血红蛋白 10g/dL 的标准组进行研究。但该研究因过高的深静脉血栓/深静脉血栓栓塞的发生率使得早期即已关闭。

X. 晚期宫颈癌患者

ⅣB 期的宫颈癌患者治疗方法非常有限。单一的化疗或化疗联合盆腔姑息性放疗是该期患者的主要治疗方法。化疗方案主要为顺铂联合紫杉醇、拓扑替康、吉西他滨或长春瑞滨等化疗药物。

XI. 复发性宫颈癌

必须进行全面的转移灶检查。如果仅单纯性局部复发可选择相应部位的外科手术治疗。如果患者为盆腔广泛复发,甚至远处转移性复发,治疗方案主要为化疗和(或)姑息放疗。

A. 大部分的复发患者在术后 2 年内被发现,50% 的复发患者在术后第一年被发现,75% 的复发患者在术后 2 年内被发现,95% 的复发患者在术后 5 年内被发现。

B. "3 种危险信号":以下信号表明转移灶已到达盆腔壁。

　1. 坐骨神经痛(压迫或浸润坐骨神经)

　2. 下肢水肿(压迫盆腔淋巴管)

　3. 肋脊角压痛(输尿管压迫导致肾盂积水)

C. 复发性宫颈癌患者需要进行差异化的个体治疗方案:根据复发部位、先前治疗方案和并发症情况决定治疗方案。

　1. 手术治疗

　　a. 根治性子宫切除术:适用于复发肿瘤块<2cm 且局限于子宫颈内。并发症发生率高,瘘管发生率为 50%,患者 5 年生存率为 62%。

　　b. 盆腔廓清术:全盆腔、前盆腔或后盆腔。此类患者如盆腔淋巴结阳性,则 5 年生存率为15%~20%,因此决定手术时必须权衡手术的相关并发症。以下几个重要因素决定是否进行盆腔廓清术:局部浸润、阳性淋巴结数、腹膜病灶、恶性腹水。这些因素严重减少患者的生存期。一项研究发现以下 3 个危险因素影响复发患者 18 个月的生存期:复发时间、复发肿瘤大小和术前盆腔侧壁是否固定。

2. 化疗:顺铂和紫杉醇联合化疗的疗效明显高于顺铂单一化疗。拓扑替康和顺铂联合化疗时患者的无进展生存期和总生存期明显高于顺铂单一化疗[25]。

3. 放射治疗

   a. 再次放射治疗时,患者可分为 3 种类型:中央型、有限外周型和外周巨块型。中央型和有限外周型患者的放疗效果较为显著,30%~70%的患者可延长生存期。

   b. 医学上证实无法进行手术、患者拒绝手术或无法进行手术治疗的复发患者可选用补救性再次放疗。

   c. 体外照射剂量为 39~72Gy,近距离放疗照射剂量为 60~89Gy,联合放疗的照射剂量可达 90Gy。体外照射放疗可获得 57%的控制率,近距离照射放疗可获得 67%的控制率,联合放疗可获得 44%的控制率[26]。腹主动脉旁复发灶,可使用延长野外照射放疗,但肿瘤块大于 2cm 时其疗效较差。因此,外科手术联合化疗和放疗可作为另一治疗方案。

   d. 通过剖腹术引导下组织内放射疗法使 71%的局部肿瘤灶得到控制,同时 36%的患者随访中发现无疾病进展[27]。

   e. 对于姑息放疗,放射治疗肿瘤学组推荐的治疗方案为 3.7Gy 剂量,每天 2 次,连续照射 2 天为一疗程,相邻疗程需间隔休息 3~6 周,最多给予 3 个疗程。

   f. 姑息性放疗的疗效较差且缓解时间短,因此联合放化疗可以作为另一治疗方案,铂类药物、紫杉醇类和异环磷酰胺化疗药具有 20%的有效率且中位持续缓解时间为 4~6 个月。

XII. 生存率

A. 不同分期和组织类型 5 年生存率

Ⅰ期：鳞癌 65%~90%；腺癌 70%~75%

Ⅱ期：鳞癌 45%~80%；腺癌 30%~40%

Ⅲ期：鳞癌 60%；腺癌 20%~30%

Ⅳ期：鳞癌<15%；腺癌<15%

XIII. 生存期预后因素

A. Ⅰ期

淋巴血管间隙浸润（预示淋巴结转移）

肿瘤块大小

浸润深度（大于宫颈壁厚度一半）

肿瘤块体积（>500mm³）

淋巴结转移情况（每阶段减少 50%生存率）

B. Ⅱ~Ⅳ期

期别

淋巴结转移情况

肿瘤块体积

年龄

体力状态

XIV. 随访

A. 术后 2 年内每 3 个月 1 次

术后 3~5 年每 6 个月 1 次

其后每年 1 次

B. 随访期间随访项目

体格检查

　　每次需行巴氏涂片检查：因有放疗后相关改变，故巴氏涂片检
　　查不可在放射治疗后 3 个月内进行

　　每 6~12 个月行一次腹部和盆腔 CT 检查

　　PET 检查可作为选择项目

XV. 宫颈癌重要临床研究

A. GOG 49[28]研究是一项对 I 期宫颈鳞癌患者进行手术病理分期
的前瞻性研究。1120 例入组患者为 I A2 期或 I B 期。最终有效
入组患者数为 940 例，其中 732 例患者为宫颈鳞状细胞癌，645
例患者行腹主动脉旁淋巴结清扫术。通过多变量分析明确了 4
种独立的盆腔淋巴结转移高危因素：宫颈间质浸润超过 1/3、淋
巴血管间隙浸润、肿瘤块大于 4cm 和患者年龄 ≤50 岁。通过单
变量研究发现，子宫旁组织的浸润及其分级情况与淋巴结转移
有明显相关性。

B. GOG 71[29]研究显示，在放疗后再给予全子宫切除术并无生存
益处。本研究纳入 256 例宫颈外生型或桶状内生型患者，测量
瘤体大于 4cm，随机分为外照射和近距离内照射组或外照射后
给予筋膜外全子宫切除组。25%的患者瘤体大于 7cm。术后局部
复发率比较为 27% 比 14%，但整体生存率并无差异。5 年无进
展生存率（PFS）放疗组为 53%，放疗联合子宫切除组为 62%（P=
0.09）。放疗组和放疗联合子宫切除组分别有 46% 和 37% 的患
者有疾病进展（P=0.07）。放疗组 A 点放疗剂量为 80Gy，而联合
子宫切除组 A 点放疗剂量为 75Gy。本研究最主要的争议在于
联合子宫切除组的放疗剂量低于放疗组。研究的评估指标为
OS，其次为 PFS。对于宫颈病变直径达 4cm、5cm 或 6cm 的分组，
联合子宫切除组 PFS 和 OS 有临界值的显著性差异。矛盾的是，
肿瘤直径 ≥7cm 的分组，联合子宫切除治疗后其生存率更差。

C. GOG 92[20]对 277 名患者进行 12 年随访，观察指标为至少 2 个

中间危险因素:间质浸润>1/3、侵及淋巴血管间隙或临床大径线肿瘤。这些患者均为ⅠB期,进行过根治性子宫切除术和淋巴结清扫治疗且淋巴结和切缘阴性。70%患者肿瘤直径>3cm。137名患者被随机分配为辅助放疗组(50.4Gy),140名患者未接受进一步治疗。放疗组患者伴有任意2个或以上的危险因素,其复发率有所下降。放疗组和未治疗组随访2年以上复发率分别为15%和28%,放疗组复发率下降47%。在12年随访中,基本上复发率下降是一致的,除了腺癌患者,其复发率为9%比44%,有显著差异。OS没有显著性差异。

淋巴血管间隙侵犯	间质浸润深度	肿瘤大小(cm)
是	深 1/3	任意
是	中 1/3	≥2
否	深或中 1/3	≥4
是	浅 1/3	≥5

Adapted from Sedlis et al.1999;73:177.

D. GOG 123[31]对369名ⅠB期患者(肿瘤直径至少4cm)进行评估。随机将患者分为放疗联合子宫切除或同步放化疗联合子宫切除。两组EBRT放疗剂量均为45Gy,联合近距离放疗A点总剂量达75Gy。放疗后3~6周进行筋膜外子宫切除术。化疗方案为每周40mg/m² 顺铂,最多为6个疗程。中位随访时间为36个月,放疗组和同步放化疗组3年生存率分别为79%和83%,OS分别为74%和83%。死亡相对风险值为0.54。放疗组和同步放化疗组的复发率分别为37%和21%,复发的相对风险值为0.51,同步放化疗效果更优。仅少数同步放化疗的患者存在子宫的残留病变。

E. GOG 85[32]对388名ⅡB~ⅣA期患者进行评估。患者被随机分为放疗联合羟基脲组(羟基脲 80mg/kg,每周 2 次)或放疗联合顺铂组顺铂 50mg/m² 和氟尿嘧啶 1000mg/m² 滴注 96h,每 28 天一疗程。所有患者腹主动脉旁淋巴结切除均阴性。顺铂联合氟尿嘧啶(CF)组疾病进展或死亡的相对风险值为 0.79 (95%CI, 0.62~0.99)。铂类化疗方案组肺部转移的发生率也由 9%下降至 6%。CF 组患者生存率显著性增加(P=0.018)。

F. GOG 120[33]对 526 名 ⅡB~ⅣA 期腹主动脉旁淋巴结阴性的患者进行评估,并随机分为 3 组:放疗联合羟基脲单药、羟基脲+氟尿嘧啶+顺铂或顺铂单药。联合用药时羟基脲的剂量为 2g/m²,每周 2 次;单药时剂量为 3g/m²,每周 2 次。顺铂单药时剂量为 40mg/m²,每周 1 次;顺铂联合氟尿嘧啶时剂量为 50mg/m², 第 1 天和第 29 天。氟尿嘧啶的剂量为 1000mg/m²,滴注 96h。含顺铂用药组, PFS 或死亡的相对风险值为 0.55~0.57。含顺铂用药组肺部转移的发生率也有所下降,为 3%~4%比 10%。含顺铂用药组 OS 较羟基脲单药组明显增高,死亡相对风险值分别为 0.61 和 0.58。

G. GOG 109[22]对 243 名 ⅠA2 或 ⅠB 期患者进行评估。所有患者均为根治性子宫切除术后且伴有以下高风险因素:淋巴结阳性(85%)、切缘阳性(15%)或宫旁阳性(15%)。患者被随机分为盆腔 EBRT(剂量 49.3Gy)或盆腔 EBRT 联合同步化疗,化疗方案为顺铂 70mg/m² 和氟尿嘧啶 1000mg/(m²·d),每 3 周 4 天为 1 疗程,总共 4 个疗程,其中 2 个疗程在放疗完成后给予。与单独放疗组相比,同步放化疗组的 4 年 PFS 较高(80%比 63%),PFS 风险值为 2.01,OS 风险值为 1.96。单独放疗组 4 年 OS 率为 71%,同步放化疗组 81%。同步放化疗组毒性反应高(22%比 4%)。对数据进行重新评估[34]显示,同步放化疗对宫颈病变≥ 2cm 和 2 个以上淋巴结阳性患者显著有益。辅助放化疗组患者 5 年生存率(5YS)显著升高。肿瘤直径≤2cm,5 年生存率仅升高 5%(77%比 82%);肿瘤直径>2cm,5 年生存率升高 19%

（58%比77%）。同样，一个淋巴结阳性患者5年生存率未见明显改善（79%比83%），2个及以上淋巴结阳性5年生存率升高（55%比75%）。此外，本研究亦发现组织学类型差异有显著意义。腺癌接受放化疗联合治疗后，PFS有所升高。

H. GOG 136[35]对86名确诊为腹主动脉旁淋巴结转移、临床分期为Ⅰ~ⅣA期的患者进行评估。放疗剂量为全盆腔39.6~48.6Gy，A点腔内剂量为30~40Gy，加上宫旁照射B点剂量为60Gy。扩大放疗的剂量为45Gy联合同步化疗，化疗方案为氟尿嘧啶每天1000mg/m²(96h滴注)和顺铂50mg/m²(第1周和第5周)。3年总体生存率为39%，3年无病间期(PFI)为34%。扩大放疗联合同步化疗是可行的，其3年PFI为33%。90%的患者完成了该项研究。

I. GOG 165[36]对临床分期为ⅡB、ⅢB和ⅣA期的宫颈癌患者进行评估。这些患者接受45Gy全盆腔放疗和使用HDR或LDR进行5.4~9Gy宫旁放射。标准治疗方案为顺铂40mg/m²，每周1次。试验方案为延长氟尿嘧啶静脉滴注时间（PVI-FU）：每天225mg/m²，每周5天，总共6个疗程，联合放疗。本研究因有数据显示PVI-FU/RT有更高的治疗失败率（高出35%）（相对风险RR未校正，1.29）和更高的死亡率（RR未校正，1.37）而提早终止。PVI-FU组转移灶治疗失败率有所增加。顺铂组和PVI-FU组4年PFS分别为57%和50%(没有显著意义)，4年盆腔外转移率分别为16%和14%。PVI-FU组远处转移率(包括腹部、腹主动脉旁区域、骨、肝和肺)较高(29%比18%)。PVI-FU组有较高的肺部转移率(9%比5%)和腹部转移率(11%比3%)。PVI-FU和顺铂组腹主动脉旁转移率仅分别为7%和5%，而18%的患者手术分期时累及腹主动脉旁区域。

J. RTOG 79-20[37]对337名临床或影像学上未累及腹主动脉旁淋巴结的ⅠB、ⅡA和ⅡB期患者进行评估。随机将患者分为总盆腔放射剂量为45Gy的外照射组或45Gy全盆腔放疗加上45Gy

扩大区域放疗组。仅盆腔放疗组和盆腔联合腹主动脉旁放疗组10 年总体生存率分别为 44% 和 55%，而两组 DFS 分别为 40% 和 42%，无显著差异。两组 10 年局部复发率是相近的（仅盆腔放疗组，35%；盆腔联合腹主动脉旁放疗组，31%）。10 年 4 级和 5 级毒性累计发生率分别为：盆腔联合腹主动脉组为 8%；仅盆腔放疗组为 4%。

K. RTOG 90-01[38,39]对 380 名临床分期为 Ⅱb~ⅣA 或 Ⅰb~Ⅱa 期肿瘤直径大于 5cm 或淋巴结阳性的患者进行评估。随机将患者分为近距离整体盆腔和腹主动脉旁放疗组或近距离整体盆腔放疗联合同步顺铂和氟尿嘧啶（顺铂 75mg/m², 第 1 天；氟尿嘧啶每天 1000mg/m², 第 2~5 天；每 21 天为 2 个疗程）化疗组。以顺铂为基础的放化疗组复发的 RR 值为 0.48。A 点的总体放射剂量为 85Gy。放化疗联合组较单纯放疗组的 8 年总体生存率和 DFS 有所改善（8 年总体生存率：67% 比 41%；DFS：61% 比 46%）。放化疗组局部复发率（18% 比 35%）和远处转移率（2% 比 35%）均较低。放化疗组腹主动脉旁淋巴结转移率有所增加（7% 比 4%），但没有显著性意义。

L. NCIC 宫颈癌试验[40]：这是唯一提出同步化疗和放疗不改变生存率的一个试验。本研究收集了 253 名 ⅠB 期肿瘤直径>5cm 到 ⅣA 期的患者。试验分为放疗组或每周同步放疗和顺铂化疗（40mg/m²），持续 4~6 周。本研究的争议在于患者的血红蛋白水平较低及治疗周期较长。整体盆腔放疗剂量为 45Gy，方案为 1 次低剂量率（LDR）35Gy，或 3 次高剂量率（HDR）8Gy；同步放化疗组方案为相同的放疗剂量加上顺铂 40mg/m², 6 次。5 年生存率分别为 62% 和 58%，无显著性差异。

M. GOG 169[41]是一项随机Ⅲ期临床试验，对象为 264 名符合条件的患者。本试验将ⅣB 期未控或复发的宫颈癌患者分为顺铂单药组（50mg/m²）和顺铂联合紫杉醇组（顺铂 50mg/m², 紫杉醇

135mg/m², 21 天为一个疗程)。紫杉醇联合用药组有较高的反应率(36%比19%,P=0.002)和PFS(4.8个月比2.8个月,P=0.001),但中位总体生存率未见改善(9.7个月比8.8个月,无统计学意义)。

N. GOG 179[42]随机将ⅣB期未控后复发的宫颈癌患者分为顺铂组(50mg/m²,每21天1次),或拓扑替康(0.75mg/m²,第1~3天)联合顺铂(50mg/m²,第1天,每21天为一疗程)组。顺铂组和拓扑替康联合组 PFS 分别为3个月和5个月,OS 分别为6.5个月和9.4个月。顺铂单药组和联合用药组的治疗反应率分别为17%和27%。联合用药组中性粒细胞减少性发热的发生率较高,且较多的患者出现并发症(17%比8%)。联合用药组有70%的患者出现3或4级的中性粒细胞减少。QOL 分析两组间没有显著性差异。

O. GOG 204[43]对513名ⅣB期或复发性宫颈癌患者进行4种顺铂联合用药方案的评估。以顺铂联合紫杉醇为参照,长春瑞滨联合顺铂(VC)的死亡风险比为1.15(95%CI,0.79~1.67),吉西他滨联合顺铂(GC)的死亡风险比为1.32(95%CI,0.91~1.92),托泊替康联合顺铂(TC)的死亡风险比为1.26(95%CI,0.86~1.82)。PFS 的风险比:VC 为1.36(95%CI,0.97~1.90),GC 为1.39(95%CI,0.99~1.96)和TC 为1.27(95%CI,0.90~1.78)。PC、VC、GC 和TC 的治疗反应率分别为29.1%、25.9%、22.3%和23.4%。

P. 吉西他滨联合顺铂同步化疗评估晚期局部宫颈癌[44]。515名ⅡB~ⅣA期患者随机分为 A 组(顺铂 40mg/m²,吉西他滨 125mg/m²,每周1次,连续6周,同步外照射放疗28次,剂量达50.4Gy,加上近距离放射,剂量为30~35Gy,再加上顺铂 50mg/m²,第1天,吉西他滨 1000mg/m²,第1天和第8天,每21天1个疗程,总计2疗程)或 B 组(顺铂 40mg/m²,每周1次,同步外放射治疗和近距离放疗)。A、B 两组3年 PFS 分别为74.4%和65%。A 组 OS(log-rank,P=0.0224;HR,0.68;95%CI,0.49~0.95)和 PFS(log-rank，P=0.0012；HR，0.54；95%CI，0.37~0.79）较长。A、B 两组 3 或 4 级毒性反应分别为 86.5% 和 46.3%。本研究存在的问题：研究中间主要观察终点改为 PFS；将近 500 名评估患者中 436 名死亡，死亡率达 80%，但该数据是在以原始 OS 为主要观察终点时得出的。

Q. GOG 191[24]对 109 名符合条件的 ⅡB~ⅣA 期患者进行评估。这些患者的血红蛋白<14g/dL，随机将其分为同步每周顺铂化疗和放疗联合或不联合重组人促红细胞生成素（40 000U 皮下注射，每周 1 次）使血红蛋白维持在 10g/dL 和 ≥12g/dL。放化疗组和放化疗联合促红细胞生成素组血栓栓塞（TE）发生率分别为 4/52 和 11/57，不认为该差异完全由治疗方案不同所引起。没有出现因 TE 而导致死亡的病例。由于促红细胞生成素对 TE 发生的潜在风险，鉴于小于 25% 的权责发生制，本研究提前结束了。

（孙蓬明　译　宋一一　校）

参考文献

1. Massad LS. Assessing disease extent in women with bulky or clinically evident metastatic cervical cancer: yield of pretreatment studies. *Gynecol Oncol*. 2000;76(3):383–387.
2. Havrilesky LJ. FDG-PET for management of cervical and ovarian cancer. *Gynecol Oncol*. 2005;97(1):183–191.
3. Amit A. The role of hybrid PET/CT in the evaluation of patients with cervical cancer. *Gynecol Oncol*. 2006;100(1):65–69.
4. Landoni F. Class II vs. class III radical hysterectomy in stage IB–IIA cervical cancer: a prospective randomized study. *Gynecol Oncol*. 2001;80(1):3–12.
5. Landoni F. Randomised study of radical surgery vs. radiotherapy for stage Ib–IIa cervical cancer. *Lancet*. 1997;350(9077):535–540.
6. Wolf JK. Adenocarcinoma in situ of the cervix: significance of cone biopsy margins. *Obstet Gynecol*. 1996;88(1):82–86.

7. Greer BE. Stage IA2 squamous carcinoma of the cervix: difficult diagnosis and therapeutic dilemma. *Am J Obstet Gynecol.* 1990;162(6): 1409-1411.

8. Delgado G. Ovarian metastasis in stage IB carcinoma of the cervix: a Gynecologic Oncology Group study. *Gynecol Oncol.* 1992; 166(1):50-53.

9. Whitney CW. The abandoned radical hysterectomy: a Gynecologic Oncology Group study. *Gynecol Oncol.* 2000;79(3):350-356.

10. Cosin JA. Pretreatment surgical staging of patients with cervical carcinoma: the case for lymph node debulking. *Cancer.* 1998;82(11): 2241-2248.

11. Ziebarth AJ. Completed vs. aborted radical hysterectomy for node-positive stage IB cervical cancer in the modern era of chemo-radiation therapy. *Gynecol Oncol.* 2012;126(1):69-72.

12. Potter ME. Early invasive cervical cancer with pelvic lymph node involvement: to complete or not to complete radical hysterectomy? *Gynecol Oncol.* 1990;37(1):78-81.

13. Magrina JF. The prognostic significance of pelvic and aortic lymph node metastasis. *CME J Gynecol Oncol.* 2001;6(3):302-306.

14. Goff BA. Impact of surgical staging in women with locally advanced cervical cancer. *Gynecol Oncol.* 1999;74(3):436-442.

15. Smith KB. Postoperative radiotherapy for cervix cancer incidentally discovered after a simple hysterectomy for either benign conditions or noninvasive pathology. *Am J Clin Oncol.* 2010;33(3):229-232.

16. Rose PG. Impact of hydronephrosis on outcome of stage IIIB cervical cancer patients with disease limited to the pelvis, treated with radiation and concurrent chemotherapy: a Gynecologic Oncology Group study. *Gynecol Oncol.* 2010;117(2):270-275.

17. Piver MS. Five classes of extended hysterectomy for women with cervical cancer. *Obstet Gynecol.* 1974;44:265-272.

18. Boran N. Scalene lymph node dissection in locally advanced cervical carcinoma: is it reasonable or unnecessary? *Tumori.* 2003;89(2): 173-175.

19. Chambers SK. Sequelae of lateral ovarian transposition in irradiated cervical cancer patients. *Int J Radiat Oncol Biol Phys.* 1991;20(6): 1305-1308.

20. Sedlis A. A randomized trial of pelvic radiation therapy vs. no further therapy in selected patients with stage IB carcinoma of the cervix after radical hysterectomy and pelvic lymphadenectomy: a Gynecologic Oncology Group study. *Gynecol Oncol.* 1999;73(2):177-183.

21. Delgado G. Prospective surgical-pathological study of disease free interval in patients with stage IB squamous cell carcinoma of the cervix: a Gynecologic Oncology Group study. *Gynecol Oncol.* 1990;38(3):

352–357.

22. Peters WA. Concurrent chemotherapy and pelvic radiation therapy compared with pelvic radiation therapy alone as adjuvant therapy after radical surgery in high-risk early-stage cancer of the cervix. *J Clin Oncol.* 2000;18(8):1606–1613.

23. Obermair A. Anemia before and during concurrent chemoradiotherapy in patients with cervical carcinoma: effect on progression-free survival. *Int J Gynecol Cancer.* 2003;13(5):633–639.

24. Thomas G. Phase III trial to evaluate the efficacy of maintaining hemoglobin levels above 12.0 g/dL with erythropoietin vs. above 10.0 g/dL without erythropoietin in anemic patients receiving concurrent radiation and cisplatin for cervical cancer. *Gynecol Oncol.* 2008; 108(2):317–325.

25. Long HJ III. Randomized phase III trial of cisplatin with or without topotecan in carcinoma of the uterine cervix: A Gynecologic Oncology Group study. *J Clin Oncol.* 2005;23(21):4626–4633.

26 Russell AH. Radical reirradiation for recurrent or second primary carcinoma of the female reproductive tract. *Gynecol Oncol.* 1987;27(2): 226–232.

27. Monk BJ. Open interstitial brachytherapy for the treatment of localregional recurrences of uterine corpus and cervix cancer after primary surgery. *Gynecol Oncol.* 1994;52(2):222–228.

28. Delgado D. A prospective surgical pathological study of stage I squamous carcinoma of the cervix: a Gynecologic Oncology Group study. *Gynecol Oncol.* 1989;35(3):314–320.

29. Keys HM. Radiation therapy with and without extrafascial hysterectomy for bulky stage IB cervical carcinoma: a randomized trial of the Gynecologic Oncology Group. *Gynecol Oncol.* 2003;89(3):343–353.

30. Rotman M. A phase III randomized trial of postoperative pelvic irradiation in stage IB cervical carcinoma with poor prognostic features: a follow-up of a Gynecologic Oncology Group study. *Int J Radiat Oncol Biol Phys.* 2006;65(1):169–176.

31. Keys HM. Cisplatin, radiation, and adjuvant hysterectomy compared with radiation and adjuvant hysterectomy for bulky stage IB cervical carcinoma. *N Engl J Med.* 1999;340(15):1154–1161.

32. Whitney CW. Randomized comparison of fluorouracil plus cisplatin vs. hydroxyurea as an adjunct to radiation therapy in stage IIB–IVA carcinoma of the cervix with negative para-aortic lymph nodes: a Gynecologic Oncology Group and Southwest Oncology Group study. *J Clin Oncol.* 1999;17(5):1339–1348.

33. Rose PG. Concurrent cisplatin-based radiotherapy and chemotherapy for locally advanced cervical cancer. *N Engl J Med*. 1999;340(15): 1144–1153.

34. Monk BJ, Wang J, Im S. Rethinking the use of radiation and chemotherapy after radical hysterectomy: a clinical-pathologic analysis of a Gynecologic Oncology Group/Southwest Oncology Group/Radiation Therapy Oncology Group trial. *Gynecol Oncol*. 2005;96(3):721–728.

35. Varia MA. Cervical carcinoma metastatic to para-aortic nodes: extended field radiation therapy with concomitant 5-fluorouracil and cisplatin chemotherapy: a Gynecologic Oncology Group study. *Int J Radiat Oncol Biol Phys*. 1998;42(5):1015–1023.

36. Lanciano R. Randomized comparison of weekly cisplatin or protracted venous infusion of fluorouracil in combination with pelvic radiation in advanced cervix cancer: a Gynecologic Oncology Group study. *J Clin Oncol*. 2005;23(33):8289–8295.

37. Rotman M. Prophylactic extended-field irradiation of para-aortic lymph nodes in stages IIB and bulky IB and IIA cervical carcinomas. Ten-year treatment results of RTOG 79-20. *JAMA*. 1995;274(5):387–393.

38. Morris M. Pelvic radiation with concurrent chemotherapy compared with pelvic and para-aortic radiation in high-risk cervical cancer. *N Engl J Med*. 1999;340(15):1137–1143.

39. Eifel PJ. Pelvic irradiation with concurrent chemotherapy vs. pelvic and para-aortic irradiation for high-risk cervical cancer: an update of Radiation Therapy Oncology Group trial (RTOG) 90-01. *J Clin Oncol*. 2004;22(5):872–880.

40. Pearcey R. Phase III trial comparing radical radiotherapy with and without cisplatin chemotherapy in patients with advanced squamous cell cancer of the cervix. *J Clin Oncol*. 2002;20(4):966–972.

41. Moore DH. Phase III study of cisplatin with or without paclitaxel in stage IVB, recurrent, or persistent squamous cell carcinoma of the cervix: a Gynecologic Oncology Group study. *J Clin Oncol*. 2004;22(15): 3113–3119.

42. Long HJ III. Randomized phase III trial of cisplatin with or without topotecan in carcinoma of the uterine cervix: a Gynecologic Oncology Group study. *J Clin Oncol*. 2005;23(21):4626–4633.

43. Monk BJ. Phase III trial of four cisplatin-containing doublet combinations in stage IVB, recurrent, or persistent cervical carcinoma: a Gynecologic Oncology Group study. *J Clin Oncol*. 2009;27(28): 4649–4655.

44. Duenas-Gonzales A. Phase III, open-label, randomized study comparing concurrent gemcitabine plus cisplatin and radiation followed by adjuvant gemcitabine and cisplatin vs. concurrent cisplatin and radiation in patients with stage IIB to IVA carcinoma of the cervix. *J Clin Oncol*. 2011;29(13):1678–1685.

第 3 节　卵巢癌

Ⅰ. 特征

A. 每 70 位女性中就有 1 位会在一生中罹患卵巢癌。2013 年新发病例约有 22 240 例,死亡则有 14 030 例。卵巢癌通常诊断时已达Ⅲ期,而大多数患者则死于肠梗阻。

B. 症状包括腹胀、消化不良、便秘、里急后重、盆腔闷胀或腹压升高、腹膨隆、厌食及电解质异常(高钙血症)。

C. 卵巢癌的播散途径主要为种植转移。肿瘤细胞从卵巢表面脱落并种植于腹腔及盆腔。其他播散途径包括淋巴转移和血行转移。

Ⅱ. 主要检查

A. 治疗前的检查包括病史采集及体格检查、淋巴结检查,而实验室检查则应包括全血细胞计数、血生化、凝血指数、CA-125 及相关肿瘤标记物。除了要进行腹部或盆腔影像学(CT 或 MRI)检查外,还需行胸片检查。此外,还需根据症状选择性行肠镜及胃镜检查。

Ⅲ. 综合治疗

A. 手术步骤通常包括开腹探查、腹腔细胞学检查、全子宫切除、双侧卵巢–输卵管切除、大网膜切除以及肿瘤细胞减灭术。

B. 对于证据提示临床分期可能早于ⅢB 期的患者需行手术–病理分期,手术包括腹膜活检、盆腔和腹主动脉旁淋巴结切除。3/4 的晚期卵巢癌有腹膜后淋巴结转移,淋巴液的循环往往与卵巢血管伴行,因此切除主动脉旁及高位下腔静脉前的淋巴结非常重要。

C. 减瘤术是指切除全部的肿瘤以达到无肉眼可见病灶(显微镜下状态)。满意的肿瘤细胞减灭术是指切除肿瘤后,肉眼可见残余病灶最大直径不超过 1cm。不满意的肿瘤细胞减灭术是指残留肿瘤直径大于 1cm。

D. 约 68% 的普外科医生和 48% 的普通妇科医生施行的分期手术范围不足,而仅 3% 的妇科肿瘤医生手术分期不充分。

VI. 组织学

A. WHO 卵巢肿瘤分类

1. 常见上皮型

浆液性

黏液性

子宫内膜样

透明细胞

Brenner 瘤

混合上皮性

未分化的

混合中胚层

未分类的

2. 性索间质肿瘤

颗粒间质细胞瘤

颗粒细胞瘤

卵泡膜–纤维瘤

睾丸母细胞瘤:支持–间质细胞瘤

高分化(支持细胞瘤)

中分化

低分化

伴异源成分

　　　脂质细胞肿瘤

　　　两性母细胞瘤

　　　未分类

　3. 生殖细胞肿瘤

　　　无性细胞瘤

　　　内胚窦瘤

　　　胚胎瘤

　　　多胚瘤

　　　绒毛膜癌

　　　畸胎瘤

　　　　未成熟

　　　　成熟:皮样囊肿

　　　　单胚层:良性卵巢甲状腺肿

　　　混合型

　　　两性母细胞瘤

　4. 软组织肿瘤

　5. 未分类

　6. 转移性继发肿瘤:5%~6%附件包块来自乳腺、胃肠道或泌尿道肿瘤转移

V. 分期

A. FIGO 分期

Ⅰ期:生长局限于卵巢

　　Ⅰ A:肿瘤生长局限于单侧卵巢,包膜完整,表面无肿瘤,无腹水

　　Ⅰ B:肿瘤生长局限于双侧卵巢,包膜完整,表面无肿瘤,无腹水

　　Ⅰ C:Ⅰ A 或 Ⅰ B 期肿瘤已穿出卵巢表面,或包膜破裂或腹腔洗液中找到瘤细胞

Ⅱ期:病变累及单侧或双侧卵巢,伴盆腔转移

ⅡA:病变扩展或转移至子宫或输卵管

ⅡB:病变扩展至其他盆腔组织

ⅡC:ⅡA或ⅡB期肿瘤已穿出卵巢表面,或包膜破裂或腹腔洗液中找到瘤细胞

Ⅲ期:肿瘤累及单侧或双侧卵巢伴盆腔外腹膜种植或腹膜后或腹股沟淋巴结阳性,或肝表面转移。肿瘤肉眼下局限于真骨盆,但组织学证实已扩展至小肠或网膜

ⅢA期:肿瘤大体所见局限于盆腔但腹膜表面有镜下种植,淋巴结阴性

ⅢB期:肿瘤累及单侧或双侧卵巢伴有腹膜表面种植,肿瘤直径小于2cm,淋巴结阴性

ⅢC期:腹腔种植肿物大于2cm,或腹膜后或腹股沟淋巴结阳性

Ⅳ期:病变累及单侧或双侧卵巢伴远处转移,胸膜受累,胸腔积液中找到瘤细胞,肝实质转移属于Ⅳ期

2014 年 FIGO 有关卵巢癌、输卵管癌和腹膜癌的分期系统[a]

FIGO分期	分期描述
Ⅰ期	肿瘤局限于卵巢或输卵管
ⅠA	肿瘤局限于一侧卵巢(未累及包膜)或一侧输卵管,卵巢或输卵管表面没有肿瘤,腹水或腹腔冲洗液中没有恶性细胞
ⅠB	肿瘤局限于双侧卵巢(未累及包膜)或双侧输卵管,卵巢或输卵管表面没有肿瘤,腹水或腹腔冲洗液中没有恶性细胞
ⅠC	肿瘤局限于一侧或双侧卵巢或输卵管,有如下情况之一:
ⅠC1	术中手术导致肿瘤破裂
ⅠC2	术前肿瘤包膜破裂,或者卵巢或输卵管表面出现肿瘤
ⅠC3	腹水或腹腔冲洗液中出现恶性细胞
Ⅱ期	肿瘤累及一侧或双侧卵巢或输卵管,伴有盆腔蔓延(在骨盆缘以下)或腹膜癌(Tp)

(待续)

（续表）

FIGO	分期描述
ⅡA	肿瘤蔓延至和(或)种植于子宫和(或)输卵管和(或)卵巢
ⅡB	肿瘤蔓延至盆腔的其他腹膜内组织
Ⅲ期	肿瘤累及一侧或双侧卵巢或输卵管,或原发性腹膜癌,伴有细胞学或组织学确认的盆腔外腹膜播散,和(或)转移至腹膜后淋巴结
ⅢA	转移至腹膜后淋巴结,伴有或不伴有骨盆外腹膜的微小转移
ⅢA1	仅有腹膜后淋巴结阳性(细胞学或组织学确认)
ⅢA1(i)	转移灶最大直径≤10mm(注意是肿瘤直径而非淋巴直径)
ⅢA1(ii)	转移灶最大直径>10mm
ⅢA2	骨盆外(骨盆缘之上)累及腹膜的微小转移,伴有或不伴有腹膜后淋巴结阳性
ⅢB	骨盆缘外累及腹膜的大块转移,最大直径≤2cm,伴有或不伴有腹膜后淋巴结阳性
ⅢC	骨盆缘外累及腹膜的大块转移,最大直径>2cm,伴有或不伴有腹膜后淋巴结阳性[b]
Ⅳ期	腹腔之外的远处转移
ⅣA	胸水细胞学阳性
ⅣB	转移至腹腔外器官(包括腹股沟淋巴结和腹腔外淋巴结)[c]

[a] 2014 年版 FIGO 分期系统对应的第 8 版 TNM 分期目前正在讨论,UICC/AJCC 网站已初步公布讨论稿,打算于 2016 年正式启用。

[b] 包括肿瘤蔓延至肝脏和脾脏包膜,但不包括脏器实质的受累。

[c] 脏器实质转移属于ⅣB 期。

（译注:原著出版时 2014 年 FIGO 卵巢癌新分期已正式颁布,故附表在此。）

B. AJCC 分期

T:肿瘤大小

 T1:肿瘤局限于单侧或双侧卵巢

 T1a:肿瘤局限于单侧卵巢。包膜或肿瘤外壁完整,卵巢表面无肿瘤,腹水或腹腔洗液中无肿瘤

 T1b:肿瘤局限于双侧卵巢。包膜完整,卵巢表面无肿瘤,腹水或腹腔洗液中无肿瘤

 T1c:肿瘤局限于单侧或双侧卵巢伴以下任一:包膜破裂,肿瘤累及卵巢表面,腹水或腹腔洗液中找到瘤细胞

T2:肿瘤累及单侧或双侧卵巢伴盆腔扩散

 T2a:肿瘤扩展或转移至子宫和(或)输卵管

 T2b:肿瘤转移至其他盆腔组织,腹水或腹腔洗液中无肿瘤

 T2c:肿瘤转移至盆腔组织,伴腹水或腹腔洗液中找到瘤细胞

T3:肿瘤累及单侧或双侧卵巢,伴镜下盆腔外腹膜转移或淋巴结阳性

 T3a:镜下盆腔外腹膜转移

 T3b:肉眼盆腔外腹膜转移,肿瘤最大径线≤2cm

 T3c:肿瘤转移至盆腔外腹膜,最大径线>2cm

N:淋巴结(LN)

 NX:无法评估

 N0:腹股沟淋巴结无转移

 N1:证实淋巴结转移

M:远处转移

 MX:无法评估

 M0:未发现远处转移(不包括腹膜转移)

 M1:发现远处转移

分期

 ⅠA 期:T1a,N0,M0

ⅠB 期:T1b,N0,M0

ⅠC 期:T1c,N0,M0

ⅡA 期:T2a,N0,M0

ⅡB 期:T2b,N0,M0

ⅡC 期:T2c,N0,M0

ⅢA 期:T3a,N0,M0

ⅢB 期:T3b,N0,M0

ⅢC 期:T3c,N0,M0,或 T(任意),N1,M0

Ⅳ期:T(任意),N(任意),M1

(译注:这是第 7 版的 TNM 分期,对应的是 FIGO1998 版卵巢癌分期系统。)

上皮性卵巢癌

Ⅰ. 特征

A. 上皮性卵巢癌的高危因素包括年龄(中位年龄 61 岁),少育或未育、不孕、遗传因素。BRCA1 和 BRCA2 基因位于染色体 17q21 和 13q12~13,这些基因的突变会导致家族性常染色体显性遗传,总体卵巢癌的发生率会达到 80%。11%~25%的浆液性卵巢癌伴有其中一个基因突变。HNPCC(遗传性非息肉性结肠癌)患者有 10%的卵巢癌发病风险,还可伴有其他癌症发病风险,如子宫内膜癌(60%)、结肠癌(60%)及移行细胞癌。口服避孕药和妊娠可减少卵巢癌的风险(相对危险 0.66)。

Ⅱ. 检查

术前或临床分期前的检查如前文所述。

Ⅲ. 组织学

组织学亚型	占上皮性卵巢癌的百分比	双侧发生率
浆液性	46%	73%
黏液性	36%	47%
子宫内膜样	8%	33%
透明细胞	3%	13%
转移性	2%	
混合性	3%	
未分化	2%	
未分类	1%	

A. 浆液性卵巢癌是最常见的上皮性卵巢癌组织学类型。浆液性癌分为低级别和高级别。

B. 透明细胞癌：这种类型治疗困难，63%对铂类一线化疗药物不敏感，与浆液性癌相比，DVT（深静脉血栓）风险升高：42%比18%[1]。晚期患者总生存期（OS）大约为 12 个月。

C. 黏液性癌通常体积较大，可伴有血清 CEA 阳性。术中冰冻病理与最终石蜡病理的不符合率高达 34%：11%级别低估，23%级别高估。这是因为瘤体过大病理取材不足所致。术中肉眼所见 Ⅰ期患者的淋巴结转移少见[2]。因此，该类患者有潜在可能省略淋巴结切除术而不影响无瘤进展生存期（PFS）和总生存期（OS）。仍然建议行阑尾切除术以明确鉴定原发肿瘤部位。

D. 卵巢是转移癌的"沃土"，转移癌与卵巢原发癌的鉴别可参照以下：转移癌通常累及双侧卵巢（77%），通常体积较小。原发性卵巢癌通常最大径线>17cm，常为单侧（只有 13% 为双侧）。

Ⅳ. 分期：参照 FIGO 和 AJCC 分期系统

A. 有 14 个研究综述了基于淋巴结转移的分期分级。临床分期Ⅰ~
Ⅱ期的上皮性卵巢癌淋巴结转移率为 14.2%（6.1%~29.6%），其中
7.1%仅有主动脉旁转移，2.9%仅有盆腔淋巴结转移，4.3%主动脉
旁及盆腔淋巴结均有转移。组织学分化 1 级的肿瘤淋巴结转移
率为 4.0%，2 级肿瘤为 16.8%，3 级肿瘤为 20.0%。不同组织学类
型中，淋巴结转移率最高的是浆液性（23.3%），最低的是黏液性
（2.6%）。淋巴结转移方式与偏侧性无关，单侧肿物伴淋巴结转移
的患者，其中 50%累及同侧淋巴结，40%累及双侧淋巴结，7%~
13%仅累及对侧淋巴结[3]。

Ⅴ. 治疗

对于ⅠA 期 1 级以上的肿瘤，治疗方案通常是手术联合术后辅助
化疗。新辅助化疗后手术常适用于手术指征较差、病灶过大或肿瘤
广泛转移而无法满意手术减瘤的患者。治疗需在术前 25 天内开始。

A. 曾应用不同的模型在术前预测卵巢肿瘤能否达到满意的减灭
效果（腹水、癌灶、CA-125 水平），但都以失败而告终。因为实验
室检查、临床或影像学检查的假阳性率从 10%至 68%不等。如
果化疗期间疾病进展或对化疗无反应，应考虑更换化疗方案。
如果肿瘤消退，应考虑进行腹腔镜或经腹肿瘤减灭手术。

B. 对于Ⅳ期卵巢癌施行肿瘤减灭手术，30%能达到理想的肿瘤细
胞减灭效果，30%会发生并发症（多为感染或损伤）。术前评分应
该为 2 或更低。Bristow 等[4]认为患者的生存取决于Ⅳ期疾病累
及的位置：伴有胸膜侵犯的患者中位生存期是 19 个月，肺转移
是 12 个月，肝实质转移是 18 个月，其他腹膜外转移部位是 26
个月。如果患者伴有肝实质转移，行肝内外满意的肿瘤减灭至
1cm，则中位整体生存期为 50 个月。如果行满意的肝外及欠满

意的肝内肿瘤减灭,中位整体生存期是 27 个月。如果所有部位
病灶切除都不满意,则中位整体生存期是 8 个月。

C. 有研究报道了晚期患者的淋巴结切除的进展[5],427 例ⅡB、Ⅲ
C 或Ⅳ期的患者均进行了满意的肿瘤切除手术,包括将直径大
于 1cm 的淋巴结切除。术中随机分组,对照组为进行满意的肿
瘤切除手术,治疗组除上述手术外还进行了腹膜后盆腔淋巴结
切除(至少 25 个淋巴结)和主动脉旁淋巴结切除(至少 15 个淋
巴结)。术后所有的患者均接受了铂类为基础的化疗。淋巴结切
除组的 5 年 PFI(无进展间期)为 31.2%,对照组为 21.6%。治疗
组的输血量更大,手术时间更长,术后并发症更多。随访至 68.4
个月时,427 位患者中有 202 位死亡。治疗组和对照组的死亡风
险无明显差异:48.5%的治疗组患者和 47%的对照组患者在术
后 68.4 个月依然存活。

D. 如果卵巢癌是在进行了全子宫+双附件切除术后意外发现,而
未行分期,那么应该考虑进行再分期手术。高级别的肿瘤被低
估诊断的风险为 22%~29%[6];4%~25%的未行手术–病理分期
的临床Ⅰ期卵巢癌已有淋巴结转移,而单独对侧淋巴结转移发
生率为 7%~13%。

E. 肿物破裂的时机导致了不同的预后。根据一项研究[7],术前肿物
破裂对 PFS 的影响大于术中肿物破裂。术前肿物破裂的患者
OS 的 HR 值是 2.65,术中肿物破裂患者 OS 的 HR 值是 1.64[8]。

VI. 卵巢上皮性癌的化疗

分为铂类敏感型和铂类耐药型。铂类耐药型是指在以铂类为基础
的一线化疗后 6 个月内复发。如果复发在 6 个月内,应使用非铂类
药物进行挽救性化疗;如果在完成以铂类为基础的一线化疗后 6
个月以上时间复发,应再次尝试铂类为基础的化疗。铂类耐药是指
初次治疗后 6 个月内疾病进展。难治型是指化疗过程中疾病即出

现进展。二线化疗的反应率取决于初次治疗后的复发时间,距初次治疗的间隔期越长, 反应率越高:6~12 个月,27%;13~24 个月,33%;大于 24 个月,59%。

A. 一线化疗:铂类为基础的化疗药物联合紫杉醇方案。对于年纪较大或无法耐受的患者可考虑给予铂类单药化疗。

B. 二线治疗:一线治疗后如肿瘤复发可应用二线药物。

C. 新辅助化疗:是手术前的化疗。通常在 2~3 个周期化疗后进行手术,这可以减少肠管切除和手术大出血的风险。

D. 巩固治疗:初次治疗及辅助化疗后的化疗,可以降低临床完全缓解患者的肿瘤复发风险,通常是短期治疗。

E. 维持治疗:初次治疗及辅助化疗后的化疗,可以降低临床完全缓解患者的肿瘤复发风险,通常治疗时间较巩固治疗时间长。

F. 腹腔内化疗:化疗药物直接用于腹腔内。紫杉醇联合铂类药物的腹腔化疗主要用于 II 期及以后的减瘤满意患者。

G. HIPEC(腹腔热灌注化疗):在进行初次或复发后的肿瘤减灭术时,术中给予腹腔内灌注加热后的细胞毒性药物,并循环一段时间。

VII. 根据分期治疗

A. I A 期 1 级肿瘤:应进行手术治疗,如果考虑保留生育功能,可考虑保留子宫及对侧卵巢。

B. I A 期 2 或 3 级和 I B、I C 期的任何分级:主要为手术治疗,如果考虑保留生育功能,可考虑保留子宫及对侧卵巢。术后行 3~6 个疗程紫杉醇和铂类辅助化疗。

C. II、III、IV 期:主要为手术治疗。术后行 6 个疗程紫杉醇和铂类辅助化疗。对于晚期或耐受性差的患者可考虑给予新辅助化疗。

VIII. 二次剖腹探查术

主要用于评估初次辅助化疗后达到临床完全缓解的患者, 用于决定继续化疗、改变化疗方案或停止化疗。也可用于指导不满意减瘤的患者或初次手术未分期患者的后续治疗。二次剖腹探查术并不是目前的治疗常规;40%的二次剖腹探查术患者病理阳性,即便在病理阴性的患者中仍旧有50%会复发[9]。

二次开腹探查术时疾病状态	5年生存率
无肿瘤证据	50%
镜下转移	35%
肉眼转移	5%

IX. 复发

大多数的肿瘤复发发生在2年内。I期1级的卵巢癌复发风险小于10%,然而III期卵巢癌的复发风险则明显增加,大于50%。

X. 二次肿瘤细胞减灭术

在初次或再次化疗后将复发的肉眼可见病灶切除。Chi[10]制定了一些标准来帮助挑选适合手术的患者,包括时间、复发部位及复发病灶的数量。如果初次化疗之后的复发间期大于30个月,那么可进行二次肿瘤细胞减灭术而无论复发病灶的数量多少。如果复发间期少于30个月,复发病灶数为1~2个,可进行手术。如果患者肿瘤扩散,有腹水,或患者为铂类难治型,那么进行二次手术是不明智的。对于二次减瘤术后残余病灶小于0.5cm的患者,总生存期可延长至56个月,而其他不满意减瘤患者的总生存期为27个月。达到满意的二次减瘤术成功率为24%~84%。

XI. 小脑退变

卵巢癌产生的抗体可能会导致小脑退变,又称为副肿瘤性小脑退变。在妇科恶性肿瘤患者中的发病率为2:1000。有两种主要的抗体:抗-YO 抗体拮抗浦肯野细胞,抗-Hu 抗体拮抗神经元。

XII. 生存

A. 相对生存率

2 年 65%,5 年 44%,10 年 36%[11]。

B. 不同期别的 5 年生存率

分期	所有分级	G1	G2	G3
I a	85%	92.5%	86%	63%
II b	69%	85%	90%	79%
I c	59%	78%	49%	51%
II a	62%	64%	65%	39%
II b	51%	79%	43%	42%
II c	43%	68%	46%	20%
III a	31%	58%	38%	20%
III b	38%	73%	42%	21%
III c	18%	46%	22%	14%
IV	8%	14%	8%	6%

C. 不同残留病变的 5 年生存率

残留病变	5 年生存率
显微镜下水平	40%~75%
满意减瘤	30%~40%
不满意减瘤	5%

XⅢ. 生存随访

A. 随访

2 年内每 3 个月复查

2~5 年内每 6 个月复查

之后每年复查 1 次

B. 每次复查内容

全身查体及盆腔检查

症状回顾

CA-125

C. 商讨

应与患者进行关于肿瘤标记物随访的商讨。Rustin 指出,随访肿瘤标记物并不会改善生存期。仅仅因实验检查数据而接受额外不成功的化疗会使患者的生活质量明显下降。应当结合症状及查体结果,医生再根据情况进行相应的实验室检查、影像学检查并决定何时开始二线化疗[12]。

D. CT 扫描

CT 通常不能发现 1cm 以下的病灶。

XIV. 上皮性卵巢癌的临床试验

A. 主要辅助化疗临床试验

1. ICON1[13]:这个试验评估了通过全子宫切除、双侧卵巢输卵管切除及推荐的大网膜切除术来完成"分期"的 477 位早期卵巢癌患者。入选患者是主治医生不能确定是否需要化疗的患者。93%的患者为"Ⅰ期"。患者被随机分为非化疗组、卡铂(AUC=5)单药化疗组、CAP 化疗组及另一种铂类药物组。组织学方面:32%浆液性,15%透明细胞性,23%黏液性。大多数患者显然是Ⅰ期,但其中 7%患者是Ⅱ期或Ⅲ期,70%为 G2

或 G3。随访至 51 个月时,化疗组总生存率为 79%,非化疗组为 70%。化疗组 5 年 PFS 为 73%,非化疗组为 62%。对于临床分期为 Ⅰ 期而未行手术分期的患者, 如未行进一步治疗, 复发率为 38%,死亡率为 30%。化疗的生存 HR 值为 0.66。

2. ACTION[14]:本试验与 ICON1 试验同时进行,但 448 例患者中有 30%进行了完整的手术病理分期。患者随机分为观察组和化疗组。化疗组采用铂类单药或含铂的药物化疗 4~6 个周期。40%的患者为 Ⅰ A 或 Ⅰ B 期,60%为 G1 或 G2。观察组的 5 年生存率为 75%,化疗组为 85%。接受化疗的患者有更好的 RFS(无复发生存期)(HR 值 0.63)。在没有进行满意分期的患者中,辅助化疗患者组有更好的 OS 和 RFS(HR 值 1.75,HR 值 1.78)。在观察组患者中,进行了满意分期的患者有更好的 OS 和 RFS(HR 值 2.31,HR 值 1.82)。对进行满意分期的患者进行辅助化疗并无获益。这说明在不满意分期的患者中,那些潜在的期别更高的患者可从化疗中获益。对患者 10 年的随访进一步支持了上述多数结论,不同的是满意分期手术后接受了辅助化疗的患者, 其 10 年的总生存期并未改善(死亡的 HR 值为 1.89)[15]。

3. ICON 2[16]:本试验评估了 1526 例经过手术分期并接受辅助化疗的患者。患者分期为 Ⅰ~Ⅳ 期,被随机分为铂类单药化疗组或 CAP 化疗组。本试验因为紫杉醇的有效性而很早终止。这些患者被归入 ICON3 试验的对照组, 试验结果的 OS 的 HR 值为 1.0,无明显意义。两组的中位生存时间为 33 个月,2 年生存率为 60%。CAP 的毒性更强。

4. ICON 3[17]:本试验评估了 274 例经过手术分期的 Ⅰ~Ⅳ 期患者,其中 20%为 Ⅰ 期及 Ⅱ 期。患者被随机分为紫杉醇/卡铂联合化疗组和 ICON 2 试验中卡铂单药和 CAP 组。紫杉醇/卡铂联合化疗组的 OS 为 36 个月, 卡铂单药和 CAP 组为 35 个月。联合化疗组的疾病无进展生存期(PFS)为 17 个月,对照组为 16 个月。试验中有一些干扰因素:很多患者因为在临床症状出现前发生了 CA-125 的升高而被认为复发。此外,在未用紫杉醇作为初始治疗的患者中,30% 的患者把紫杉醇作为二线治疗。

5. ICON 4 [17]:本试验评估了 802 例铂敏感型复发患者,其中 75% 的患者复发时间距初始治疗 12 个月以上。患者被随机分为紫杉醇 175~185mg/m² 联合顺铂 50mg/m² 或卡铂 AUC5 以及单药顺铂 75mg/m² 或卡铂 AUC5。联合化疗比单药化疗的中位 PFS 有明显改善,分别为 13 个月和 10 个月(HR 值为 0.76,P=0.0004)。联合化疗可使中位生存时间延长 5 个月(分别为 29 个月和 24 个月,HR 值为 0.82,P=0.02)。经过换算,2 年生存率两组分别为 57% 和 50%,1 年生存率两组分别为 50% 和 40%。对本试验的非议是 75% 的患者分在预后良好的组,这本质上是对铂敏感型复发的试验。

6. ICON 5/GOG 182 EORTC 55012[18]:本试验评估了 4312 例经手术分期为Ⅲ期和Ⅳ期患者的辅助化疗效果。对照组为卡铂 AUC6 联合紫杉醇 175mg/m²,8 周期。研究组包括卡铂/紫杉醇/吉西他滨两药联合或三药联合,8 周期;或卡铂/紫杉醇/拓扑替康两药联合,8 周期;或卡铂/紫杉醇/脂质体阿霉素三药联合,8 周期。对照组的 PFS 为 16 个月,OS 为 44 个月,减瘤满意组与减瘤不满意组无明显差异。减瘤不满意组,大体满意(残余病灶<1cm),镜下残留的中位 PFS 分别为 13、16、29 个月,中位 OS 为 33、40、68 个月。

7. ICON 7[19]:本试验评估了 1528 例Ⅰ~Ⅳ期患者,其中 26% 为减瘤不满意。对照组为卡铂 AUC5 或 AUC6 和紫杉醇 175mg/m² 静脉注射,每 3 周 1 个周期,共 6 周期。试验组包括卡铂和紫杉醇联合贝伐单抗 7.5mg/kg 静脉注射,每 3 周 1 个周期,共

6 周期，随后额外进行贝伐单抗 12 周期治疗或直到疾病进展。采用贝伐单抗维持治疗的 PFS 为 21.8 个月，对照组为 20.3 个月（HR 值为 0.81）。在 12 个月贝伐单抗治疗结束时可获得最大获益。在 42 个月时，维持治疗组的 PFS 为 24.1 个月，对照组为 22.4 个月（P=0.04）。高危早期亚组（FIGO Ⅰ期或ⅡA 期透明细胞癌或 3 级肿瘤）和高危进展组包括Ⅳ期或不满意减瘤的患者：与标准治疗对比，她们可以从贝伐单抗治疗中得到 PFS 延长 4 个月的获益（分别为 18.1 个月和 14.5个月）和中位 OS 获益（分别为 36.6 个月和 28.8 个月）。贝伐单抗治疗组中 18% 的患者发生高血压，对照组为 2%。治疗组中 10 例患者发生肠穿孔，对照组中有 3 例。OS 数据截止到2014 年。

8. GOG 1[20]：86 例手术分期为Ⅰ期的患者被随机分为观察组、盆腔放疗组或美法仑化疗组。观察组复发率为 17%，放疗组为 30%，化疗组为 6%。复发与肿瘤分级有关：G1 为 11%，G2为 22%，G3 为 27%。

9. GOG111[21]：本试验评估了 386 例不满意减瘤的Ⅲ期和Ⅳ期患者。具有 1cm 以上剩余病灶的患者被随机分为顺铂 75mg/m^{2}联合环磷酰胺 750mg/m^2 或顺铂 75mg/m^2 联合 24h 注射紫杉醇 135mg/m^2 两组。第一组的总反应率为 73%，第二组为60%。紫杉醇组的 PFS 较长，为 17.9 个月，另一组为 12.9 个月。紫杉醇组的 OS 较长，为 37.5 个月，另一组为 24.4 个月。

10. OV-10[22]：本试验评估了 680 例ⅡB、ⅡC、Ⅲ和Ⅳ期应用环磷酰胺联合顺铂与紫杉醇 3h 给药联合顺铂的患者，其中包括满意减瘤与不满意减瘤患者。顺铂和紫杉醇组的 ORR 为58.6%，环磷酰胺和顺铂组为 44.7%。紫杉醇组的 PFS 为15.5 个月，另一组为 11.5 个月；紫杉醇组的 OS 为 35.6 个月，另一组为 25.8 个月。

11. GOG 132[23]:本试验评估了 648 例Ⅲ期和Ⅳ期的不满意减瘤患者。分为 3 组:顺铂 75mg/kg 联合紫杉醇 135mg/kg;紫杉醇单药 200mg/kg;顺铂单药 100mg/kg。PFS 分别为 14 个月、11 个月和 16 个月。OS 分别为 26 个月、26 个月和 30 个月。反应率分别为 67%、67%和 47%。

12. GOG 157[24]:本试验评估了 427 例ⅠA 期 G3、ⅠB 期 G3、ⅠC 和Ⅱ期患者紫杉醇联合卡铂 3 周期和 6 周期的疗效。主要终点为复发率。纳入 427 位患者,每组 213 人。70%为Ⅰ期,30%为Ⅱ期,每组均有 30%为透明细胞癌。3 周期的复发率为 27.4%,6 周期的复发率为 19%(CI 0.53~1.13)。3 周期的 5 年生存率为 81%,6 周期为 83%(CI 0.66~1.57)。复发的 HR 值为 0.74,P=0.18(NS)。试验的争议是:不足以发现差异,且仅有 29%(126 例)患者经过了适当的分期。Chan 在 2006 年更新了数据,并发现对于浆液性肿瘤 6 周期的化疗获益更大,5 年生存率为 83%,而 3 周期为 60%(HR=0.33,P=0.04)。

13. GOG 158[25]:本试验比较了 792 例满意减瘤的Ⅲ期患者分别采用 24h 紫杉醇联合顺铂和 3h 紫杉醇联合卡铂的化疗疗效。本试验设计为无劣效试验并通过二次开腹探查证实,其中 50%患者选择进行二次开腹探查术(Greer 的分析证明二次开腹探查术并无获益)。85%的患者接受了全部 6 周期化疗。紫杉醇联合顺铂的 PFS 为 19 个月,紫杉醇联合卡铂为 20 个月。OS 分别为 48 个月和 57 个月。复发的 RR 值为 0.88(95%CI,0.75~1.03),OS 的 RR 值为 0.84(95%CI,0.7~1.02)。结果更偏向于紫杉醇联合卡铂化疗方案,卡铂组骨髓毒性及电解质异常更少,而神经毒性二者相同。

14. GOG 218[26]:本试验对于 1873 位不满意减瘤的Ⅲ或Ⅳ期患者进行以卡铂联合紫杉醇化疗为对照的随机研究。研究组包括卡铂联合紫杉醇方案初次治疗时开始贝伐单抗连续治

疗 5 个月或 6 周期的卡铂联合紫杉醇治疗后贝伐单抗治疗
18 周期。PFS 分别为 10.3、11.2 和 14.1 个月。OS 分别为
39.9、38.7 和 39.7 个月。PFS 曲线的最大分离为随访至第 15
个月时，在继续随访 9 个月后逐渐融合。

15. SCOTROC 1[27]：本研究评估了 1077 例 Ⅰ C~Ⅳ 期患者，将患
者随机分为多西紫杉醇 75mg/m² 联合卡铂 AUC5 和紫杉醇
联合卡铂 AUC5，共 6 周期。PFS 分别为 15 个月和 14.8 个
月。多西紫杉醇并不逊色，OS 分别为 64.2% 和 68.9%。

B. 剂量密度试验

1. GOG 97[28]：本试验研究了 458 例患者应用 4 周期或 8 周期的
环磷酰胺联合顺铂化疗的效果。4 周期组双药剂量为每 3 周
1000/(100mg·m²)；8 周期组双药剂量为每 3 周 500/(50mg·m²)。
两组 OS 无显著差异，总剂量相同。

2. Fruscio 顺铂周疗[29]：本试验评估了 285 例患者，并将其随机
分为两组，一组为每周顺铂 50mg/m²，共 9 周；另一组为每 3 周
顺铂 75mg/m²，共 6 个周期。经过 16.8 年随访，未发现 PFS 差异
（17.2 个月比 18.1 个月，HR=1.08），未发现 OS 差异（35 个月
比 32 个月，HR=0.97）。

3. 苏格兰剂量密度试验[30]：本试验评估了 6 周期的环磷酰胺
75mg/m² 联合顺铂 50mg/m² 或 100mg/m² 的疗效。100mg/m² 组
和 50mg/m² 组的总生存率分别为 32.4% 和 26.6%，相对死亡
率为 0.68（P=0.043）。根据本研究的结果，因为毒性轻微，
75mg/m² 被定为标准剂量。

4. The Dutch/Danish Study[31]：本试验将 222 例患者随机分为不
同剂量的卡铂联合环磷酰胺组。卡铂的剂量为 AUC4 或 8，环
磷酰胺剂量不变，为 500mg/m²。两组的 OS（2 年生存率为
45%）无差异，病理完全缓解率无差异（32% 比 30%）。

5. Gore 等[32]：227 例患者被随机分为单药卡铂 AUC6，治疗 6 周

期,或 AUC12,治疗 4 周期,每 4 周一次。PFS 和 OS 均无差异,5 年生存率分别为 31% 和 34%。AUC12 组毒性更大。

6. GOG 134[33]:本试验包括了 271 例持续、复发或进展期卵巢癌患者,分为紫杉醇每 24h 135mg/m²,每 24h 175mg/m²,和每 24h 组 250mg/m²。135mg/m² 组研究提前结束。250mg/m² 组的部分和完全缓解率(36%)比 175mg/m² 组(27%)高(P=0.027)。中位 OS 分别为 12.3 个月和 13.1 个月。因此,紫杉醇的缓解率与剂量相关,但生存无获益。

7. 欧洲-加拿大紫杉醇治疗复发卵巢癌的随机试验[34]:本试验评估了 391 例复发性卵巢癌患者紫杉醇不同输注时间的疗效。这是一项包含 3h 对照 24h、135mg/m² 对照 175mg/m² 的 2×2 研究。大剂量组有更长的 PFS,达 19 周,另一组为 14 周(P=0.02)。175mg/m² 剂量的反应率为 19%,135mg/m² 剂量反应率为 16%。生存时间无差异。

8. JGOG 3016[35]:本试验评估了 631 例 II 期、III 期和 IV 期患者。卡铂 AUC 6 每 3 周一次分别联合紫杉醇 80mg/m² 周疗或 180mg/m² 标准 3 周疗程。中位 PFS 分别为 28 个月和 17.2 个月。进展的 HR 值为 0.71(95%CI,0.58~0.88)(P=0.0015)。中位 OS 尚未获得。3 年总生存率为 72% 和 65%(P=0.03),5 年 OS 为 58.6% 和 51%,危险比为 0.79。

9. GOG 26FF[36]:这项 II 期试验评估了 43 例难治或铂类耐药型患者应用紫杉醇单药的疗效,用法为剂量 170mg/m²,静脉注射 24h,每 3 周一次。总反应率为 37%。中位 PFI 为 4.2 个月,中位生存期为 16 个月。PFS 为 4 个月。

C. 腹腔内试验

1. GOG 104[37]:本试验评估了 546 例经过"满意"减瘤至残余病灶小于 2cm 的患者行首次辅助化疗的疗效。6 周期 3 周一次的环磷酰胺静脉注射联合腹腔内顺铂化疗或静脉顺铂化疗

（剂量均为 100mg/m²）。中位 OS 显示腹腔内化疗优于静脉化疗组,分别为 49 个月和 41 个月。死亡的 HR 值在腹腔内化疗组更低,为 0.76（95%CI,0.61~0.96）,P=0.02。

2. GOG 114[38]:本试验评估了 462 例经过满意减瘤至残余病灶小于 1cm 的Ⅲ期患者。患者被随机分为静脉顺铂联合环磷酰胺每 3 周一次共 6 周期组或静脉卡铂 AUC 9 化疗 2 周期后腹腔内顺铂 100mg/m² 联合静脉紫杉醇 3 周一次 6 周期方案组。选择性剖腹二次探查。PFS 分别为 22.5 个月和 27.6 个月,P=0.01;OS 分别为 52.5 个月和 63.2 个月,P=0.05,数据均支持腹腔化疗方案。

3. GOG 172[39]:本试验评估了 415 例经过满意减瘤至残余病灶小于 1cm 的Ⅲ期患者。患者被随机分为两组,一组为静脉滴注紫杉醇 135mg/m²,24h,联合顺铂 75mg/m²,另一组为化疗第一天腹腔给药顺铂 100mg/m²,第二天静脉滴注紫杉醇 135mg/m² 24h,第 8 天腹腔给药紫杉醇 60mg/m²。64% 的患者在初次手术后有残余病灶,50% 的患者选择进行二次探查手术。41% 的静脉化疗组患者获得病理完全缓解,腹腔化疗组为 57%。仅有 42% 的腹腔化疗组患者完成全部 6 周期化疗,83% 的静脉化疗组患者完成化疗。静脉化疗组的 PFS 为 18 个月,腹腔化疗组为 24 个月（P=0.05）。静脉化疗组 OS 为 50 个月,腹腔化疗组 OS 为 66 个月,在生存时间上腹腔化疗组比静脉化疗组长 16 个月（P=0.03）,PFS 长 5.5 个月。对于无肉眼可见残留病灶的患者,静脉化疗组患者的中位生存期为 78 个月,腹腔化疗组的中位生存期尚未获得。

4. GOG 172 的腹腔导管结局[40]:对于没有完成 6 周期腹腔化疗的 58% 的患者,1/3 与导管相关（41 例中 20 例发生导管感染,10 例发生导管堵塞）,1/3 与腹腔化疗相关（疼痛、肠道并发症、患者拒绝、其他非导管性感染）,1/3 的中断治疗与导管无关(恶心、肾功能、代谢)。左结肠切除或结肠切除会降低腹腔化疗的耐受性。阑尾切除、小肠部分切除或右结肠手术并不影响腹腔化疗耐受性。满意的腹腔化疗管放置是 9.6F 管通过单独的切口放置(非开腹手术切口),穿行至少 10cm,腹腔内长度 10cm。置入之后需等待 24h 再使用以防止泄漏。

D. 维持/巩固试验

1. GOG 178[41]:本试验评估了 222 例进行巩固治疗的Ⅲ期和Ⅳ期患者,并将应用 6 周期铂类/紫杉醇化疗后达到临床完全缓解的患者随机分为应用紫杉醇 175mg/m² 化疗 12 周期或 3 周期。在 50% 的患者完成入组时,协议规定进行中期分析。结果表明,12 周期化疗改善了 PFS,HR 值为 2.31。研究在此时结束。PFS 分别为 28 个月和 21 个月,推荐 12 周期方案(P=0.002)。患者被允许跨组治疗,3 周期组可以选择继续完成 12 个周期的治疗。

2. GOG178 的随访研究[42]:关于本研究的争议,因为跨组可能掩盖了不同组的差异,说服力不强,复发即等同于出现结局。PFS 分别为 22 个月和 14 个月,推荐 12 周期紫杉醇。OS 分别为 52 个月和 48 个月(P=0.34,NS)。

3. 一项回顾研究[43]:回顾了 59 例患者,随访中位时间为 51 个月。从 CR 到开始二线化疗的中位时间为 21 个月,到开始三线治疗的中位时间为 43 个月。完成一线化疗的患者在 12 个月后有 50% 复发。因此,出现临床完全缓解到开始三线治疗为 40 个月,与 GOG178 的结果有可比性。

4. GOG 175[44]:本试验评估了 542 例Ⅰ A 期、Ⅰ B 期 G3、透明细胞癌、Ⅰ C 期和Ⅱ期的患者。均采用卡铂 AUC6 联合紫杉醇 175mg/m² 静脉化疗 3 周期,之后将患者随机分为观察组或紫杉醇周疗 24 周。观察组的 5 年复发率为 23%,接受维持治疗组为 20%,HR=0.8。5 年生存率分别为 85.4% 和 86.2%(NS)。

E. 复发试验

1. EORTC 55005:吉西他滨–卡铂与卡铂[45]:本试验评估了 356 例铂类敏感型复发卵巢癌患者。两组用药方案分别为卡铂 AUC5 单药与卡铂 AUC 4 联合吉西他滨 1000mg/m² 第 1 天和第 8 天，每 21 天一疗程。加用吉西他滨后 PFS 获得改善（8.6 个月比 5.8 个月）。本研究并未发现 OS 方面的差异。加用吉西他滨组的总反应率为 47%，单药卡铂组为 30%。60% 的患者在 12 个月后复发,40%在 6~12 个月间复发。

2. 一项关于脂质体阿霉素与拓扑替康治疗复发性上皮性卵巢癌的 III 期研究[46]:本研究评估了 474 例对单药治疗有效的复发患者。脂质体阿霉素的剂量为 50mg/m²,每 4 周,拓扑替康的剂量为 1.5mg/m²,给药 5 天,每 3 周一疗程。脂质体阿霉素组的中位生存时间为 63 周,拓扑替康组为 60 周。铂类敏感型患者中复发至疾病进展的时间具有显著差异：分别为 108 周和 70 周,推荐脂质体阿霉素,P=0.017,HR=1.432。

3. OCEANS[47]:本试验评估了 484 例铂类敏感型复发患者接受卡铂 AUC 4 联合吉西他滨 1000mg/m² 第 1 天和第 8 天加或不加每 3 周一次静脉注射贝伐单抗 15mg/kg 的疗效。6~10 个疗程注射给药后得到的客观缓解率（ORR）两组分别为 78.5% 和 57.4%,数据支持加用贝伐单抗组。PFS 的 HR 值为 0.48,出现进展的时间分别为 12.4 个月和 8.4 个月。中位 OS 为 35.2 个月和 33.3 个月(HR=1.027;95%CI 0.792~1.331),数据均倾向贝伐单抗组。OS 结果可能因为应用其他抗肿瘤治疗而受到影响。

4. CALYPSO EORTC 55051[48]:将 976 例铂类敏感型复发卵巢癌患者随机分为两组，一组应用卡铂 AUC 5 联合脂质体阿霉素 30mg/m² 治疗,每 4 周一次(CD),另一组应用卡铂 AUC 5 联合紫杉醇 175mg/m²,每 3 周一次(CP),至少 6 周期的标准治疗。40%的患者在研究前已使用过两种方案。最多化疗

9周期。总反应率为63%，包括38%获得完全缓解的患者，CD组的PFS为11.3个月，比CP组9.4个月更好（HR=0.82）。中位生存时间分别为30.7个月和33个月。CD方案对于铂类敏感型卵巢癌患者可推迟进展但与CP方案的OS相当。

5. DESKTOP I（对手术可行性的术前描述性评估）[49]：回顾性分析了267例铂类敏感型复发卵巢癌患者行二次减瘤术的预后。完全切除患者的生存时间显著高于术后有残留的患者（45.2个月和19.7个月）。与完全切除相关的多种因素包括手术条件、处于FIGO早期（I/II）、初次术后残留病灶情况（无残留或者任何）、无腹水、少于500mL的腹水。如果患者同时具有良好手术状态、FIGO早期、无残留病灶、无腹水，那么79%可实现完全切除。

6. DESKTOP II[50]：这是一项对516例铂类敏感型复发卵巢癌患者进行的多中心试验。患者按照DESKTOP I的因素评估手术可行性。51%为可行。完全切除率为76%，证实了评分的可靠性。其中11%的患者因为并发症进行了二次手术。

F. 中间减瘤术试验

1. EORTC 44865[51]：本试验将319例III期和IV期经过不满意减瘤术的患者随机分为两组，一组在术后辅助环磷酰胺联合顺铂6周期化疗，另一组在环磷酰胺联合顺铂3周期化疗后行中间减瘤术，术后再行3周期化疗。中间减瘤术组有明显更好的PFS，分别为18个月和13个月。中位OS为26个月和20个月，倾向支持中间减瘤术组。死亡风险降低33%，P=0.008。

2. GOG 152[52]：本试验将424例III期和IV期经过不满意减瘤术的患者随机分为顺铂联合紫杉醇化疗6周期或化疗3周期后行中间减瘤术再继以3周期化疗两组。中位PFS为10.5个月和10.7个月，OS均为34个月。死亡的RR为0.99。

3. 这两项关于中间减瘤术的研究存在一些差异。在EORTC研究中,二线治疗更加有效,化疗方案不同,GOG152 中 2/3 的患者残留病灶≤5cm, 而 EORTC 中为 1/3,EORTC 研究中大多数的初次手术由普外科完成。此外,EORTC 研究中 65% 的患者在 3 周期化疗后残留病灶大于 1cm,因此中间减瘤术达到满意的机会增加, 相反 GOG 研究中 45% 的患者经历了满意的减瘤术。

G. 新辅助化疗试验

1. EORTC 55971[53]:本试验评估了 632 例Ⅲ期或Ⅳ期患者。患者被随机分为两组,一组直接行减瘤术,另一组先应用铂类,为基础的新辅助化疗 3 个疗程,然后手术,术后继续化疗。入组标准为穿刺证实的卵巢癌, 合并盆腔包块,2cm 以上的盆腔外转移灶,CA125/CEA 大于 25。中位随访时间为 4.8 年。A组和 B 组的基线特征分别为: 平均最大的转移灶径线,80/80mm;FIGO Ⅲc 期,76%/76%。经过减瘤术后,A 组（直接减瘤术 PDS)48% 的患者最大残留病灶为 1cm,B 组 （新辅助化疗后减瘤术 IDS)为 83%。手术的并发症分别为:术后死亡率为2.7% 和 0.6%;败血症发生率为 8% 和 2%;3 或 4 级出血发生率为 7% 和 4%。两组的 PFS 均为11 个月(HR=0.99;CI 0.87~1.13)。OS 分别为 29 个月和 30 个月(HR=0.98;CI 0.85~1.14)。研究的争议是 OS 比 GOG 111 中评价不满意减瘤术患者行卡铂/紫杉醇化疗的 36 个月还要低。

2. 一项荟萃分析[54]指出, 每行一次额外的新辅助化疗,生存期就减少 4.1 个月。在荟萃分析中,减瘤术每提前 10%,中位生存时间就增加 5.5%,相当于 3 个月。

3. Ⅲ期卵巢癌患者疾病负荷的影响[55]:417 位患者被随机分配到 3 个 GOG 试验,肿瘤细胞减灭均达到镜下满意并给予铂类/紫杉醇辅助静脉化疗。根据术前的疾病负荷将患者分为 3 组:最小限度的疾病(MD),是指盆腔肿瘤和腹膜后转移;

腹腔腹膜疾病（APD），是指疾病局限于盆腔、腹膜后腔、下腹腔和网膜；上腹部疾病（UAD），是指疾病累及横膈、脾、肝或胰腺。中位 OS 为：MD 组数据未获得，APD 组为 80 个月，UAD 组为 56 个月（$P=0.05$）。5 年生存率为：MD 组 67%；APD 组 63%；UAD 组 45%。在多因素分析中，UAD 组与 MD 组和 APD 相比，预后更差（PFS HR=1.44；$P=0.008$，OS HR=1.77；$P=0.0004$）。因此，卵巢癌患者的生物学差异与疾病负荷相关。

低度恶性潜能（LMP）的卵巢肿瘤

Ⅰ. 特征

A. LMP 占卵巢恶性肿瘤的 5%~15%。诊断时的中位年龄为 39~45 岁。20% 的患者初诊时为Ⅲ期或Ⅳ期。尚无已知的高危因素。

B. 临床特点包括肿块、腹痛、腹胀、早饱、消化不良和 CA125 升高。

C. 转移途径为种植转移和淋巴转移。

D. 预后因素包括分期、残余病灶、侵袭性种植和组织学微乳头表现。

Ⅱ. 组织学

A. 肿瘤在病理上缺乏基质侵袭，但至少具备以下中的两点：核异型性、有丝分裂活跃、假复层和上皮生长。主要有两种组织学类型：浆液性和黏液性。如果发现基质浸润 3~5mm 或 10mm²，肿瘤为微浸润。微浸润肿瘤的预后较好，与 LMP 相当。如果黏液性交界性肿瘤有 3 层或以上的上皮分层，就被认定为癌。

B. 交界性肿瘤的冰冻切片诊断很困难。在一项关于最终诊断为 LMP 肿瘤患者的研究中，10% 的术中冰冻切片曾被诊为浸润癌，25% 曾被诊断为良性囊腺瘤。因此，冰冻切片对低度恶性肿瘤的诊断敏感性为 65%（95%CI：55%，75%）[56]。大于 8cm、微乳头、子宫内膜样或透明细胞的组织学表现可能会增加诊断难度。

C. 微乳头亚型是一项明确导致不良预后的因素。在这种亚型中经常会发现 BRAF 基因变异。结构的不同之处是高宽比为 5:1,这通常与种植浸润有关。微乳头组织类型具有高达 26% 的复发率。

D. 浆液性 LMP 肿瘤占 LMP 肿瘤的 62%,30% 诊断时为 Ⅰ 期,通常为双侧。10%~20% 有种植浸润。

E. 黏液性 LMP 肿瘤占 LMP 肿瘤的 38%,80%~90% 诊断时为 Ⅰ期,5% 为双侧。黏液性 LMP 肿瘤比浆液性 LMP 肿瘤的潜在恶性程度更高。

F. 种植浸润是决定是否需要行辅助治疗的主要因素。非浸润性种植患者的 7 年 OS 为 96%,浸润性种植患者为 66%。浸润性种植与组织学类型的风险:浆液性交界肿瘤为 6%,如果为微乳头型则增加至 49%。

Ⅲ. 检查

与上皮性卵巢癌相同。

Ⅳ. 分期

与上皮性卵巢癌分期相同。对于希望保留生育功能的患者可考虑保留对侧卵巢和子宫。

Ⅴ. 治疗

A. 主要为手术治疗,指南与恶性卵巢肿瘤相同。完全的手术分期是完全的肿瘤细胞减灭,无肉眼可见病灶。

B. 如有需要,保留生育功能的治疗是可选择的。可以进行囊肿剥除或单侧附件切除加上淋巴结切除、活检和网膜切除术。总复发率为 12%。如果行囊肿剥除,复发率为 23%,单侧附件切除的复发率为 8%。囊肿剥除的中位复发时间为 2.6 年,USO 的中位复发时间为 4.7 年。

C. 如果手术分期是完全的,有数据证明在无微乳头组织学类型的情况下,再分期对人群无获益。一系列研究[56]对 31 例分期和 42 例未分期的早期 LMP 患者进行比较。两组的 OS 相同。淋巴结阳性对 OS 无影响。淋巴结中经常发现输卵管子宫内膜异位。

D. 如果有种植浸润,就要考虑辅助性化疗。治疗一般包括以铂类为基础的药物。LMP 肿瘤对化疗的平均反应率为 25%。如果无种植浸润,化疗反应率为 15%,如果有种植浸润,化疗反应率为 57%,因此交界肿瘤不是完全化疗不敏感[57]。

VI. 复发

A. 对侧卵巢复发率为 16%,可以通过切除卵巢治疗。如及时处理,无死亡发生。

B. 复发疾病的生长是不活跃的。指导治疗是再次的肿瘤细胞减灭术。总复发率为 5%~10%。73% 的复发与低度恶性肿瘤相似。

VII. 生存

不同分期的 10 年生存率为:

Ⅰ 期 99%;Ⅱ 期 98%;Ⅲ 期 96%;Ⅳ 期 77%。

VIII. 随访

与卵巢上皮性肿瘤随访相同。

输卵管癌

I.特点

A. 近期研究证明,卵巢癌的起源较前有变化,有可能是原发性输卵管癌(PFTC)转移形成。PFTC 的发生率为 0.41/100 000 女性[59]。

5%~30%患者双侧受累,1/3 患者在分期手术时已出现淋巴结转移。转移途径为种植转移、淋巴转移和血行转移。

B. Hu 为 PFTC 制定了用于评估的诊断规范[60]。在 1978 年由Sedlis 修改,规范如下:主要肿瘤位于输卵管并源于输卵管内膜,组织学类型提示输卵管黏膜上皮复制并有乳头结构;从输卵管上皮可以看到良性到恶性的转变;卵巢和子宫内膜是正常的或比输卵管的肿瘤少。

C. 常有三联征:盆腔痛、盆腔肿物、阴道排液(外溢性输卵管积水)。11%的患者有上述症状。12%~66%的患者有盆腔肿物。

II. 检查

包括病史采集、查体和实验室检查。肿瘤标记物包括 CA125。18%~60%的患者宫颈涂片异常。影像学检查包括超声、CT 和 MRI。

III. 组织学

90%的肿瘤是浆液性,其他亚型包括子宫内膜样腺癌、过渡型和混合性苗勒管起源肿瘤。

IV. 分期

与卵巢癌分期相同。

V. 治疗

A. 主要治疗方式是手术治疗。

B. 手术包括全子宫双附件切除、淋巴结切除(ⅢC 期前)、大网膜切除、腹膜活检和肿瘤减灭至肉眼无残留状态。

C. 化疗原则与卵巢癌相同,一线治疗为铂类和紫杉醇联合治疗。

D. 不同分期级别的治疗:

I 期 G1:手术

Ⅰ期 G2 或 G3:手术和辅助化疗

Ⅱ期~Ⅳ期:手术和辅助化疗

Ⅵ. 生存

A. 不同分期的 5 年生存率

Ⅰ期:72%

Ⅱ期:38%

Ⅲ期:18%

Ⅳ期:0%

Ⅶ. 生存随访

与上皮性卵巢癌相同。

原发腹膜腺癌

Ⅰ. 区分原发腹膜腺癌和原发卵巢癌很困难。病理原则为:肿瘤位于腹膜而不是卵巢;双侧卵巢外观正常,或卵巢良性增大;肿瘤浸润卵巢深度小于 5mm,宽度小于 5mm;肿瘤为浆液性。

Ⅱ. 原发性腹膜癌可能是遗传性乳腺癌和卵巢癌综合征的一种表现。遗传性癌症预防性卵巢切除术后, 有 2%~4.3% 的风险会发生原发性腹膜癌。

Ⅲ. 检查、分期、治疗及护理与上皮性卵巢癌相同。

生殖细胞肿瘤(GCT)

Ⅰ. 特点

A. 生殖细胞肿瘤理论上起源于未受精的卵细胞, 占卵巢肿瘤的 15%~20%,70% 的患者小于 30 岁。中位诊断年龄是 19 岁,30% 为恶性,60%~75% 诊断时处于Ⅰ期,25%~30% 诊断时处于Ⅲ期。

B. 临床症状包括包块、腹胀、盆腔坠胀及疼痛。疼痛源于占位性压迫、扭转或出血。

C. 副肿瘤综合征很常见：甲状腺组织畸胎瘤可伴有甲状腺功能亢进，产生肾素的畸胎瘤导致高血压，畸胎瘤产生胰岛素导致低血糖，以及畸胎瘤引起自身免疫性溶血性贫血。

Ⅱ. 检查

A. 治疗前检查包括体格检查、胸片、腹盆腔影像学检查（超声、CT或 MRI）、血清肿瘤标记物以及染色体核型分析（矮小或初经期前的女孩）。

B. 不同病理类型血清肿瘤标记物

无性细胞瘤：hCG（5%），LDH

内胚窦瘤：AFP，LDH

未成熟畸胎瘤：AFP，LDH

胚胎瘤：hCG，AFP，LDH

绒毛膜癌：hCG

多胚瘤：hCG，AFP，LDH

混合瘤：hCG，AFP，LDH

Ⅲ. 分期

A. GCT 分期与 FIGO 和 AJCC 卵巢癌分期相同。

B. 未分期的患者有下列 2 种处理方案：①手术探查再分期；②不再分期手术而直接化疗，特别是病理类型提示各期均需辅助化疗者。

Ⅳ. 治疗

A. 如果月经初潮前女孩发现肿物径线超过 2cm，或青春期女性、绝经后女性肿物径线超过 6~8cm，则应进行探查手术。如果肿瘤标记物 AFP 或 hCG 升高，并除外妊娠，也应考虑行手术探查。手术步骤包括:腹腔洗液,如有保留生育功能要求行单侧附件切除+分期活检、大网膜切除、淋巴清扫、肿瘤减灭,无生育要求则行全子宫+双附件切除术以及前述分期手术步骤。

B. 对这些肿瘤,满意的肿瘤细胞减灭很重要。一项纳入 76 例患者的研究发现,满意的肿瘤细胞减灭患者复发率为 28%,而有残存病灶的患者复发率为 68%[62]。另一项使用 PVB 方案化疗的研究中,有残存病灶的患者 DFS 为 34%,而满意的肿瘤减灭患者 DFS 为 65%[63]。

C. 除 IA 期无性细胞瘤及 IA 期 G1 未成熟畸胎瘤外,所有的肿瘤都推荐进行辅助化疗。化疗推荐以铂类为基础,BEP 方案 3~4 周期。如果使用博来霉素,则应该在第 4 周期不用。

D. BEP 方案周期数仍存在争议,1~3 期减瘤满意的肿瘤患者通常推荐 3 个周期。4 期或减瘤不满意的肿瘤患者则推荐 4 个周期。如果肿瘤标记物仍然升高,则化疗应持续至肿瘤标记物转阴后再进行 2 周期。

V. 复发

A. 复发通常因查体、肿瘤标记物升高或影像学发现。90%在 2 年内复发。

B. 生殖细胞瘤如果在 4~6 周之内复发则认为铂类耐药。4 周期后化疗期间肿瘤标记物持续升高或仍未降至阴性的被认为无反应。这种情况应进行补救化疗。

C. 有临床医生建议进行补救性肿瘤减灭术,因为满意的肿瘤减灭术后 5 年生存率为 61%,而未行二次肿瘤减灭的患者 5 年生存率为 14%[64]。

VI. 随访

A. 对于非无性细胞瘤,在最初 2 年应每 3 个月随访 1 次,之后每 6

个月随访 1 次至 5 年。

B. 对于无性细胞瘤，推荐随访 10 年。应对所有患者监测血清 hCG 和 AFP，即使最初它们并未升高，因有 10%~20% 的肿瘤会复发。

VII. 组织学分型及相应治疗

A. 无性细胞瘤：占 GCT 的 40%，95% 发现时处于 I 期。如果肿瘤径线超过 10cm，LDH 升高，细胞分裂指数比例高，伴有坏死则恶性潜能最高。5% 的肿瘤因含有合体滋养层细胞而产生 hCG 和 PLAP。

1. I B 期及以上的肿瘤应辅助治疗，推荐 3~4 周期的 BEP 方案化疗，或可以考虑放疗。

2. 检测染色体核型有重要意义，因为 15% 的患者是 XY 性腺发育不全的两性人。一旦发现如此，应进行预防性双侧性腺切除手术，因为易发生对侧无性细胞瘤。性腺切除术应在青春期前实施，除非女性患者伴有睾丸女性化。这种患者，手术应在青春期后实施。

3. 如果是初次手术后偶然发现的无性细胞瘤，在没有肉眼病灶残存的情况下，可以进行再次分期手术，但多数情况下无需进行。

4. I A 期患者，复发率 20%。如果未进行分期，则应随访检测，发现复发应进行补救治疗。如果复发应考虑进行放疗或化疗。

B. 生殖母细胞瘤：是罕见的良性生殖细胞瘤。但这种肿瘤有 10% 的恶变率。一旦发现，应行性腺切除术。

C. 内胚窦瘤：占 GCT 的 22%。

1. 组织学特点是 Schiller-Duval 小体，这是类似于肾小球的玻璃体。

2. 所有患者都需要术后辅助化疗，因为肿瘤细胞生长快，化疗应在术后 7~10 天内开始。推荐 BEP 方案化疗 3~4 周期，或 POMB-ACE 方案每 3 周 1 次，共 4 周期。未进行化疗的生存率在 2%~10%。这是最致命的 GCT。

D. 胚胎癌：是一种罕见的肿瘤，年轻人好发。这种肿瘤中无滋养层组织。无论任何期别都应进行 BEP 方案辅助化疗。

E. 绒毛膜癌：是一种罕见的肿瘤，尤其是非妊娠型。无论任何期别都建议行 BEP 方案化疗。

F. 多胚瘤：是极为罕见的 GCT，文献中报道不足 40 例。组织学中可见到胚胎小体。无论任何期别都推荐进行 BEP 方案化疗。

G. 混合 GCT：占所有 GCT 的 1%~15%。它们多数由无性细胞瘤和内胚窦瘤成分混合。无论任何期别都建议行 BEP 方案辅助化疗。

H. 成熟囊性畸胎瘤：又称为皮样囊肿，占卵巢畸胎瘤的 95%。全部 3 层生殖细胞都有表达。这种肿瘤非恶性。可以以包块起病，也可以因扭转或破裂而引起腹痛。

　　1. Rokitansky 结节是影像学上的壁密度。

　　2. 治疗方法是囊肿剥除或单侧附件切除。

　　3. 恶变率为 1%~2%。通常为囊壁局灶鳞状细胞癌。术中脂肪成分的漏出会导致腹膜炎。

　　4. 腹膜神经胶质瘤是腹膜种植成熟神经节。这种种植通常在原发肿瘤切除后消退。

I. 未成熟畸胎瘤(IT)：占 GCT 的 20%。未成熟畸胎瘤定义为含有任何未成熟神经组织。肿瘤中的未成熟神经组织看起来像玫瑰刺样或神经管样。

　　1. 根据低倍镜视野下含有不成熟组织的数目决定分级。
　　　G1：任一切片有 1 个低倍视野(LPF 10x)含有神经成分
　　　G2：任一切片上不多于 3 个低倍视野含有神经成分
　　　G3：1 张切片上多于 3 个低倍视野充满神经成分。

　　2. 除 I A 期 G1 的肿瘤外都应进行化疗，推荐化疗方案为 BEP 方案，每 3 周一次，共 4 次。

3. 如化疗结束后影像学提示有肿瘤残存,应进行二次腹腔镜探查。这样可以切除化疗耐药的病灶,也可以发现是否是肿瘤转为成熟畸胎瘤。

Ⅷ. 生殖细胞肿瘤试验

A. GOG 10[62]:76 名恶性生殖细胞肿瘤患者在术后接受 VAC 方案化疗,54 名患者手术减瘤满意,其中 28% 治疗失败,而手术减瘤不满意的患者中,治疗失败率为 68%。因此,对于手术减瘤不满意的患者进行了 PVB 方案化疗试验。

B. GOG 45[63]:对 97 名Ⅱ期至Ⅳ期或复发患者进行 3 至 4 周期PVB方案化疗。除带瘤生存的无性细胞瘤患者外,35 名患者 CR 率为 43%。OS 率为 71%,而 DFS 率为 51%。

C. GOG 78[65]:这项试验研究了 93 例行分期手术减瘤满意的生殖细胞瘤患者。一线化疗方案为 3 周期 BEP 方案。89/93 例患者持续无痛生存。腹腔镜二次探查发现 2 例患者有局灶 IT, 但仍CCR。最终结论,91/93 例术后进行 3 周期 BEP 方案化疗的患者无疾病进展。有 IT 的患者如确认有残存病灶,则进行二次减瘤可能获益。

D. GOG 90[66]:对 20 例减瘤手术不满意的患者使用顺铂、博来霉素及长春碱或依托泊苷,部分进行 VAC 联合化疗(长春新碱、放线菌素及环磷酰胺)。11 例患者在术后带瘤生存,10 例完全反应。14 例进行二次探查手术,全部为阴性探查结果。20 例有 19例疾病无进展,中位随访期达 26 个月。

E. GOG 116[67]:这项研究选取 39 名合适的ⅠB 至Ⅲ期减瘤满意的无性细胞瘤患者。使用卡铂和依托泊苷作为一线化疗方案,这种两联治疗对于需减轻化疗毒副作用的患者来说耐受性很好。反对者认为缺乏博来霉素降低了疗效, 就像睾丸癌一样(药理庇护所),所以这种缺乏博来霉素的两联治疗不应用于卵巢生殖细胞瘤。

F. GOG 一项评估 GCT 二次探查的试验研究了来自 GOG45、78 和 90 试验的共 117 例患者。45 例满意肿瘤减灭术后 BEP 化疗的患者中,38 例二次探查阴性。结论是二次探查是没有必要的。亚组分析发现减瘤不满意的有畸胎瘤成分的 GCT,33%进行二次探查是有意义的。24 例原发肿瘤为畸胎瘤的患者中,16 例有残存病灶,14/16 例患者二次减瘤后可无瘤生存。

IX. 卵巢生殖细胞肿瘤化疗方案

博来霉素最大剂量为 360~400mg/m^2。

BEP

博来霉素:每周 15U/m^2,连用 5 周,第 4 疗程第 1 天给药 1 次。

依托泊苷:每天 100mg/m^2,连用 5 天,每 3 周 1 次。

顺铂:每天 20mg/m^2,连用 5 天,或每天 100mg/m^2,第 1 天,每 3 周 1 次。

VBP

长春碱:0.15mg/kg,第 1 天和第 2 天给药,每 3 周 1 次。

博来霉素:每周 15U/m^2,连用 5 周,第 4 疗程第 1 天给药 1 次。

顺铂:每天 100mg/m^2,第 1 天,每 3 周 1 次。

VAC

长春新碱:1~1.5mg/m^2,第 1 天给药,每 4 周 1 次。

放线菌素 D:0.5mg/d,连用 5 天,每 4 周 1 次。

环磷酰胺:每天 100mg/m^2,每 4 周 1 次。

POMB/ACE

POMB

第 1 天:长春新碱 1mg/m^2 静脉给药;甲氨蝶呤 300mg/m^2 静滴 12h。

第 2 天:博来霉素 15mg 静滴 24h;亚叶酸解毒在甲氨蝶呤注入 24h 后开始,15mg,每 12h4 剂。

第 3 天:博来霉素 15mg 静滴 24h。

第 4 天:顺铂 120mg/m² 静滴 12h,IVF,另静脉补充 3g 镁。

ACE

第 1 至第 5 天:依托泊苷每天 100mg/m²。

第 3,4,5 天:放线菌素 D 0.5mg 静脉输液。

第 5 天:环磷酰胺 500mg/m² 静脉输液。

OMB

第 1 天:长春新碱 1mg/m² 静脉输液;甲氨蝶呤 300mg/m² 静滴
12h。

第 2 天:博来霉素 12mg 静滴 24h;亚叶酸解毒在甲氨蝶呤注入
24h 后开始,15mg,每 12h4 剂。

第 3 天:博来霉素 15mg 静滴 24h。

性索间质肿瘤

I. 特征

性索间质肿瘤占卵巢恶性肿瘤的 5%~8% ,占儿童期肿瘤的 5%。
2%为双侧,85%产生类固醇激素。播散途径有种植转移、淋巴转移
和血液转移。

II. 检查

治疗前检查包括血清激素评估(游离睾酮,雌二醇,17-羟孕酮,血
清皮质醇,DHEAS,DHEA,AFP,LDH,抑制素 A,抑制素 B,和hCG),
影像学包括胸片、B 超、CT 或 MRI。

III. 分期

分期与卵巢上皮肿瘤相同。有证据表明,初次手术淋巴结清扫通常
少有阳性结果[68]。

IV. 治疗

手术步骤包括留取腹腔洗液,如果有生育要求行单侧附件切除,同时行分期活检,网膜切除,淋巴结清扫及病灶减灭。如果行保留生育功能的手术,则应同时行分段诊刮术。如果没有生育要求,则应行全子宫+双附件切除术+标准分期步骤。

V. 组织学

A. 颗粒-间质细胞肿瘤

1. 颗粒细胞瘤:颗粒细胞瘤占卵巢肿瘤的 1%~2%。

a. 这种肿瘤易产生大量雌激素,可以导致绝经后患者再次女性化,及青春期前女孩发生同性性性早熟。患者多伴有阴道出血,高达 50% 的患者有子宫内膜增生, 而 5% 的患者同时伴有子宫内膜癌。

b. 组织学特征是 Call-Exner 小体和咖啡豆核。

c. 多数颗粒细胞瘤是成人型(95%),其余是幼稚型。

d. 早期的幼稚型相对良性,但是晚期则有侵袭性。相关的综合征是 Ollier 病(内生软骨瘤病)和 Maffucci 综合征(血管瘤和肉瘤)。I 期幼稚型肿瘤的 OS 为 97%,而 III/IV 期则为 23%。幼稚型肿瘤无 Call-Exner 小体。

e. 监测血清雌二醇很重要(绝经后妇女 30pg/mL 为异常)。检测 α 和 β 抑制素也很重要。

f. 治疗方案是全面分期手术。

g. I C 期及以上应进行辅助化疗。复发通常延迟 5~20 年。

h. 不良预后因素包括:瘤体>10cm,破裂,多于 2 个分裂象/10 高倍视野,淋巴血管间隙浸润,核异型性。

i. 对于复发和转移疾病,患者可采用 BEP 方案或其他方案,包括 TP 方案,大剂量孕激素,GnRHa 或者放疗。一项研究发现,对于病灶可测量的患者进行放疗,43%的患者可获得完全缓解[69]。

2. 泡膜细胞瘤:泡膜细胞瘤占卵巢肿瘤的 1%,其中 3%为双侧。它是良性的,可以产生雌激素。

3. 纤维瘤-纤维肉瘤: 纤维瘤是最常见的性索间质肿瘤,10%是双侧的,它是良性的,偶尔分泌雌激素。它与 Meigs 综合征相关,表现为附件纤维瘤、腹水和胸膜浸润。

B. 支持 - 间质细胞肿瘤(男性细胞瘤)

这种肿瘤中位诊断年龄为 30 岁,其可以导致男性化。监测血清 AFP 和睾酮很重要。如果肿瘤有异型成分或分化差,则建议辅助化疗。复发通常在 2 年内。

1. 睾丸支持细胞肿瘤:睾丸支持细胞肿瘤也称为 Pick 腺瘤。

a. 65%的患者可产生雌激素,同时产生雄激素。很少发生高醛固酮血症及相关高钾血症和高血压。

b. 组织学特征是 Pick 小体。

c. 恶性常伴有出血、坏死、分裂细胞数高,或分化差。

2. 睾丸间质细胞肿瘤:睾丸间质细胞肿瘤的患者 80%产生雄激素,10%产生雌激素,2.5%为恶性。通常在 50 岁之后发病,常伴有甲状腺疾病。

3. 支持-间质细胞肿瘤:支持-间质细胞肿瘤可导致 1/2~2/3患者男性化。多数肿瘤分泌雄激素并导致月经紊乱。

a. 组织学特征是 Reinke 晶体。

b. 97%发现时处于 I 期,不到 20%是恶性的。

c. 对于恶性肿瘤:10%是 G2,60%是 G3。恶性肿瘤更易坏死,体积大,易出血。

d. 恶性肿瘤推荐 BEP 方案辅助化疗。

C. 两性母细胞瘤

两性母细胞瘤可以产生雄激素和雌激素。这种肿瘤可同时含有颗粒细胞和支持-间质细胞瘤的成分

D. 有环形小管的性索肿瘤

1. 有环形小管的性索肿瘤可以产生雌激素,2/3 为双侧。

   a. 与 Peutz-Jeghers(PJ)综合征相关的带有环形小管的性索肿瘤是良性的。PJ 综合征患者有 15%的风险患宫颈腺癌,所以满足生育要求后应考虑全子宫切除。

   b. 如果患者不伴有 PJ 综合征,则这种肿瘤为恶性。非 PJ 综合征的患者应行手术治疗, 通常是单侧附件切除+淋巴结清扫和分期。如有生育要求则应行分段诊刮、宫颈管搔刮和阴道镜,如无生育要求则应行开腹全子宫+双附件切除术。

E. 未分类

1. 脂质细胞瘤: 脂质细胞瘤可引起男性化, 也可引发 Cushing 综合征。它可以产生雌激素、孕激素以及雄激素。

   a. 20%的脂质细胞瘤是恶性的。恶性的特征有:细胞异型性,坏死,分裂细胞计数高以及体积大于 8cm。

   b. 针对恶性脂质细胞瘤推荐 BEP 方案辅助化疗。

2. 无另外说明的性索肿瘤:无另外说明的性索肿瘤可以分泌激素,高达 17%的患者患有 Cushing 病。

   a. 该肿瘤 43%为恶性。恶性肿瘤伴有纤维泡膜细胞和(或)颗粒细胞样增殖,部分区域管状分化。

   b. 恶性推荐 BEP 方案辅助化疗。

VI. 5 年生存率

A. 无性细胞瘤

Ⅰ 期:90%~95%

所有分期:60%~90%

B. 内胚窦瘤

Ⅰ 期和 Ⅱ 期:90%

Ⅲ 期和 Ⅳ 期:50%

C. 未成熟畸胎瘤

　　Ⅰ期：90%~95%

　　所有分期：70%~80%

　　G1：82%

　　G2：62%

　　G3：30%

D. 胚胎癌

　　所有分期：39%

E. 绒毛膜癌：差

F. 多胚瘤：差

G. 混合性：取决于肿瘤位置

H. 颗粒细胞

　　Ⅰ和Ⅱ期：85%~95%

　　Ⅲ和Ⅳ期：55%~60%

I. 支持–间质细胞

　　G3：低生存率

VII. 性索间质肿瘤相关研究

A. GOG 115[70]：这项试验研究了 57 例手术未完全切除的 Ⅱ 至 Ⅳ 期卵巢间质恶性肿瘤患者。一线治疗采用 BEP 方案，20U/m^2 静脉滴注，每 3 周 1 次，共 4 周期。研究终点为开腹二次探查阴性：37% 为阴性结果。有肉眼可见病灶的患者进展率和死亡率最高。BEP 方案对于间质肿瘤是有效的。

（张楠　译　高敏　校）

参考文献

1. Duska LR, Garrett L, Henretta M, et al. When "never-events" occur despite adherence to clinical guidelines: the case of venous thromboembolism in clear cell cancer of the ovary compared with other epithelial histologic subtypes. *Gynecol Oncol.* 2010;116(3):374–377.
2. Schmeler KM, Tao X, Frumovitz M, et al. Prevalence of LN metastasis in primary mucinous carcinoma of the ovary. *Obstet Gynecol.* 2010;116(2, pt. 1):269–273.
3. Powless CA, Aletti GD, Bakkum-Gamez JN, et al. Risk factors for LN metastasis in apparent early-stage epithelial ovarian cancer: implications for surgical staging. *Gynecol Oncol.* 2011;122(3):536–540.
4. Bristow RE, Montz FJ, Lagasse LD, et al. Survival impact of surgical cytoreduction in stage IV epithelial ovarian cancer. *Gynecol Oncol.* 1999;72(3):278–287.
5. Panici PB, Maggioni A, Hacker N, et al. Systematic aortic and pelvic lymphadenectomy versus resection of bulky nodes only in optimally debulked advanced ovarian cancer: a randomized clinical trial. *J Natl Cancer Inst.* 2005;97(8):560–566.
6. Garcia-Soto AE, Boren T, Wingo SN, et al. Is comprehensive surgical staging needed for thorough evaluation of early-stage ovarian carcinoma? *Am J Obstet Gynecol.* 2012;206(3):242.e1–242.e5.
7. Vergote I, De Brabanter J, Fyles A, et al. Prognostic importance of degree of differentiation and cyst rupture in stage I invasive epithelial ovarian carcinoma. *Lancet.* 2001;357(9251):176–182.
8. Van Le L. Stage IC ovarian cancer: the clinical significance of intraoperative rupture. *Obstet Gynecol.* 2009;113(1):4–5.
9. Greer BE, Bundy BN, Ozols RF, et al. Implications of second-look laparotomy in the context of optimally resected stage III ovarian cancer: a non-randomized comparison using an explanatory analysis: a Gynecologic Oncology Group study. *Gynecol Oncol.* 2005;99(1):71–79.
10. Chi DS, McCaughty K, Diaz JP, et al. Guidelines and selection criteria for secondary cytoreductive surgery in patients with recurrent, platinum-sensitive epithelial ovarian carcinoma. *Cancer.* 2006;106(9):1933–1939.
11. Baldwin LA, Huang B, Miller RW, et al. Ten-year relative survival for epithelial ovarian cancer. *Obstet Gynecol.* 2012;120(3):612–618.
12. Rustin GJ, van der Burg ME, Griffin CL, et al. Early versus delayed treatment of relapsed ovarian cancer (MRC OV05/EORTC 55955): a randomised trial. MRC OV05; EORTC 55955 investigators. *Lancet.* 2010;376(9747):1155–1163.

13. Colombo N, Guthrie D, Chiari S, et al. International Collaborative Ovarian Neoplasm trial 1: a randomized trial of adjuvant chemotherapy in women with early-stage ovarian cancer. *J Natl Cancer Inst.* 2003;95(2):125–132.
14. Trimbos JB, Vergote I, Bolis G, et al. Impact of adjuvant chemotherapy and surgical staging in early-stage ovarian carcinoma: European Organisation for Research and Treatment of Cancer-Adjuvant ChemoTherapy in Ovarian Neoplasm trial. *J Natl Cancer Inst.* 2003;95(2):113–125.
15. Baptist Trimbos, Petra Timmers, Sergio Pecorelli, Corneel Coens, Koen Ven, Maria van der Burg, and Antonio Casado. Surgical Staging and Treatment of Early Ovarian Cancer: Long-term Analysis From a Randomized Trial PMCID: PMC2911043 doi: 10.1093/jnci/djq149 *J Natl Cancer Inst.* 2010 July 7; 102(13): 982–987.
16. ICON2: randomised trial of single-agent carboplatin against three-drug combination of CAP (cyclophosphamide, doxorubicin, and cisplatin) in women with ovarian cancer. ICON Collaborators. International Collaborative Ovarian Neoplasm Study. *Lancet.* 1998;352(9140): 1571–1576.
17. Parmar MK, Ledermann JA, Colombo N, et al. Paclitaxel plus platinum-based chemotherapy versus conventional platinum-based chemotherapy in women with relapsed ovarian cancer: the ICON4/AGO-OVAR-2.2 trial. *Lancet.* 2003;361(9375):2099–2106.
18. Bookman MA, Brady MF, McGuire WP, et al. Evaluation of new platinum-based treatment regimens in advanced-stage ovarian cancer: a phase III trial of the Gynecologic Cancer InterGroup (GCIG). *J Clin Oncol.* 2009;27:1419–1425.
19. Perren TJ, Swart AM, Pfisterer J, et al. A phase 3 trial of bevacizumab in ovarian cancer. *N Engl J Med.* 2011;365(26):2484–2496. Erratum in: *N Engl J Med.* 2012;366(3):284.
20. Hreshchyshyn MM, Park RC, Blessing JA, et al. The role of adjuvant therapy in stage I ovarian cancer. *Am J Obstet Gynecol.* 1980;138(2): 139–145.
21. McGuire WP, Hoskins WJ, Brady MF, et al. Cyclophosphamide and cisplatin compared with paclitaxel and cisplatin in patients with stage III and stage IV ovarian cancer. *N Engl J Med.* 1996;334(1):1–6.
22. Piccart MJ, Bertelsen K, James K, et al. Randomized intergroup trial of cisplatin-paclitaxel versus cisplatin-cyclophosphamide in women with advanced epithelial ovarian cancer: three-year results. *J Natl Cancer Inst.* 2000;92(9):699–708.
23. Muggia FM, Braly PS, Brady MF, et al. Phase III randomized study of cisplatin versus paclitaxel versus cisplatin and paclitaxel in patients with suboptimal stage III or IV ovarian cancer: a Gynecologic Oncology Group study. *J Clin Oncol.* 2000;18(1):106–115.

24. Bell J, Brady MF, Young RC, et al. Randomized phase III trial of three versus six cycles of adjuvant carboplatin and paclitaxel in early stage epithelial ovarian carcinoma: a Gynecologic Oncology Group study. *Gynecol Oncol.* 2006;102(3):432–439.
25. Ozols RF, Bundy BN, Greer BE, et al. Phase III trial of carboplatin and paclitaxel compared with cisplatin and paclitaxel in patients with optimally resected stage III ovarian cancer: a Gynecologic Oncology Group study. *J Clin Oncol.* 2003;21(17):3194–3200.
26. Burger RA, Brady MF, Bookman MA, et al. Incorporation of bevacizumab in the primary treatment of ovarian cancer. *N Engl J Med.* 2011;365(26):2473–2483.
27. Vasey PA, Jayson GC, Gordon A, et al. Phase III randomized trial of docetaxel-carboplatin versus paclitaxel-carboplatin as first-line chemotherapy for ovarian carcinoma. *J Natl Cancer Inst.* 2004;96(22): 1682–1691.
28. McGuire WP, Hoskins WJ, Brady MF, et al. Assessment of dose-intensive therapy in suboptimally debulked ovarian cancer: a Gynecologic Oncology Group study. *J Clin Oncol.* 1995;13(7):1589–1599.
29. Fruscio R, Garbi A, Parma G, et al. Randomized phase III clinical trial evaluating weekly cisplatin for advanced epithelial ovarian cancer. *J Natl Cancer Inst.* 2011;103(4):347–351.
30. Kaye SB, Paul J, Cassidy J, et al. Mature results of a randomized trial of two doses of cisplatin for the treatment of ovarian cancer. Scottish Gynecology Cancer Trials Group. *J Clin Oncol.* 1996;14(7):2113–2119.
31. Jakobsen A, Bertelsen K, Andersen JE, et al. Dose-effect study of carboplatin in ovarian cancer: a Danish Ovarian Cancer Group study. *J Clin Oncol.* 1997;15(1):193–198.
32. Gore M, Mainwaring P, A'Hern R, et al. Randomized trial of dose-intensity with single-agent carboplatin in patients with epithelial ovarian cancer. London Gynaecological Oncology Group. *J Clin Oncol.* 1998;16(7):2426–2434.
33. Omura GA, Brady MF, Look KY, et al. Phase III trial of paclitaxel at two dose levels, the higher dose accompanied by filgrastim at two dose levels in platinum-pretreated epithelial ovarian cancer: an intergroup study. *J Clin Oncol.* 2003;21(15):2843–2848.
34. Eisenhauer EA, ten Bokkel Huinink WW, Swenerton KD, et al. European-Canadian randomized trial of paclitaxel in relapsed ovarian cancer: high-dose versus low-dose and long versus short infusion. *J Clin Oncol.* 1994;12(12):2654–2666.
35. Katsumata N, Yasuda M, Takahashi F, et al. Dose-dense paclitaxel once a week in combination with carboplatin every 3 weeks for advanced ovarian cancer: a phase 3, open-label, randomised controlled trial. *Lancet.* 2009;374(9698):1331–1338.

36. Thigpen JT, Blessing JA, Ball H, et al. Phase II trial of paclitaxel in patients with progressive ovarian carcinoma after platinum-based chemotherapy: a Gynecologic Oncology Group study. *J Clin Oncol.* 1994;12(9):1748–1753.

37. Alberts DS, Liu PY, Hannigan EV, et al. Intraperitoneal cisplatin plus intravenous cyclophosphamide versus intravenous cisplatin plus intravenous cyclophosphamide for stage III ovarian cancer. *N Engl J Med.* 1996;335(26):1950–1955.

38. Markman M, Bundy BN, Alberts DS, et al. Phase III trial of standard-dose intravenous cisplatin plus paclitaxel versus moderately high-dose carboplatin followed by intravenous paclitaxel and intraperitoneal cisplatin in small-volume stage III ovarian carcinoma: an intergroup study of the Gynecologic Oncology Group, Southwestern Oncology Group, and Eastern Cooperative Oncology Group. *J Clin Oncol.* 2001;19(4):1001–1007.

39. Armstrong DK, Bundy B, Wenzel L, et al. Intraperitoneal cisplatin and paclitaxel in ovarian cancer. *N Engl J Med.* 2006;354(1):34–43.

40. Walker JL, Armstrong DK, Huang HQ, et al. Intraperitoneal catheter outcomes in a phase III trial of intravenous versus intraperitoneal chemotherapy in optimal stage III ovarian and primary peritoneal cancer: a Gynecologic Oncology Group study. *Gynecol Oncol.* 2006;100(1):27–32.

41. Markman M, Liu PY, Wilczynski S, et al. Phase III randomized trial of 12 versus 3 months of maintenance paclitaxel in patients with advanced ovarian cancer after complete response to platinum and paclitaxel-based chemotherapy: a Southwest Oncology Group and Gynecologic Oncology Group trial. *J Clin Oncol.* 2003;21(13):2460–2465.

42. Markman M, Liu PY, Moon J, et al. Impact on survival of 12 versus 3 monthly cycles of paclitaxel (175 mg/m^2) administered to patients with advanced ovarian cancer who attained a complete response to primary platinum-paclitaxel: follow-up of a Southwest Oncology Group and Gynecologic Oncology Group phase 3 trial. *Gynecol Oncol.* 2009;114(2):195–198.

43. McMeekin DS, Tillmanns T, Chaudry T, et al. Timing isn't everything: an analysis of when to start salvage chemotherapy in ovarian cancer. *Gynecol Oncol.* 2004;95(1):157–164.

44. Mannel RS, Brady MF, Kohn EC, et al. A randomized phase III trial of IV carboplatin and paclitaxel × 3 courses followed by observation versus weekly maintenance low-dose paclitaxel in patients with early-stage ovarian carcinoma: a Gynecologic Oncology Group study. *Gynecol Oncol.* 2011;122(1):89–94.

45. Pfisterer J, Plante M, Vergote I, et al. Gemcitabine plus carboplatin compared with carboplatin in patients with platinum-sensitive recurrent ovarian cancer: an intergroup trial of the AGO-OVAR, the NCIC CTG,

and the EORTC GCG. *J Clin Oncol*. 2006;24(29):4699–4707.

46. Gordon AN, Tonda M, Sun S, et al. Long-term survival advantage for women treated with pegylated liposomal doxorubicin compared with topotecan in a phase 3 randomized study of recurrent and refractory epithelial ovarian cancer. *Gynecol Oncol*. 2004;95(1):1–8.

47. Aghajanian C, Blank SV, Goff BA, et al. OCEANS: a randomized, double-blind, placebo-controlled phase III trial of chemotherapy with or without bevacizumab in patients with platinum-sensitive recurrent epithelial ovarian, primary peritoneal, or fallopian tube cancer. *J Clin Oncol*. 2012;30(17):2039–2045.

48. Pujade-Lauraine E, Wagner U, Aavall-Lundqvist E, et al. Pegylated liposomal doxorubicin and carboplatin compared with paclitaxel and carboplatin for patients with platinum-sensitive ovarian cancer in late relapse. *J Clin Oncol*. 2010;28(20):3323–3329.

49. Harter P, du Bois A, Hahmann M, et al. Surgery in recurrent ovarian cancer: the Arbeitsgemeinschaft Gynaekologische Onkologie (AGO) DESKTOP OVAR trial. *Ann Surg Oncol*. 2006;13(12):1702–1710.

50. Harter P, Sehouli J, Reuss A, et al. Prospective validation study of a predictive score for operability of recurrent ovarian cancer: the Multicenter Intergroup Study DESKTOP II. A project of the AGO Kommission OVAR, AGO Study Group, NOGGO, AGO-Austria, and MITO. *Int J Gynecl Cancer*. 2011;21(2):289–295.

51. van der Burg ME, van Lent M, Buyse M, et al. The effect of debulking surgery after induction chemotherapy on the prognosis in advanced epithelial ovarian cancer. Gynecological Cancer Cooperative Group of the European Organization for Research and Treatment of Cancer. *N Engl J Med*. 1995;332(10):629–634.

52. Rose PG, Nerenstone S, Brady MF, et al. Secondary surgical cytoreduction for advanced ovarian carcinoma. *N Engl J Med*. 2004;351(24):2489–2497.

53. Vergote I, Tropé CG, Amant F, et al. Neoadjuvant chemotherapy or primary surgery in stage IIIC or IV ovarian cancer. *N Engl J Med*. 2010;363(10):943–953.

54. Bristow RE, Tomacruz RS, Armstrong DK, et al. Survival effect of maximal cytoreductive surgery for advanced ovarian carcinoma during the platinum era: a meta-analysis. *J Clin Oncol*. 2002;20(5):1248–1259.

55. Hamilton CA, Miller A, Miller C, et al. The impact of disease distribution on survival in patients with stage III epithelial ovarian cancer cytoreduced to microscopic residual: a Gynecologic Oncology Group study. *Gynecol Oncol*. 2011;122(3):521–526.

56. Winter WE III, Kucera PR, Rodgers W, et al. Surgical staging in patients with ovarian tumors of low malignant potential. *Obstet Gynecol*. 2002;100:671–676.

57. Gershenson DM, Silva EG, Tortolero-Luna G, et al. Serous borderline tumors of the ovary with noninvasive peritoneal implants. *Cancer.* 1998;83(10):2157–2163.
58. Crispens MA, Bodurka D, Deavers M, et al. Response and survival in patients with progressive or recurrent serous ovarian tumors of low malignant potential. *Obstet Gynecol.* 2002;99(1):3–10.
59. Stewart SL, Wike JM, Foster SL, et al. The incidence of primary fallopian tube cancer in the United States. *Gynecol Oncol.* 2007;107(3):392–397.
60. Hu CY, Taymour ML, Hertig AT. Primary carcinoma of the fallopian tube. *Am J Obstet Gynaecol* 1950; 59:58–67.
61. Sedlis A. Carcinoma of the fallopian tube. *Surg Clin North Am* 1978; 58:121–129.
62. Slayton RE, Park RC, Silverberg SG, et al. Vincristine, dactinomycin, and cyclophosphamide in the treatment of malignant germ cell tumors of the ovary. A Gynecologic Oncology Group study (a final report). *Cancer.* 1985;56(2):243–248.
63. Williams SD, Blessing JA, Moore DH. Cisplatin, vinblastine, and bleomycin in advanced and recurrent ovarian germ-cell tumors: a trial of the Gynecologic Oncology Group. *Ann Intern Med.* 1989;111(1):22–27.
64. Li J, Yang W, Wu X. Prognostic factors and role of salvage surgery in chemorefractory ovarian germ cell malignancies: a study in Chinese patients. *Gynecol Oncol.* 2007;105(3):769–775.
65. Williams S, Blessing JA, Liao SY, et al. Adjuvant therapy of ovarian germ cell tumors with cisplatin, etoposide, and bleomycin: a trial of the Gynecologic Oncology Group. *J Clin Oncol.* 1994;12(4):701–706.
66. Williams SD, Blessing JA, Hatch KD, et al. Chemotherapy of advanced dysgerminoma: trials of the Gynecologic Oncology Group. *J Clin Oncol.* 1991;9(11):1950–1955.
67. Williams SD, Kauderer J, Burnett AF, et al. Adjuvant therapy of completely resected dysgerminoma with carboplatin and etoposide: a trial of the Gynecologic Oncology Group. *Gynecol Oncol.* 2004;95(3):496–499.
68. Brown J, Sood AK, Deavers MT, et al. Patterns of metastasis in sex cord-stromal tumors of the ovary: can routine staging lymphadenectomy be omitted? *Gynecol Oncol.* 2009;113(1):86–90.
69. Wolf JK, Mullen J, Eifel PJ, Burke TW, Levenback C, Gershenson DM. Radiation treatment of advanced or recurrent granulosa cell tumor of the ovary. *Gynecol Oncol* 1999;73(1):35–41.
70. Homesley HD, Bundy BN, Hurteau JA, et al. Bleomycin, etoposide, and cisplatin combination therapy of ovarian granulosa cell tumors and other stromal malignancies: a Gynecologic Oncology Group study. *Gynecol Oncol.* 1999;72(2):131–137.
71. Kleppe M, Wang T, Van Gorp T, Slangen BF, Kruse AJ, Kruitwagen RF. Lymph node metastasis in stages I and II ovarian cancer: a review. *Gynecol Oncol.* 2011;123(3):610–614. doi: 10.1016/j.ygyno.2011.09.013. Epub 2011 Oct 6.

第4节 子宫体癌

I. 特征

A. 在美国，子宫内膜癌是最常见的妇科恶性肿瘤，2013年的新发病例数为49 560例，死亡8190例。目前，子宫内膜样腺癌是最常见的女性生殖道恶性肿瘤，位于女性恶性肿瘤的第4位。

B. 子宫内膜癌的危险因素包括肥胖、糖尿病和高血压。其他危险因素包括长期的雌激素暴露史、未产、初潮早、绝经晚、无拮抗的雌激素治疗等。

C. 大多数患者表现为异常子宫出血。绝经后子宫出血的患者中，有10%诊断为子宫内膜癌。

D. 其他的症状和体征包括月经过多、经间期出血、腹痛、子宫积脓、子宫积血和异常宫颈抹片等。

E. 已知子宫内膜增生或增生伴有细胞不典型性，均有不同概率进展为子宫内膜癌[1]。

子宫内膜增生类型	总例数	所占比例(%)	进展比例(%)	平均随访时间
单纯性增生	93	19	1	15.2
复杂性增生	29	17	3	13.5
单纯性不典型增生	23	23	8	11.4
复杂性不典型增生	45	14	29	11.4

1. 依据一项合作性研究结果，复杂性非典型增生同时合并子宫内膜癌的概率为43%。在这部分内膜癌患者中，31%存在肌层浸润，10%的患者肌层浸润深度超过50%[2]。

II. 预后因素

分期是最重要的预后因素。其他因素还包括:肌层浸润深度,脉管癌栓,病理分级,组织学类型,肿瘤大小,患者年龄,激素受体状态等。

III. 治疗前检查

A. 对于有异常出血的患者首先要询问病史和进行体格检查。确诊需要行子宫内膜活检,包括颈管搔刮或分段诊刮术。也可行盆腔超声和宫颈刮片检查,但是仅有这两项检查对于持续的异常阴道出血不足以确诊。

B. 绝经后子宫内膜厚度达到或超过 5mm 需要进行活检以排除内膜病变。就病理确诊结果比较,子宫内膜活检与分段诊刮的准确率基本一致,为 91%~99%[2]。

C. 出现以下症状者需要通过活检排除恶性肿瘤:绝经后出血,宫腔积脓,绝经后女性宫颈抹片有子宫内膜细胞(尤其是不典型细胞),绝经前女性有经间期出血或体重逐渐增加,绝经前女性出现异常子宫出血,尤其是伴有不排卵病史者。

D. 35 岁以上女性如果出现异常阴道流血,需行子宫内膜活检。25% 的肿瘤患者发生于绝经前,5% 的肿瘤患者发生于 40 岁前。

E. 宫体癌的治疗前检查包括胸片、腹盆影像学检查,如盆腔超声、CT 或 MRI。实验室检查包括 CBC、CMP 和 CA-125(可以预测有无淋巴结转移)。

IV. 组织学

A. 流行病学和临床研究显示,子宫内膜癌依据组织学表现和形态分为两种类型:

1. I 型内膜癌是最常见的类型。主要危险因素为雌激素水平过高。对激素治疗敏感,5 年生存率达 83%。如果治疗得当,预后较好。

 a. 子宫内膜样腺癌是最常见的Ⅰ型内膜癌,占 75% 左右。

 b. 腺鳞癌占 18%~25%,组织学行为近似于子宫内膜样腺癌。

 c. 绒毛管状腺癌约占 6%,这种类型的特征为可见到细长的纤维管状核。通常为高分化,比子宫内膜样腺癌分化更好。

 d. 分泌性癌占子宫内膜癌的 2%,腺体分化好,胞浆内可见含糖原的空泡,近似于分泌期的子宫内膜。通常为高分化。

 e. 黏液性腺癌占 5% 左右。黏蛋白为细胞内的主要成分,癌细胞为柱状或假复层细胞。需要排除结肠癌、卵巢黏液腺癌和原发宫颈腺癌转移。预后与子宫内膜样腺癌相同。

 f. 鳞状细胞癌与宫颈狭窄、宫腔积脓、慢性炎症有关。确诊需首先排除原发于宫颈的鳞癌。预后较差。

2. Ⅱ型内膜癌是分化较差的肿瘤,组织学代表为浆液性癌和透明细胞癌。其生物学行为更具有侵袭性,各期综合统计 5 年生存率为 53%。Ⅱ型内膜癌占子宫内膜癌的 15% 左右,但却占到所有复发患者的 50%。通常被归类为高危、低分化,对激素治疗不敏感。

 a. 子宫内膜浆液性癌占子宫内膜癌的 10%~15%。如果浆液性成分占 10% 或以下,称为混合性癌。这种类型近似于卵巢的浆液性癌,发现时通常为晚期。浸润深度通常不能预测有无淋巴结转移,60% 的浆液性癌存在宫外转移。仅靠源于宫腔内赘生息肉样组织而确诊的浆液性癌,在未见子宫其他部位病变时已有 38% 的患者出现宫外转移。通常在子宫肌层轻微受侵的情况下已经出现腹腔内的播散。如行全面的分期手术,可以发现有 70% 的患者为晚期。临床诊断为Ⅰ期的患者中有 25% 存在大网膜转移[3],25% 存在上腹部病灶[4]。镜下可见纤维乳头状分叶结构,脉管癌栓很常见,砂粒体也常见,属于低分化。

b. 透明细胞癌占子宫内膜癌的 5%，也是一种侵袭性较强的肿瘤。因细胞中含大量糖原，在进行组织学处理时，胞浆呈透明状，细胞核呈鞋钉状。

3. 混合性苗勒管肿瘤（MMMT）（癌肉瘤）目前认为是一种化生性（癌瘤性变的）上皮性癌。好发于 65~75 岁老年女性。其他特征包括肥胖、未育和糖尿病。50% 的患者在进行妇科检查时发现。病理上表现为上皮性成分和肉瘤成分的混合。上皮性成分最常见为子宫内膜样来源，但也可以是浆液性或透明细胞来源。肉瘤性/非上皮源性的成分通常为子宫内膜间质肉瘤，但也可以是子宫平滑肌肉瘤、横纹肌肉瘤或软骨肉瘤。异源成分的存在或缺失并不能预测预后。有研究显示，在许多 MMMT 患者的上皮性成分和肉瘤样成分中发现相似的等位基因缺失，表明该肿瘤存在表型差异和异常克隆。

V. 分期

A. 目前采用手术分期。1989 年将临床分期改为手术分期，于 2009 年重新进行了修订。

1. FIGO

a. 手术分期

Ⅰ 期：肿瘤限于子宫

- Ⅰ A 期：肿瘤限于子宫内膜或小于 1/2 肌层

- Ⅰ B 期：肿瘤超过 1/2 肌层

Ⅱ 期：扩散至宫颈但未超出子宫

- 宫颈间质受累

Ⅲ 期：扩散至子宫外但肿瘤限于真骨盆

- Ⅲ A 期：肿瘤侵犯子宫浆膜或附件

- Ⅲ B 期：阴道转移，宫旁转移，盆腔播散

- ⅢC 期:淋巴结转移

    盆腔淋巴结转移

    腹主动脉旁淋巴结转移

    Ⅳ期:转移至邻近盆腔器官或远处转移

- ⅣA 期:侵犯直肠或膀胱黏膜
- ⅣB 期:远处转移,包括腹腔内转移(网膜或腹膜)和(或)腹股沟淋巴结转移

b. 对于无法手术的患者可采用临床分期。

　　Ⅰ期:

- ⅠA 期:宫腔深度小于 8cm
- ⅠB 期:宫腔深度大于 8cm

Ⅱ期:肿瘤累及宫体和宫颈,但未超出子宫

Ⅲ期:肿瘤扩散至宫外但未超出真骨盆

Ⅳ期:肿瘤扩散至真骨盆外或侵犯膀胱或直肠黏膜

- ⅣA:播散至膀胱或直肠
- ⅣB:播散至远处器官

2. AJCC 子宫内膜癌分期

a. 肿瘤

　　TX:无法评估

　　T0:无肿瘤证据

　　Tis:原位癌

　　T1:肿瘤局限于子宫体

- T1A:肿瘤局限于子宫内膜或侵犯肌层小于 1/2
- T1B:肿瘤侵犯肌层超过 1/2

　　T2:肿瘤侵犯宫颈但未超出子宫

　　T3:肿瘤局部和(或)区域播散

- T3A:肿瘤侵犯子宫浆膜和(或)附件
- T3B:阴道受累(直接扩散或转移),宫旁受累,盆腔腹膜受累

　　T4A：肿瘤侵犯膀胱或肠道黏膜

b. 淋巴结

　　NX：无法评估

　　N0：无淋巴结转移证据

　　N1（ⅢC）：盆腔和（或）腹主动脉旁淋巴结转移的证据

　　• a.盆腔淋巴结转移

　　• b.腹主动脉旁淋巴结转移

c. 转移

　　MX：无法评估

　　M0：无远处转移的证据

　　M1：（ⅣB）远处转移

d. TNM 分期系统

　　0 期：TisN0M0

　　1 期：T1N0M0

　　•1A：T1aN0M0

　　•1B：T1bN0M0

　　•1C：T1cN0M0

　　2 期：T2N0M0

　　•2A：T2aN0M0

　　•2B：T2bN0M0

　　3 期：T3N0M0

　　•3A：T3aN0M0

　　•3B：T3bN0M0

　　•3C1：任何 TN1M0

　　•3C2：任何 TN2M0

　　4 期：

　　•4A：T4 任何 NM0

　　•4B：任何 T 任何 NM1

VI. 组织学分级

依据肿瘤的组织学分化程度分为 3 级：1 级为高分化，肿瘤实性成分<5%；2 级为中分化，肿瘤实性成分为 6%~50%；3 级为低分化，肿瘤实性成分>50%。如果核异型性的程度超过其组织学分级所描述的程度，分级将要增加 1 级。

VII. 治疗

A. 以手术治疗为主，包括盆腔冲洗液，全子宫切除，双附件切除，淋巴结切除，大网膜切除（浆乳癌或透明细胞癌），腹膜活检（浆乳癌或透明细胞癌），宫外转移病灶的整块切除。

B. 淋巴结切除

1. 盆腔淋巴结切除的界限：髂总血管远端 1/2，髂外血管表面，输尿管外侧，旋髂静脉远端和闭孔神经下方。腹主动脉旁淋巴结切除界限：腹主动脉表面及侧面的脂肪组织，超过肠系膜下动脉水平，髂总血管中段。对于较高的腹主动脉淋巴结切除，向上可至肾血管水平，切除其前侧面淋巴结。

2. 对于淋巴结切除的范围及所带来的益处存在较多争议。淋巴结切除并未明显增加手术时间。一些医生依据肿瘤有无高危因素决定是否行淋巴结切除，而另外一些医生建议对所有的内膜癌患者均行全面的淋巴结切除。也有一部分人提出淋巴结切除虽无治疗意义，但能明确分期，可指导后续辅助治疗。

3. 对于采用选择性淋巴结切除者，经常使用 Mayo 标准来确定患者是否存在淋巴结转移的危险因素。Mayo 标准如下：高或中分化，肿瘤大小≤2cm，肌层浸润≤50%。如果满足以上所有条件，患者只有小于 5% 的风险会出现淋巴结转移[5]，但术中需要进行冰冻病理。冰冻病理的准确性随组织学分级的增加而下降：高分化准确率为 87%，中分化为 65%，低分化为

31%[6]。Doering 等人将肉眼观察与冰冻病理结合,准确率为 91%[7]。Franchi 等研究显示准确率为 85%,敏感性为 72%[8]。

4. 经过系统的淋巴结切除的患者可获得如下益处:由于微小转移灶切除所带来的治疗获益,手术分期后有 22%的宫外病灶被发现,经病理分期后 20%的患者分期升高。数据显示,淋巴结切除可带来生存获益[9,10]。对于行淋巴结切除的患者且切除淋巴结数目超过 11 个,生存率可由 72%提高至 88%[11]。SEER 数据库中,Chan 等进行的研究显示淋巴结切除个数超过 20,总生存率更高[12]。低危患者中,淋巴结切除个数与生存期之间无相关性。PORTEC 1 试验显示,临床分期为 I CG3(未行手术分期)的患者,采用盆腔外放疗,5 年生存率仅为 58%,主要表现为远处转移[13]。相反,经过手术分期为ⅢC 期的患者,术后辅助治疗,5 年生存率为 57%~72%[14,15]。

5. 因某些情况未行淋巴结切除,如全子宫切除术后偶然发现的子宫内膜癌,此时术后病理需进行回顾分析,依据有无高危因素将患者分层。如果出现手术并发症的风险高或患者无法耐受手术时,不要进行全面分期手术。身体状态也是影响进行分期手术的因素:在 Lap-2 的数据中,有 50%的患者 BMI大于 40,无法行腹主动脉旁淋巴结切除[16]。还有 2 项随机对照研究支持不进行淋巴结切除。

a. CONSORT Bendetti Panici 的研究评估了 514 例临床 I 期的子宫内膜癌患者,随机接受系统淋巴结切除和不行淋巴结切除。研究发现,在系统性淋巴结切除组,早期和晚期的术后并发症均较高。淋巴结切除后分期升高的患者增多(13.3%比 3.2%)。然而,5 年无瘤生存率和总生存率相近(淋巴结切除组 5 年无瘤生存率和总生存率分别为 81%和 86%,未行淋巴结切除组为 82%和 90%)[17]。

b. ASTEC Bendetti Panici 的研究[18,19]评估了 1408 例临床分期为

Ⅰ期的子宫内膜癌患者,随机分为两组:标准手术组(全子宫双附件切除、腹腔洗液、腹主动脉旁淋巴结探查)或标准手术加淋巴结切除组。研究主要观察指标为总生存率。行全面手术分期的患者死亡风险较高,为 1.16(P=0.3,CI 0.87~1.54)。5年总生存率的绝对差异为 1%。

C. 基于手术/病理分析,一些术前考虑为局限于子宫的患者,有22%发现存在宫外转移病灶,9%~13%有淋巴结转移,2%的患者有孤立的腹主动脉旁淋巴结转移。腹主动脉旁淋巴结转移概率大约为盆腔淋巴结转移的一半。对于确定有腹主动脉淋巴结转移的患者,48 例患者中有 47 例符合下列 1 种或 2种情况:肉眼可见盆腔淋巴结转移,肉眼可见附件转移,或外1/3 肌层受侵[20]。8%的患者有大网膜转移。

GOG 33:临床Ⅰ期:在各种高危因素中
淋巴结转移发生的比例(%)

危险因素	盆腔淋巴结	腹主动脉旁淋巴结
分级		
1	3	2
2	9	5
3	18	11
肌层浸润深度		
局限于黏膜层	5	3
浅肌层	6	1
深肌层	25	17
病变部位		
宫底部	8	4

(待续)

（续表）

危险因素	盆腔淋巴结	腹主动脉旁淋巴结
宫颈	16	14
脉管间隙受累		
阴性	7	9
阳性	27	19

D. 如果肉眼可见宫颈有转移病灶,可行术前放疗及全子宫切除或行根治性子宫切除术。

1. 数据显示,单纯依据颈管诊刮提示的宫颈转移即行根治性子宫切除术可能会存在过度治疗的可能,因为通常在术后病理中无法找到宫颈转移病灶的证据[21]。

2. 查体或术前影像学发现宫旁受累,可采用与宫颈癌治疗相同的放射剂量(80Gy)进行放疗,放疗同时可联合或不联合化疗。

3. 数据显示,大网膜转移的发生率为 6%~8%,这与病理分级、有无宫外转移、淋巴结转移、深肌层受累和腹腔冲洗液阳性有关。

E. 部分子宫内膜癌患者术后需行辅助治疗,主要依据疾病分期和有无高危因素来决定。早期指 I 期和 II 期,晚期指 III 期和 IV 期。

1. 具有高-中危因素的早期患者需行辅助放疗。2 项不同的研究定义了高、中危因素的划分。PORTEC 1 中危因素定义如下:患者年龄大于 60 岁,浸润深度超过 1/2,G2 或 G3 级。GOG 99 依据患者年龄和危险因素将患者进行分类,如果患者满足下列任何一组,即被认定为具有高-中危因素:年龄 ≥ 70 岁且满足 1 个危险因素,50~69 岁之间且满足 2 个危险因素,任何年龄满足 3 个危险因素。危险因素为:外 1/3 肌层受累,G2 或 G3 级,淋巴脉管间隙受累。

2. 高危因素的早期患者其定义有所不同，Ⅰ、Ⅱ期浆乳癌、透明细胞癌、G3患者均被列入早期高危患者中。研究显示，ⅠC期G3（旧版分期）的患者5年生存率为58%，因此临床医生推荐对于这些具有高危因素的患者需加用放化疗。

3. 晚期子宫内膜癌。对于晚期（Ⅲ/Ⅳ期）患者以手术治疗为主，行全面的手术分期和肿瘤细胞减灭术至肉眼无残留。辅助治疗包括放疗、化疗，以及激素治疗。

   a. 文献支持对于晚期转移的子宫内膜癌患者行肿瘤细胞减灭术。

      i. Greer[22]采用全盆外放疗治疗了31例ⅣB期患者。对于残留病灶小于2cm的患者，5年生存率修正后可达80%，5年绝对生存率为63%，在残留病灶大于2cm的患者中，无1例存活。

      ii. Goff评估了Ⅳ期子宫内膜癌患者，经过肿瘤细胞减灭术后患者平均生存时间为18个月，长于未行肿瘤细胞减灭术者（平均8个月）[23]。

      iii. Bristow回顾了65例经过肿瘤细胞减灭术的ⅣB期子宫内膜癌患者，55%的患者可完成满意的肿瘤细胞减灭术（残余病灶最大直径≤1cm）。经过满意手术的患者平均生存期为34个月，而残余病灶大于1cm的患者平均生存期为11个月。此外，存在显微镜下残留病灶的患者生存期（平均为46个月）明显长于肉眼可见残留病灶者[24]。

      iv. Shih[25]也建议对Ⅳ期子宫内膜癌患者行满意的肿瘤细胞减灭术。对于仅有显微镜下残留病灶的患者平均无进展生存期和总生存期分别为40.3个月和42.2个月，而存在肉眼可见的残留病灶者平均无进展生存期和总生存期分别为11个月和19个月，对于未行肿瘤细胞减灭术者平均无进展生存期和总生存期均为 2.2 个月。

4. Ⅱ型子宫内膜癌

 a. 早期Ⅱ型癌(浆乳癌或透明细胞癌)。一些数据支持对于ⅠA 期或以上的Ⅱ型内膜癌患者除行放疗外,还要行铂类为基础的化疗[26]。对于ⅠA 期患者,全子宫切除术后标本中无残留病灶者无论是否给予辅助治疗均无复发病例。ⅠB 期患者未行辅助化疗者中有 77%复发,而经过治疗组无复发者;ⅠC 期患者接受辅助化疗者复发率为 20%,而未行辅助化疗者复发率为 80%(2009 年分期前数据)。对于未行阴道近距离照射者最常见的复发部位为阴道壁。因此,对于所有ⅠA 期(有残留病灶者)和更高级别患者建议给予阴道近距离照射联合化疗。

 b. 对于Ⅳ期浆乳癌的患者行肿瘤细胞减灭术可以改善预后。Bristow 研究显示,对于满意肿瘤细胞减灭术的患者平均生存期为 26.2 个月,而不满意肿瘤细胞减灭术的患者平均生存期为 9.6 个月。对于仅有显微镜下残留病灶的患者平均生存期为 30.4 个月,长于残留病灶为 0.1~1cm 者(平均生存期为 20.5 个月)。对于仅有显微镜下残留病灶的减瘤术、残留病灶小于 1cm 的减瘤术以及不满意减瘤术患者的总生存期分别为 41 个月、34 个月和 11 个月[24]。

5. MMMT(癌肉瘤)过去被归为子宫肉瘤。近年来的数据显示,肿瘤细胞减灭术能够改善癌肉瘤患者的生存期[27]。一项来自于 EORTC 的研究显示,癌肉瘤患者给予辅助全盆外放疗可以改善局部控制率,但是对总生存率无明显改善[28]。化疗联合放疗对于 MMMT 的治疗很有效。异环磷酰胺和紫杉醇的反应率可达 45%[29]。

Ⅷ. 复发

包括局部复发和远处复发。全面的转移部位检查应包括体检,胸、腹、盆的影像学检查,各器官功能的实验室检查,必要时应用 PET 来进行。既往接受过盆腔放疗的患者更倾向于发生远处转移,发生率为 70%,而阴道复发仅占 16%,盆腔复发占 14%。既往未行盆腔放疗的患者倾向于发生阴道复发,占 50%左右,盆腔复发占 21%,远处转移占 30%。

A. 如果为阴道复发,可以采用放射治疗。既往放疗者会影响到再次放疗的反应。PORTEC1 试验显示,既往未接受过放疗的患者复发后再治疗的 5 年生存率为 65%,而既往接受过放疗的患者 5 年生存率仅为 19%。如果出现盆腔复发,5 年生存率为 0。复发后的治疗通常采用全盆外放疗联合阴道近距离照射,剂量为 75~80Gy。也有一些数据支持对阴道复发病灶进行切除,如残留病灶小于 2cm,总生存率可达 43 个月,而未行病灶切除者仅为 10 个月[30]。

B. 盆腔外的转移病灶可以采用化疗,可加用或不加用放疗。采用的化疗方案有多种。CAP:环磷酰胺($500mg/m^2$),阿霉素($40mg/m^2$),顺铂($70mg/m^2$),每 4 周重复;单药紫杉醇缓解率可达 36%(紫杉醇 $250mg/m^2$24h 持续输注);紫杉醇($175mg/m^2$)联合卡铂(AUC6)和氨磷汀,缓解率为 40%,完全缓解率为 8%[31]。

C. 激素治疗,尤其是孕激素已广泛应用于内膜癌治疗中。GOG 81 研究显示,应用甲羟孕酮(MPA)200mg/d 缓解率优于 1000mg/d。雌孕激素受体阳性的患者总缓解率可达 25%。甲地孕酮 80~160mg,2 次/d,缓解率为 18%~34%[32]。对于免疫组化 ER 阳性的患者,也可以选用他莫西芬或芳香化酶抑制剂。如果患者为 Her-2/neu 阳性,Ⅱ期临床试验(GOG 181B)显示赫赛汀的反应率为 13%[33]。

IX. 术后激素替代治疗

即雌激素的应用,已被用于改善患者生活质量,并研究其与复发的关系。GOG 137[34]评估了子宫内膜癌患者雌激素替代治疗的效果,未发现增加复发的风险(相对危险值为 1.27)。

X. 子宫内膜癌同时合并卵巢癌

5%~10%的子宫内膜癌患者可以同时合并卵巢肿瘤。40 岁以下的患者中有 25%可能存在双癌。而子宫和卵巢同为子宫内膜样癌的比例为 45%~86%,病理分级一致的占 69%。对于是子宫内膜癌卵巢转移还是子宫、卵巢双癌的经验性标准为:如卵巢多部位受累,子宫深肌层受累,LVSI,双侧卵巢受累,输卵管内可见转移病灶考虑为子宫内膜癌卵巢转移。手术分期或补充治疗都是基于卵巢或子宫病变更严重者:如卵巢癌为 G3,子宫内膜癌为 G1,通常建议进行化疗。

XI. 生存期

A. 5 年生存期[35]

Ⅰ期:78%~90%

Ⅱ期:74%

Ⅲ期:36%~56%

Ⅳ期:21%~22%

XII. 随访

A. 前 2 年每 3 个月 1 次

3~5 年每 6 个月 1 次

此后每年 1 次

B. 每次随访时应行全身检查和盆腔检查。Pap 抹片和每年胸部 X 线检查并未提高复发的早诊率。如果果前 CA125 高,术后可监测 CA125 的变化。

XIII. 他莫西芬与子宫内膜癌

对于激素受体阳性的绝经后乳腺癌患者,一直以来使用他莫西芬作为辅助治疗的方法。这种治疗方案可产生妇科方面的副反应。目前已有一些女性采用芳香化酶抑制剂替代他莫西芬的治疗。他莫西芬引起的妇科副反应为:阴道出血及子宫内膜息肉占 8%~36%,子宫内膜增生占 2%~20%,子宫内膜癌占 0~8%。使用他莫西芬 5 年后患子宫内膜癌的风险为 6‰。使用他莫西芬的患者超声检查内膜厚度超过 5mm 的占 50%,通常内膜厚度在 8mm 以内均可认为是正常。除非患者有绝经后不规则出血等症状,否则不推荐每年行子宫内膜活检。

子宫内膜癌相关重要研究

I. 早期高危子宫内膜癌辅助治疗研究

A. Aalders 研究了 540 例临床 I 期的子宫内膜癌患者,未经手术病理分期,仅行经腹全子宫双附件切除术,术后接受阴道近距离照射,此后部分患者随机接受全盆外放疗,而另一部分患者未行任何治疗。观察总生存率无明显差别。接受盆腔外照射组 5 年生存率为 89%,对照组为 91%。阴道和盆腔复发比例在对照组和盆腔外照射组分别为 6.9% 和 1.9%。在盆腔外照射组远处转移发生率更高。而 IC 期 G3 的患者中,盆腔外照射组复发率低于对照组(7%对 18%)[36]。

B. PORTEC 1[37,38]:入组 715 例患者,行经腹全子宫双附件切除术,未行手术分期或淋巴结切除。具有如下任一项者入选:G1,>

50%肌层浸润;G2,无肌层浸润;G3,<50%肌层浸润。非子宫内膜样成分小于2%。患者随机分为2组:无任何治疗组和全盆外放疗组（46Gy），结果显示放疗组复发率低于未治疗组（4%比14%）。5年生存率分别为81%和85%。远处转移的发生率相似（7%比8%）。8年无复发生存率两组均为68%。8年的总生存率分别为71%和77%（未治疗组阴道复发后再次治疗的有效率可达85%）。中高危组的标准如下:年龄大于60岁,深肌层浸润,G2或3级。在中高危组中,接受盆腔外放疗者复发率为5%,未治疗组为23%。阴道复发者占73%。复发后生存期在对照组好于盆腔外放疗组。盆腔复发的患者中,如果既往未接受过放疗,再次治疗的有效率为51%,而既往接受过放疗者再次治疗的有效率仅为19%。ⅠB期G3的患者远处转移率较高（15%）。ⅠC期G3的患者未行随机分组,全部接受了全盆外放疗。5年生存率为58%。

C. 系统性盆腔淋巴结切除的研究/CONSORT 研究[18]:入组 514 例患者,随机分为 2 组,一组行全子宫双附件切除及盆腔淋巴结切除，另一组仅行全子宫双附件切除。淋巴结切除组中有13.3%的患者分期升高。随访 49 个月,5 年无进展生存期和总生存期在淋巴结切除组分别为 81%和 85.9%,在未切除组分别为 81.7%和 90%,两组之间无显著差别。研究者发现,在每一组中淋巴结复发率为 1.5%,淋巴结并不是最易复发的部位。

D. GOG 99[39]:入组患者 392 例,为Ⅰ型子宫内膜癌,分期为ⅠB期、ⅠC期、ⅡA期和隐匿性ⅡB期。所有患者行手术分期(经腹全子宫双附件切除,盆腔及腹主动脉旁淋巴结切除)。75%的患者为子宫内膜样癌,80%为 G1 或 G2,25%的患者淋巴脉管间隙受累,10%为Ⅱ期。患者随机接受盆腔外放疗(50.4Gy)或未接受任何治疗。平均随访 68 个月。未治疗组复发率为 12%,接受放疗组复发率为 3%。未接受治疗组的总生存率为 86%，放疗组为92%。此研究定义了复发的中–高危因素,入组患者中具有中高危因素者为 132 例(占 1/3),但这组人群死亡人数占总死亡人数的 2/3。高中危组定义如下:年龄≥70 岁满足 1 项高危因素; 50~69 岁满足 2 项高危因素;50 岁以下满足 3 项高危因素。高危因素包括:外 1/3 肌层浸润;G2 或 G3;淋巴脉管间隙受累。在这一组人群中,复发率随辅助放疗而逐渐降低,由 26%降至 6%。主要表现为阴道穹隆复发比例降低:未行辅助治疗组阴道复发 12 例,而放疗组仅 2 例复发,每一组远处转移率均为 5%。

E. PORTEC 2[40]:研究入组了 427 例患者,为 Ⅰ期或 ⅡA 期伴有易于复发的高中危因素的子宫内膜癌患者。患者随机分为 2 组: 盆腔外放疗组,接受 46Gy 放疗;阴道近距离照射组,接受 21Gy 高剂量照射或 30Gy 低剂量照射。阴道近距离照射者阴道复发率为 1.8%,盆腔外放疗者为 1.6%。5 年局部复发率阴道近距离照射组为 5.1%,盆腔外放疗者为 2.1%。总生存期或无瘤生存期两组无明显差异。

F. 日本妇科肿瘤学组 2033 研究[41]:这项研究评估了 ⅠC 期至 ⅢC 期的子宫内膜癌患者,肌层浸润深度<50%,患者随机分为 2 组:一组接受盆腔外放疗,另一组接受 CAP 方案化疗,即环磷酰胺 333mg/m^2,阿霉素 40mg/m^2,顺铂 50mg/m^2,每 4 周重复 3 个或更多疗程。5 年无进展生存率两组相似(放疗组 83.5%,化疗组 81.8%)。5 年总生存率放疗组为 85%,化疗组为 87%,无明显统计学差异。而在中高危患者中,化疗组预后明显好于放疗组:放疗组无进展生存率为 66%,化疗组为 84%,总生存率放疗组为 74%,化疗组为 90%。中高危组定义如下:① ⅠC 期,年龄大于 70 岁或 G3;② Ⅱ期或 ⅢA(细胞学阳性),肌层浸润深度> 50%。

G. SEPAL 研究:日本妇科肿瘤学组进行的两项队列研究,总计 671 例患者,探讨腹主动脉旁淋巴结切除术的回顾性分析。在两个研究机构中,一个常规行腹主动脉旁淋巴结切除,另一机构不行淋巴结切除,但两个机构均进行盆腔淋巴结切除术。平均淋巴结切除数量在盆腔淋巴结切除组为 34 个, 在盆腔及腹主动脉旁淋巴结切除组为 59 个。在具有中高危复发因素的患者中给予补充化疗和放疗。在盆腔及腹主动脉旁淋巴结切除组总生存期长于未行腹主动脉旁淋巴结切除组,HR 值为 0.53。死亡风险降低,而这种降低与辅助治疗方式无关。因此,建议对所有的具有中高危复发因素的患者均应行盆腔及腹主动脉旁淋巴结切除术[42]。

II.晚期及复发子宫内膜癌的研究

A. GOG 28[43]:评估美法仑,氟尿嘧啶和甲地孕酮与阿霉素,氟尿嘧啶和环磷酰胺的作用。在这项研究中,总缓解率在两组中均为 38%;每一组中疾病稳定率为 36%,只有 26.4%的患者持续进展。两组的总生存期分别为 10.6 个月和 10.1 个月,二者无明显差别。

B. GOG 48[44]:研究入组了 356 例患者,比较单药阿霉素与阿霉素联合环磷酰胺的化疗效果。所有患者均接受孕激素治疗直至疾病进展。单药组与联合用药组的反应率分别为 22%和 32%,总生存期分别为 6.8 个月和 7.6 个月,死亡率下降了 17%。

C. GOG 94[45,46]:研究了 77 例Ⅲ/Ⅳ期Ⅰ型子宫内膜癌和 103 例Ⅱ型子宫内膜癌的患者,同时进行了Ⅰ/Ⅱ期浆乳癌和透明细胞癌的Ⅱ期临床试验。患者采用外照射治疗。Ⅰ型和Ⅱ型子宫内膜癌的 3 年无复发生存率分别为 29%和 27%,5 年生存率为 31%和 35%。Ⅱ期试验组的 5 年无进展生存率为 54%,总生存率为 34%。

D. GOG 107[47]:研究入组了 281 例Ⅲ/Ⅳ期或复发的子宫内膜癌患者,分为 2 组,单药阿霉素组($60mg/m^2$)和阿霉素联合顺铂组(阿霉素 $60mg/m^2$,顺铂 $50mg/m^2$),每 3 周重复使用。两组的反应率分别为 25% 和 42%，平均无进展生存期为 3.8 个月和 5.7 个月，平均总生存期为 9.2 个月和 9 个月。联合用药组提高了药物的反应率和无进展生存期，但总生存期改善较少。

E. GOG 122[48]：入组患者为 Ⅲ/Ⅳ 期和复发的子宫内膜癌患者 400 例，分别接受全盆外放疗和 AP 方案化疗（阿霉素 60mg/m²，顺铂 50mg/m²）7 疗程，此后再给予第 8 疗程的单药顺铂化疗，每 3 周重复。入组患者中 85% 接受了盆腔淋巴结切除术，75% 接受了腹主动脉旁淋巴结切除术。放疗总剂量为 45Gy（盆腔放疗 30Gy+腹主动脉旁淋巴结和盆腔淋巴结区域 15Gy）。85% 为显微镜下残留，25% 为 Ⅳ 期，50% 为 ⅢC 期。PFS 的 HR 值为 0.71，化疗组更有优势，5 年复发率化疗组降低了 12%。总生存率的 HR 值为 0.68，也是化疗组更有优势。5 年总生存率化疗组升高了 13%。5 年生存率在化疗组和放疗组分别为 53% 和 42%。

F. GOG 139[49]：这项研究评估了 342 例 Ⅲ/Ⅳ 期和复发的子宫内膜癌患者阿霉素和顺铂昼夜节律性给药与常规给药所带来的差异。研究结果并未发现昼夜节律性给药带来益处。RR 值分别为 46% 和 49%，标准给药组 PFS 为 6.5 个月，昼夜节律性给药组为 5.9 个月。总生存期分别为 11.2 个月和 13.2 个月，无显著差异。

G. GOG 163[50]：比较阿霉素联合紫杉醇与阿霉素联合顺铂的化疗效果，结果显示两组 PFS 和 OS 均无明显差异。RR 值分别为 40% 对 43%；PFS 为 7.2 个月对 6 个月；OS 为 12.6 个月对 13.6 个月。

H. GOG 177[51]：此项研究比较了 TAP 方案（紫杉醇 160mg/m²，阿霉素 45mg/m² 和顺铂 50mg/m²，同时需要 G-CSF 支持治疗）与 AP 方案（阿霉素 60mg/m²，顺铂 50mg/m²）在 273 例 Ⅲ/Ⅳ 期或复发性子宫内膜癌患者中的作用，化疗每 3 周重复，共计 7 个疗程或至肿瘤复发。研究显示两组中 50% 的患者完成了足疗程化疗。完全缓解率 TAP 组为 22%，AP 组为 7%；部分缓解率 TAP 组为 36%，AP 组为 27%；总反应率 TAP 组和 AP 组分别为 57%

和 34%；无进展生存期分别为 8.3 个月和 5.3 个月；总生存期分别为 15.3 个月和 12.1 个月，TAP 组显示出化疗优势。

I. GOG 184 [52]：552 例Ⅲ/Ⅳ期子宫内膜癌患者在接受放疗后随机分入不同方案化疗组，TAP 组和 AP 组，前者方案为顺铂 50mg/m²，阿霉素 45mg/m²，紫杉醇 160mg/m²，后者为顺铂联合阿霉素，剂量同 TAP 方案，化疗 6 疗程。研究显示，80% 的患者完成了 6 个疗程的化疗，总生存期无明显差别，无进展生存率在 TAP 组和 AP 组分别为 64% 和 62%。进一步分层分析显示，TAP 化疗组在肉眼可见残留病灶患者中复发率和死亡率下降了 50%。

J. GOG 209[53]：这项研究比较了 TC 方案（卡铂 AUC6 和紫杉醇 175mg/m²）与 TAP 方案（紫杉醇 160mg/m²，阿霉素 45mg/m²，顺铂 50mg/m²，同时给予 G-CSF 支持）在 1312 例转移或复发的子宫内膜癌患者中的疗效，化疗每 3 周重复，总计 7 疗程。患者可以进行放疗。两组的无复发生存期为 14 个月，总生存期在 TC 组和 TAP 组分别为 32 个月和 38 个月，神经毒性分别为 19% 和 26%，TC 组的毒性反应较轻，这项研究显示了 TC 方案与 TAP 方案治疗效果基本相似。

K. Mundt 等[54]进行的回顾性研究支持局部放疗联合化疗治疗Ⅲ/Ⅳ期子宫内膜癌患者。研究显示，单纯采用阿霉素联合铂类化疗而不进行放疗，复发率为 67%，其中 31% 发生于盆腔、阴道或两个部位均出现，显示出多种治疗模式的优势。

L. GOG 129F：此项研究为单药紫杉醇治疗持续性或复发性子宫内膜癌的Ⅱ期临床试验[55]。紫杉醇的剂量为 200mg/m²，曾行盆腔放疗的患者，紫杉醇剂量为 175mg/m²，3 周重复给药，44 例患者的总缓解率为 27.3%。

M. GOG 139S[56]：这项研究探讨了 4 项随机试验中 1203 例子宫内膜癌患者的病理类型。研究发现对阿霉素、顺铂、紫杉醇等化疗药物的反应性与病理类型无关（透明细胞癌除外），Ⅰ型内膜癌的总反应率为 44%，Ⅱ型癌中浆乳癌为 44%，透明细胞癌为 32%。病理类型是总生存率的主要预测因素（Ⅱ型癌中浆乳癌 HR 为 1.2，透明细胞癌 HR 值为 1.5）。GOG 研究中，病理类型所占比例如下：GOG 122 研究中子宫内膜样癌占 50%，浆乳癌占 20%，透明细胞癌占 5%，混合型癌占 10%。G2、G3 级占 80%。GOG 177 研究中两组浆乳癌分别为 15% 和 19%。GOG 184 研究中每组浆乳癌为 13%。

Ⅲ. MMMT-癌肉瘤试验

A. GOG 150[57]：这项研究评估了 206 例 Ⅰ~Ⅳ 期癌肉瘤患者在进行满意的肿瘤细胞减灭术后随机接受盆腔外放疗和化疗（异环磷酰胺和顺铂）的治疗效果。两组的复发率分别为 58% 和 52%，无显著性差异。但化疗组显示出明显的生存获益（HR 值为 0.67），两组的 5 年生存率分别为 47% 和 37%。盆腔外放疗组阴道复发率为 3.8%，化疗组为 9.9%。最终结论显示，对于癌肉瘤患者给予化疗联合阴道近距离照射是最佳选择。

B. GOG 161[58]：这项研究评估了 179 例 Ⅲ/Ⅳ 期持续性或复发性癌肉瘤患者联合化疗与单药化疗的效果。联合化疗方案为异环磷酰胺 $1.6g/m^2$，连续 3 天及紫杉醇 $135mg/m^2$，每 3 周重复；单药组为异环磷酰胺 $2g/m^2$，连续 3 天，每 3 周重复，总疗程 8 次。联合用药组和单药组的反应率分别为 45% 和 29%，无进展生存期分别为 5.8 个月和 3.6 个月，总生存期分别为 13.5 个月和 8.4 个月，联合用药组更具优势。

子宫肉瘤

Ⅰ. 特征

A. 肉瘤起源于间质组织。妇科来源的肉瘤通常发生于子宫。

B. 子宫肉瘤占子宫恶性肿瘤的 3%，附件转移的风险为 3%，代表每 10 万女性中有 3.3 人患病。

C. 患者表现为性交后出血、经间期出血、子宫增大，查体时发现类似于脱出的纤维瘤。

D. 主要危险因素为既往盆腔放射史。

E. 转移途径为淋巴转移、腹膜转移或血性转移。

Ⅱ. 治疗前检查

包括子宫内膜活检、分段诊刮术、胸部 X 线检查、腹盆 CT，必要时行胸部 CT 检查。子宫平滑肌肉瘤患者中 19% 存在肺转移。术前常规实验室检查非常重要。

Ⅲ. 采用手术分期

切除范围包括全子宫双附件切除、腹盆腔探查、淋巴结切除、宫外可疑病灶活检、大网膜切除。2009 年更新了手术分期。将子宫平滑肌肉瘤的分期与子宫内膜间质肉瘤（ESS）及癌肉瘤（AS）进行了区分。

A. 子宫平滑肌肉瘤的 FIGO 分期

Ⅰ期：肿瘤局限于子宫

- ⅠA:<5cm
- ⅠB:>5cm

Ⅱ期：肿瘤扩散至盆腔

- ⅡA:附件受累
- ⅡB:肿瘤扩散至子宫外盆腔组织

Ⅲ期:肿瘤侵犯腹腔器官(不仅突出于腹腔)

- ⅢA:一个部位受累
- ⅢB:超过一个部位受累
- ⅢC:转移至盆腔和(或)腹主动脉旁淋巴结

Ⅳ期:

- ⅣA:肿瘤侵犯膀胱和(或)直肠
- ⅣB:远处转移

B. 子宫内膜间质肉瘤(ESS)和癌肉瘤(AS)的 FIGO 分期

Ⅰ期:肿瘤局限于子宫

- ⅠA:肿瘤局限于子宫内膜或颈管内膜,无肌层浸润
- ⅠB:≤1/2 肌层浸润
- ⅠC:>1/2 肌层浸润

Ⅱ期:肿瘤扩散至盆腔

- ⅡA:附件受累
- ⅡB:肿瘤扩散至子宫外盆腔组织

Ⅲ期:肿瘤侵犯腹腔组织(不仅突出于腹腔)

- ⅢA:一个部位受累
- ⅢB:超过一个部位受累
- ⅢC:转移至盆腔和(或)腹主动脉旁淋巴结

Ⅳ期:

- ⅣA:肿瘤侵犯膀胱和(或)直肠
- ⅣB:远处转移

Ⅳ. 子宫肉瘤有四种组织学类型

平滑肌肉瘤,子宫内膜间质肉瘤,未分化肉瘤和腺肉瘤。

A. 子宫平滑肌肉瘤(LMS)是最常见的子宫肉瘤,它起源于子宫平滑肌,占子宫肉瘤的 40%。可发生于任何年龄,最常见于 45~55

岁。术前通过子宫内膜活检或诊刮确诊者仅占 15%。在诊断中凝固性坏死的存在非常必要。此外,还需要满足如下一种或两种条件:核异型性或核分裂象>10 个 HPF。卵巢转移的发生率为 3%[59],淋巴转移的发生率为 6.6%~11%[60,61]。淋巴结切除对分期影响不大,因为 70% 的淋巴结转移患者已有宫外转移[62]。

1. 子宫全切术后发现的子宫平滑肌肉瘤,如术中子宫切碎后取出,或初次手术为次全子宫切除术(再次手术需行宫颈切除),或术前未行盆腹腔评估者建议行再分期手术。再分期手术中淋巴结切除或双附件切除并未带来明显的益处[63]。

2. 依据分期选择辅助治疗。Ⅰ期和Ⅱ期患者可以不进行后续治疗或行盆腔放疗。Ⅲ期和Ⅳ期患者需行化疗和(或)盆腔放疗。化疗药物中单药阿霉素的反应率为 25%,异环磷酰胺的反应率为 17%,二者联合的反应率为 30%,吉西他滨联合多西他赛的反应率为 53%。如果肿瘤中 ER 阳性可考虑使用芳香化酶抑制剂。

3. 对于孤立的肺转移病灶,开胸切除病灶可带来生存获益。5年生存率为 43%[64]。

B. 子宫内膜间质肉瘤(ESS)好发年龄为 42~53 岁,占子宫肉瘤的8%,来源于子宫内膜腺体细胞之间的间质细胞。ESS 被定义为低级别肿瘤,核分裂象<10 个/HPF。分段诊刮很难确诊。最终的病理需要标明有无脉管癌栓和组织是否受侵犯。如果这两项指标缺少其一,可以诊断为子宫内膜间质小结。盆腔淋巴结转移率为 20%,因此需要行淋巴结切除。推荐行卵巢切除,因其为激素依赖性肿瘤,对内源性雌激素有反应,分期是最重要的预后因素。

1. 依据分期进行辅助治疗。Ⅰ期和Ⅱ期患者可观察或行盆腔放疗。20%的复发出现在盆腔。

2. Ⅲ期或Ⅳ期患者可考虑行激素治疗，醋酸甲地孕酮（40~160mg/d），可进行或不进行放疗。反应率为88%,完全反应率为50%[65]。激素替代治疗可能增加复发风险。有数据显示,如不进行辅助放疗,单纯盆腔复发的比例为33.3%。对于复发的患者,异环磷酰胺和阿霉素的反应率为33%。芳香化酶抑制剂也可考虑使用。

C. 未分化肉瘤(以前称之为高级别 ESS)是高级别病变,即大于 10个核分裂象/HPF。分期是最重要的预后因素。可以采用单药或联合用药进行化疗,药物包括阿霉素、异环磷酰胺、顺铂和多西他赛。

D. 腺肉瘤占子宫肉瘤的 1%。诊断时平均年龄 50 岁。常见症状为异常阴道流血,妇科检查有 50%的病例肉眼可见出血。该病为低级别肿瘤,但是术后 5 年复发率为 20%。如果深肌层受侵可增加复发的风险。一种亚型,腺肉瘤伴肉瘤样过度生长预后很差。这一亚型中 20%有盆腔淋巴结转移,因此需行淋巴结切除。

V. 预后因素

分期是最重要的预后因素。此外,肌层浸润深度、LVSI、分级、肿瘤大小、患者年龄、激素受体状态也都影响预后。

VI. 随访

A. 2 年内每 3 个月一次
   3~5 年每 6 个月一次
   5 年后每年一次

B. 每次复查时应行体格检查和盆腔检查。Pap 抹片和每年的胸片检查未增加复发的检出率。如治疗前 CA-125 水平高,术后可监测 CA-125。

（高敏 译 孙蓬明 校）

参考文献

1. Kurman RJ, Kaminski PF, Norris HJ. The behavior of endometrial hyperplasia. A long-term study of "untreated" hyperplasia in 170 patients. *Cancer.* 1985;56(2):403–412.
2. Trimble CL, Kauderer J, Zaino R, et al. Concurrent endometrial carcinoma in women with a biopsy diagnosis of atypical endometrial hyperplasia: a Gynecologic Oncology Group study. *Cancer.* 2006;106(4): 812–819.
3. Chan JK, Loizzi V, Youssef M, et al. Significance of comprehensive surgical staging in noninvasive papillary serous carcinoma of the endometrium. *Gynecol Oncol.* 2003;90(1):181–185.
4. Geisler JP, Geisler HE, Melton ME, et al. What staging surgery should be performed on patients with uterine papillary serous carcinoma? *Gynecol Oncol.* 1999;74(3):465–467.
5. Mariani A, Webb MJ, Keeney GL, et al. Low-risk corpus cancer: is lymphadenectomy or radiotherapy necessary? *Am J Obstet Gynecol.* 2000; 182(6):1506–1519.
6. Goff BA, Rice LW. Assessment of depth of myometrial invasion in endometrial adenocarcinoma. *Gynecol Oncol.* 1990;38(1):46–48.
7. Doering DL, Barnhill DR, Weiser EB, et al. Intraoperative evaluation of depth of myometrial invasion in stage I endometrial adenocarcinoma. *Obstet Gynecol.* 1989;74(6):930–933.
8. Franchi M, Ghezzi F, Melpignano M, et al. Clinical value of intraoperative gross examination in endometrial cancer. *Gynecol Oncol.* 2000;76(3):357–361.
9. Cragun JM, Havrilesky LJ, Calingaert B, et al. Retrospective analysis of selective lymphadenectomy in apparent early-stage endometrial cancer. *J Clin Oncol.* 2005;23:3668–3675.
10. Chan JK, Cheung MK, Huh WK, et al. Therapeutic role of lymph node resection in endometrioid corpus cancer: a study of 12,333 patients. *Cancer.* 2006;107(8):1823–1830.
11. Kilgore LC, Partridge EE, Alvarez RD, et al. Adenocarcinoma of the endometrium: survival comparisons of patients with and without pelvic node sampling. *Gynecol Oncol.* 1995;56:29–33.
12. Chan JK, Kapp DS, Cheung MK, et al. The impact of the absolute number and ratio of positive lymph nodes on survival of endometrioid uterine cancer patients. *Br J Cancer.* 2007;97(5):605–611.
13. Creutzberg CL, van Putten WL, Wárlám-Rodenhuis CC, et al. Outcome of high-risk stage IC, grade 3, compared with stage I endometrial car-

cinoma patients: the Postoperative Radiation Therapy in Endometrial Carcinoma Trial. *J Clin Oncol.* 2004;22(7):1234-1241.

14. Nelson G, Randall M, Sutton G, et al. FIGO stage IIIC endometrial carcinoma with metastases confined to pelvic lymph nodes: analysis of treatment outcomes, prognostic variables, and failure patterns following adjuvant radiation therapy. *Gynecol Oncol.* 1999;75(2):211-214.

15. Ayhan A, Taskiran C, Celik C, et al. Surgical stage III endometrial cancer: analysis of treatment outcomes, prognostic factors and failure patterns. *Eur J Gynaecol Oncol.* 2002;23(6):553-556.

16. Walker JL, Piedmonte MR, Spirtos NM, et al. Laparoscopy compared with laparotomy for comprehensive surgical staging of uterine cancer: Gynecologic Oncology Group study LAP-2. *J Clin Oncol.* 2009;27(32):5331-5336.

17. Benedetti Panici P, Basile S, Maneschi F, et al. Systematic pelvic lymphadenectomy vs. no lymphadenectomy in early-stage endometrial carcinoma: randomized clinical trial. *J Natl Cancer Inst.* 2008; 100(23):1707-1716.

18. ASTEC/EN.5 Study Group; Blake P, Swart AM, Orton J, et al. Adjuvant external beam radiotherapy in the treatment of endometrial cancer (MRC ASTEC and NCIC CTG EN.5 randomised trials): pooled trial results, systematic review, and meta-analysis. *Lancet.* 2009;373(9658):137-148.

19. Kitchener H, Swart AM, Qian Q, et al; ASTEC study group. Efficacy of systemic pelvic lymphadenectomy in endometrial cancer (MRC ASTEC trail): a randomised study. *Lancet.* 2009;373(9658):125-136.

20. Morrow CP, Bundy BN, Kurman RJ, et al. Relationship between surgical-pathological risk factors and outcome in clinical stage I and II carcinoma of the endometrium: a Gynecologic Oncology Group study. *Gynecol Oncol.* 1991;40(1):55-65.

21. Disaia PJ. Predicting parametrial involvement in endometrial cancer: is this the end for radical hysterectomies in stage II endometrial cancers? *Obstet Gynecol.* 2011;116(5):1016-1017.

22. Greer BE, Hamberger AD. Treatment of intraperitoneal metastatic adenocarcinoma of the endometrium by the whole-abdomen moving-strip technique and pelvic boost irradiation. *Gynecol Oncol.* 1983; 16(3):365-373.

23. Goff BA, Kato D, Schmidt RA, et al. Uterine papillary serous carcinoma: patterns of metastatic spread. *Gynecol Oncol.* 1994;54(3):264-268.

24. Bristow RE, Duska LR, Montz FJ. The role of cytoreductive surgery in the management of stage IV uterine papillary serous carcinoma. *Gynecol Oncol.* 2001;81(1):92-99.

25. Shih KK, Yun E, Gardner GJ, et al. Surgical cytoreduction in stage IV endometrioid endometrial carcinoma. *Gynecol Oncol.* 2011;122(3): 608-611.

26. Kelly MG, O'Malley DM, Hui P, et al. Improved survival in surgical stage I patients with uterine papillary serous carcinoma (UPSC) treated with adjuvant platinum-based chemotherapy. *Gynecol Oncol.* 2005;98(3):353-359.

27. Tanner EJ, Leitao MM Jr, Garg K, et al. The role of cytoreductive surgery for newly diagnosed advanced-stage uterine carcinosarcoma. *Gynecol Oncol.* 2011;123(3):548-552.

28. Reed NS, Mangioni C, Malmstrom H, et al. First results of a randomized trial comparing radiotherapy versus observation postoperatively in patients with uterine sarcomas. An EORTC-GCG study. *Int J Gynecol Cancer.* 2003;13:4.

29. Homesley HD, Filiaci V, Markman M. Phase III trial of ifosfamide with or without paclitaxel in advanced uterine carcinosarcoma: a Gynecologic Oncology Group Study. *J Clin Oncol.* 2007; 25(5):526-531.

30. Awtrey CS, Cadungog MG, Leitao MM, et al. Surgical resection of recurrent endometrial carcinoma. *Gynecol Oncol.* 2006;102(3):480-488.

31. Scudder SA, Liu PY, Wilczynski SP, et al. Paclitaxel and carboplatin with amifostine in advanced, recurrent, or refractory endometrial adenocarcinoma: a phase II study of the Southwest Oncology Group. *Gynecol Oncol.* 2005;96(3):610-615.

32. Thigpen JT, Brady MF, Alvarez RD, et al. Oral medroxyprogesterone acetate in the treatment of advanced or recurrent endometrial carcinoma: a dose-response study by the Gynecologic Oncology Group. *J Clin Oncol.* 1999;17(6):1736-1744.

33. Fleming GF, Sill MW, Darcy KM, et al. Phase II trial of trastuzumab in women with advanced or recurrent, HER2-positive endometrial carcinoma: a Gynecologic Oncology Group study. *Gynecol Oncol.* 2010;116(1):15-20.

34. Barakat RR, Bundy BN, Spirtos NM, et al. Randomized double-blind trial of estrogen replacement therapy versus placebo in stage I or II endometrial cancer: a Gynecologic Oncology Group study. *J Clin Oncol.* 2006;24:587-592.

35. Lewin SN, Herzog TJ, Barrena Medel NI, et al. Comparative performance of the 2009 International Federation of Gynecology and Obstetrics' staging system for uterine corpus cancer. *Obstet Gynecol.* 2010;116(5):1141-1149.

36. Aalders J, Abeler V, Kolstad P, et al. Postoperative external irradiation and prognostic parameters in stage I endometrial carcinoma: clinical and histopathologic study of 540 patients. *Obstet Gynecol.* 1980;56(4):419-427.

37. Creutzberg CL, van Putten WL, Koper PC, et al. Surgery and postoperative radiotherapy versus surgery alone for patients with stage-1 endometrial carcinoma: multicentre randomised trial. PORTEC Study Group. Postoperative Radiation Therapy in Endometrial Carcinoma. *Lancet.* 2000;355(9213):1404–1411.

38. Creutzberg CL, Nout RA, Lybeert ML, et al. Fifteen-year radiotherapy outcomes of the randomized PORTEC-1 trial for endometrial carcinoma. *Int J Radiat Oncol Biol Phys.* 2011;81(4):e631–e638.

39. Keys HM, Roberts JA, Brunetto VL, et al. A phase III trial of surgery with or without adjunctive external pelvic radiation therapy in intermediate risk endometrial adenocarcinoma: a Gynecologic Oncology Group study. *Gynecol Oncol.* 2004;92(3):744–751.

40. Nout RA, Smit VT, Putter H, et al. Vaginal brachytherapy versus pelvic external beam radiotherapy for patients with endometrial cancer of high-intermediate risk (PORTEC-2): an open-label, non-inferiority, randomised trial. *Lancet.* 2010;375(9717):816–823.

41. Susumu N, Sagae S, Udagawa Y, et al. Randomized phase III trial of pelvic radiotherapy versus cisplatin-based combined chemotherapy in patients with intermediate- and high-risk endometrial cancer: a Japanese Gynecologic Oncology Group study. *Gynecol Oncol.* 2008;108(1): 226–233.

42. Todo Y, Kato H, Kaneuchi M et al. Survival effect of para-aortic lymphadenectomy in endometrial cancer (SEPAL study): a retrospective cohort analysis. *Lancet.* 2010;375(9721):1165–1172.

43. Cohen CJ, Bruckner HW, Deppe G, et al. Multidrug treatment of advanced and recurrent endometrial carcinoma: a Gynecologic Oncology Group study. *Obstet Gynecol.* 1984;63(5):719–726.

44. Thigpen JT, Blessing JA, DiSaia PJ, et al. A randomized comparison of doxorubicin alone versus doxorubicin plus cyclophosphamide in the management of advanced or recurrent endometrial carcinoma: a Gynecologic Oncology Group study. *J Clin Oncol.* 1994;12(7):1408–1414.

45. Sutton G, Axelrod JH, Bundy BN, et al. Adjuvant whole abdominal irradiation in clinical stages I and II papillary serous or clear cell carcinoma of the endometrium: a phase II study of the Gynecologic Oncology Group. *Gynecol Oncol.* 2006;100(2):349–354.

46. Sutton G, Axelrod JH, Bundy BN, et al. Whole abdominal radiotherapy in the adjuvant treatment of patients with stage III and IV endometrial cancer: a Gynecologic Oncology Group study. *Gynecol Oncol.* 2005;97:755–763.

47. Thigpen JT, Brady MF, Homesley HD, et al. Phase III trial of doxorubicin with or without cisplatin in advanced endometrial carcinoma: a Gynecologic Oncology Group study. *J Clin Oncol.* 2004;22(19):3902–3908.

48. Randall ME, Filiaci VL, Muss H, et al. Randomized phase III trial of whole-abdominal irradiation versus doxorubicin and cisplatin chemotherapy in advanced endometrial carcinoma: a Gynecologic Oncology Group study. *J Clin Oncol.* 2006;24(1):36–44.

49. Gallion HH, Brunetto VL, Cibull M, et al. Randomized phase III trial of standard timed doxorubicin plus cisplatin versus circadian timed doxorubicin plus cisplatin in stage III and IV or recurrent endometrial carcinoma: a Gynecologic Oncology Group study. *J Clin Oncol.* 2003;21(20):3808–3813.

50. Fleming GF, Filiaci VL, Bentley RC, et al. Phase III randomized trial of doxorubicin + cisplatin versus doxorubicin + 24-h paclitaxel + filgrastim in endometrial carcinoma: a Gynecologic Oncology Group study. *Ann Oncol.* 2004;15(8):1173–1178.

51. Fleming GF, Brunetto VL, Cella D, et al. Phase III trial of doxorubicin plus cisplatin with or without paclitaxel plus filgrastim in advanced endometrial carcinoma: a Gynecologic Oncology Group study. *J Clin Oncol.* 2004;22(11):2159–2166.

52. Homesley HD, Filiaci V, Gibbons SK, et al. A randomized phase III trial in advanced endometrial carcinoma of surgery and volume directed radiation followed by cisplatin and doxorubicin with or without paclitaxel: a Gynecologic Oncology Group study. *Gynecol Oncol.* 2009;112:543–552.

53. Miller D, Filiaci V, Fleming G, et al. Randomized phase III noninferiority trial of first line chemotherapy for metastatic or recurrent endometrial carcinoma: a Gynecology Oncology Group study. *Gynecol Oncol.* 2012;125:771–773.

54. Mundt AJ, McBride R, Rotmensch J, et al. Significant pelvic recurrence in high-risk pathologic stage I–IV endometrial carcinoma patients after adjuvant chemotherapy alone: implications for adjuvant radiation therapy. *Int J Radiat Oncol Biol Phys.* 2001;50(5):1145–1153.

55. Lincoln S, Blessing JA, Lee RB, et al. Activity of paclitaxel as second-line chemotherapy in endometrial carcinoma: a Gynecologic Oncology Group study. *Gynecol Oncol.* 2003;88(3):277–281.

56. McMeekin DS, Filiaci VL, Thigpen JT, et al. The relationship between histology and outcome in advanced and recurrent endometrial cancer patients participating in first-line chemotherapy trials: a Gynecologic Oncology Group study. *Gynecol Oncol.* 2007;106(1):16–22.

57. Wolfson AH, Brady MF, Rocereto T, et al. A gynecologic oncology group randomized phase III trial of whole abdominal irradiation (WAI) vs. cisplatin-ifosfamide and mesna (CIM) as post-surgical therapy in stage I–IV carcinosarcoma (CS) of the uterus. *Gynecol Oncol.* 2007;107(2):177–185.

58. Homesley HD, Filiaci V, Markman M, et al. Phase III trial of ifosfa-

mide with or without paclitaxel in advanced uterine carcinosarcoma: a Gynecologic Oncology Group study. *J Clin Oncol.* 2007;25(5):526–531.

59. Leitao MM, Sonoda Y, Brennan MF, et al. Incidence of lymph node and ovarian metastasis in leiomyosarcoma of the uterus. *Gynecol Oncol.* 2003;91(1):209–212.

60. Giuntoli RL II, Metzinger DS, DiMarco CS, et al. Retrospective review of 208 patients with leiomyosarcoma of the uterus: prognostic indicators, surgical management, and adjuvant therapy. *Gynecol Oncol.* 2003;89(3):460–469.

61. Kapp DS, Shin JY, Chan JK. Prognostic factors and survival in 1396 patients with uterine leiomyosarcoma: emphasis on impact of lymphadenectomy and oophorectomy. *Cancer.* 2008;112(4):820–830.

62. Goff BA, Rice LW, Fleischhaker D, et al. Uterine leiomyosarcoma and endometrial stromal sarcoma: lymph node metastases and sites of recurrence. *Gynecol Oncol.* 1993;50(1):105–109.

63. O'Cearbhaill R, Hensley ML. Optimal management of uterine leiomyosarcoma. *Expert Rev Anticancer Ther.* 2010;10(2):153–169.

64. Levenback C, Rubin SC, McCormack PM, et al. Resection of pulmonary metastases from uterine sarcomas. *Gynecol Oncol.* 1992;45(2):202–205.

65. Chu MC, Mor G, Lim C, et al. Low-grade endometrial stromal sarcoma: hormonal aspects. *Gynecol Oncol.* 2003;90(1):170–176.

第 5 节 外阴癌

I. 特点

A. 外阴癌发病率占全部女性生殖道癌症的 3%~5%，占女性全身恶性肿瘤的 1%，2013 年(美国地区)报道新发病例数 4700 例，估计其中 990 例死于该病。尽管该病有年轻化趋势，但就诊时患者平均年龄为 65 岁。

B. 该病临床特征为外阴瘙痒、溃疡或外阴肿块。常见的发病部位：大阴唇(40%)、小阴唇(20%)、阴蒂(10%)、会阴(15%)。转移方式为：直接蔓延、腹股沟淋巴结转移、淋巴或血液循环转移到远处部位。

C. 发病的危险因素包括：年龄大于 70 岁，社会经济状况差，高血压病史，糖尿病病史，生殖道不典型病变史或癌症病史，免疫功能抑制以及大众熟知的 HPV 感染。VIN 为其癌前病变，76%的 VIN 3 级患者为 HPV 阳性。大约 23%的 VIN 3 级患者为亚临床浸润的外阴癌。

D. 腹股沟淋巴结转移：触诊可及腹股沟淋巴结肿大者中，10%~36%已有亚临床转移[2]，其临床分期显然被低估了。相反，20%临床扪及肿大的淋巴结病理却为阴性。28%的腹股沟淋巴结转移的患者伴有盆腔淋巴结转移。

E. 淋巴转移的危险因素与肿瘤的大小及浸润深度有关。当浸润深度未达 1mm 时，患者淋巴转移的危险最小，低于 1%；而浸润深度为 1~2mm 时，淋巴转移的风险为 7%~8%；浸润深度为 3mm 时，淋巴转移的风险为 12%~17%；浸润深度为 5mm 时，淋巴转移的风险为 15%~17%。病灶大小不同，淋巴转移的风险差异显著:肿瘤大小为 0~1cm 时,淋巴转移的风险为 7.7%;肿瘤为 2cm 时,淋巴转移的风险为 22%;肿瘤为 3cm 时,淋巴转移的风险为 27%;肿瘤大小为 5cm 时,淋巴转移的风险为 35%~40%[31]。

Ⅱ. 辅助检查

A. 治疗前的检查包括阴道、宫颈的仔细评估;5%患者的病变为多病灶的,应对可疑区域中心行活检。

B. 如怀疑腹股沟淋巴结或盆腔淋巴结阳性, 应行影像学检查,如 CT、MRI 或 PET,同时行胸部 X 线检查及一般实验室检查。如果较大病灶位于会阴后半部或累及肛门应行乙状结肠镜检查。

C. 如腹股沟淋巴结疑似阳性,在行腹股沟淋巴结清扫前可行细针穿刺活检。如结果为阳性,应考虑行腹股沟淋巴结清扫术,因为常规的外照射放疗不足以控制较大病灶。对于较大病灶,不必行系统的淋巴清扫,而是去除大块病灶,并在放疗前标记范围。如果淋巴结固定,不能切除,可考虑行新辅助化疗和放疗。

D. 对恶性黑色素瘤的辅助检查包括胸部、腹部及盆腔 CT, 脑部 MRI 检查,LDH 检测及 PET 检查。用免疫组织化学法检测 BRAFV600E 基因突变。

Ⅲ. 组织学

A. 外阴癌中 85%为鳞状上皮细胞癌。

B. 恶性黑色素瘤占外阴癌的 5%,分为 4 种组织学亚型:浅表播散型、斑点型、肢体末端型及结节型。

C. 其他类型包括基底细胞癌、腺癌、肉瘤和疣状癌。

D. 外阴 Paget 病分为皮肤及非皮肤(膀胱或结直肠)亚型。浸润性腺癌占 4%~17%;30%~42%患者以后可能会在外阴区域以外发生腺癌,如乳腺、结肠、直肠、子宫。

E. 组织学分级:外阴癌 GOG 组织学分级与其他肿瘤略有不同,G1 级

为高分化,G2 级为 G3 细胞少于 1/3,G3 级为 G3 细胞占 1/3~1/2;
G4 级为超过 1/2 细胞由 G3 细胞组成。

Ⅳ. 分期:外阴癌采用手术分期

A. FIGO 2009 分期如下。

Ⅰ 期

- Ⅰ A 期: 病灶≤2cm, 间质浸润≤1mm, 局限于外阴或会阴, 无淋巴结转移。
- Ⅰ B 期: 病灶>2cm,间质浸润>1mm,病灶局限于外阴或会阴,无淋巴结转移。

Ⅱ 期: 无论肿瘤大小,病灶累及阴道下 1/3、尿道或肛门。

Ⅲ 期: 淋巴结阳性。

- Ⅲ A: 一个直径大于 5mm 的淋巴结转移或 1~2 个直径小于 5mm 的淋巴结转移。
- Ⅲ B: 两个直径大于 5mm 的淋巴结转移或 3 个以上直径小于 5mm 的淋巴结转移。
- Ⅲ C: 任何淋巴结包膜外的浸润。

Ⅳ 期

- Ⅳ A
  - Ⅳ A1: 阴道上 2/3 受累,病灶累及阴道、尿道或肛门。
  - Ⅳ A2: 淋巴结固定或出现溃疡。
- Ⅳ B: 远处转移包括盆腔淋巴结转移。

B. 外阴癌的 AJCC 分期

1. 原发病灶大小(T)

- TX: 原发肿瘤无法测量。
- T0: 无原发肿瘤证据。
- T1
  - T1a: 肿瘤<2cm,局限于会阴或外阴,间质浸润≤1mm。

- T1b：肿瘤>2cm，或任意大小肿瘤，其间质浸润>1mm。病灶局限于会阴或外阴。
- T2：任意大小的肿瘤扩散至会阴邻近器官：尿道下 1/3，阴道下 1/3，肛门受累。
- T3：任意大小的肿瘤扩散至下列器官：尿道上段或 2/3，阴道上段或 2/3，膀胱黏膜，直肠黏膜，或固定于盆壁。

2. 区域淋巴结（N）

- NX：区域淋巴结无法评估。
- N0：无区域淋巴结转移。
- N1：一或两个淋巴结有以下特征。
  - N1a：一或两个淋巴结转移，每个淋巴结直径≤5mm。
  - N1b：一个淋巴结转移，淋巴结直径≥5mm。
- N2：区域淋巴结转移有以下特点。
  - N2a：三个以上淋巴结转移，每个淋巴结<5mm。
  - N2b：两个以上淋巴结转移，每个淋巴结≥5mm。
  - N2c：淋巴结转移伴淋巴结囊外播散。
- N3：淋巴结转移伴固定或溃疡。

3. 远处转移（M）

- M0：无远处转移。
- M1：有远处转移（包括盆腔淋巴结转移）。

4. TNM 分期

- Ⅰ 期
  - Ⅰ A 期：T1aN0M0。
  - Ⅰ B 期：T1bN0M0。
- Ⅱ 期：T2N0M0。
- Ⅲ 期
  - Ⅲ A 期：T1,T2N1a,N1bM0。
  - Ⅲ B 期：T1,T2N2a,N2bM0。

- ⅢC 期：T1,T2N2cM0。
- Ⅳ 期
  - ⅣA 期：T1,T2N3M0
  - T3,无论 N,M0。
  - ⅣB 期：无论 T,无论 N,M1。

C. 恶性黑色素瘤分期

恶性黑色素瘤同样采取手术分期,此外还有一些不同的分期方法。期别是最重要的预后因素。AJCC 采用 Breslow 分期,其对溃疡性病变更佳且更有可重复性。

1. 分期

期别	Clark分期	Chung分期	Breslow分期/深度
Ⅰ 期	上皮内	上皮内	<0.76mm
Ⅱ 期	乳头真皮层	距离粒层<1mm	0.76~1.5mm
Ⅲ 期	充满真皮层乳头	距离粒层 1.1~2mm	1.51~2.25mm
Ⅳ 期	网状层	距离粒层>2mm	2.26~3mm
Ⅴ 期	累及皮下脂肪	皮下脂肪	>3mm

2. Chung 分期已取代 Clark 分期,因后者未考虑外阴皮肤为非毛发附属物并含有较少皮下脂肪

3. 恶性黑色素瘤 AJCC 分期

a. 肿瘤原发灶(T)

- TX：无法评估肿瘤原发灶。
- T0：无肿瘤原发灶证据。
- T1：肿瘤细胞浸润深度小于 1mm。
  - T1a：无溃疡且有丝分裂数小于 $1/mm^2$。
  - T1b：伴溃疡且有丝分裂数大于 $1/mm^2$。

- T2：肿瘤细胞浸润深度为 1.01~2.0mm。
  - T2a：不伴溃疡。
  - T2b：伴溃疡。
- T3：肿瘤细胞浸润深度为 2.0~4.0mm。
  - T3a：不伴溃疡。
  - T3b：伴溃疡。
- T4：肿瘤细胞浸润大于 4.0mm。
  - T4a：不伴溃疡。
  - T4b：伴溃疡。

b. 局部淋巴结情况（N）
- NX：局部淋巴结无法评估。
- N0：无局部淋巴结转移。
- N1：一个淋巴结转移。
  - N1a：显微镜下转移*。
  - N1b：肉眼转移**。
- N2：2~3 个淋巴结转移。
  - N2a：显微镜下转移*。
  - N2b：肉眼转移**。
  - N2c：运输转移中淋巴结不转移。
- N3：4 个以上淋巴结转移、无光泽淋巴结、运输转移/转移淋巴结呈卫星灶。

* 显微镜下转移通过前哨淋巴结活检和淋巴清扫术（如果实施）诊断。

** 肉眼转移定义为临床上可检测的淋巴转移，通过淋巴结清扫术或转移淋巴结呈现囊外扩散确诊。

c. 远处转移（M）
- M0：无远处转移（无病理性 M0；通过临床远处转移进行分期）。

- M1：远处转移（包括淋巴结转移）。
  - M1a：转移至皮肤、组织下或远处淋巴结。
  - M1b：转移至肺。
  - M1c：转移至心脏其他部位或远处转移至其他部位伴血清 LDH 升高。

d. TNM 分期
- Ⅰ期：
  - Ⅰ A 期：T1aN0M0。
  - Ⅰ B 期：T1bN0M0；
    T2aN0M0。
- Ⅱ 期：
  - Ⅱ A：T2bN0M0；
    T3aN0M0。
  - Ⅱ B：T3bN0M0；
    T4aN0M0。
  - Ⅱ C：T4bN0M0；
- Ⅲ 期：
  - Ⅲ a 期：T1-4aN1aM0；
    T1-4aN2aM0。
  - Ⅲ b 期：T1-4bN1aM0；
    T1-4bN2aM0；
    T1-4aN1bM0；
    T1-4aN2bM0；
    T1-4aN2cM0。
  - Ⅲ c 期：T1-4bN1bM0；
    T1-4bN2bM0；
    T1-4bN2cM0；
    任何 T N3M0。

• Ⅳ期:任何 T 及任何 N M1。

V. 治疗

A. 鳞状细胞癌及腺癌的处理为广泛局部切除(根治性半外阴切除术/外阴切除术)原发肿瘤边缘 2cm 及盆腔淋巴结清扫术。对于浸润深度小于 1mm 的病灶,可不行腹股沟淋巴结清扫术。如果病灶属于中线型(距中线超过 1cm),应行双侧腹股沟淋巴结清扫术。对于 T4 期病灶,应行根治性外阴切除术加双侧腹股沟淋巴结清扫术,或可考虑盆腔淋巴结清扫术。晚期患者也可考虑联合放疗及化疗的新辅助治疗。

B. 股三角以腹股沟韧带为上界,外侧为缝匠肌,内侧为外展长肌。腹股沟淋巴结清扫的切口部位位于髂前上棘与耻骨结节连线下 2cm,应保留皮瓣。所留皮瓣上界向腹股沟韧带剥离。可切除附着于韧带周围的淋巴结承托组织,应结扎旋髂浅血管及腹壁浅静脉。大隐静脉穿行于股三角,应予以保留,并结扎其分支。

C. 如果最终病理报告显示同侧腹股沟淋巴结有转移,应考虑行对侧腹股沟淋巴结的清扫或双侧腹股沟及盆腔的辅助放射治疗,如果腹股沟淋巴结无转移,可行单侧腹股沟及盆腔放疗。

D. 同侧腹股沟淋巴结清扫结果为阴性时,对侧淋巴结阳性的风险为 0.4%~2.6%;GOG74 报道显示当肿瘤原发灶直径≤2cm 时,对侧淋巴结阳性的风险为 2.4%,如果肿瘤浸润深度<5mm,对侧淋巴结转移的发生率为 1.2%[4]。如果肿瘤直径<2cm,发现 0.9% 的患者对侧淋巴结有转移[5]。在另一个研究报道中,如果同侧淋巴结无转移,对侧淋巴结转移的概率为 1.8%。如果肿瘤直径<2cm,浸润深度<5mm,未发现对侧淋巴结有转移[6]。

E. 腹股沟前哨淋巴结切除可潜在地减小腹股沟淋巴结清扫术范围及并发症的发生率。联合序列注射 ^{99m}TC 标记的清蛋白及蓝色染料至肿瘤病灶,术中探测,证实该方法对鉴别前哨淋巴结有很好的敏感性及特异性。如果淋巴结冰冻病理结果为阳性,应行腹股沟淋巴结清扫术。

F. 切缘情况与癌症复发有一定关系,Heaps 等报道[7],若固定的无瘤组织切缘距离小于 8mm,23 例患者中有 13 例局部复发;而切缘距离大于 8mm,112 例患者中仅有 8 例复发。因此,对于切缘阳性或切缘距离较近的患者,行外阴辅助放射治疗可降低局部复发率。行辅助放疗患者的复发率为 44%,而未行辅助放疗患者的复发率高达 75%[8]。肿瘤浸润深度超过 5mm 或有淋巴血管间隙(LVSI)的患者也应行局部辅助放疗。

G. 对于 FIGO 分期为 3B、3C 和 4A 期的患者,应行腹股沟区及盆腔淋巴结辅助放疗。类似宫颈癌治疗方案,应考虑同时给予放疗增敏剂顺铂,而外阴癌达不到宫颈癌临床试验的治疗效果。

H. 基底细胞癌很少转移, 治疗方案为切除距肿瘤切缘至少 1cm 的组织。

I. 疣状癌为局部浸润,很少远处转移。治疗方法为局部广泛切除,通常应避免放射治疗。

J. 外阴肉瘤的治疗方法也为局部广泛切除,联合放疗及化疗有助于对疾病的治疗。

K. 对于外阴恶性黑色素瘤患者,应行外阴局部广泛切除和双侧腹股沟淋巴结清扫。

1. 有数据表明根治性手术与局部广泛切除术的总生存率无显著性差异[9]。

2. 对外阴恶性黑色素瘤患者行淋巴结清扫仅具有了解预后的意义,不具有治疗意义。对淋巴结增大患者行清扫术是合适的。

3. 肿瘤切缘:原位癌手术理想的切缘应为距肿瘤 0.5mm;肿瘤浸润深度为 1mm 的肿瘤,切缘距肿瘤应为 1cm;肿瘤浸润深度为 1.01~2mm 的肿瘤,切缘距肿瘤应为 1~2cm;肿瘤浸润深度为 2.01~4mm 的肿瘤,切缘距肿瘤应为 2cm;对病灶浸润深度超过 4mm 的肿瘤,切缘距肿瘤也为 2cm。

4. 最常见的失败原因是远处转移。

5. AJCC 分期为最重要的预后因素。

6. 外阴恶性黑色素瘤的辅助治疗应为单药化疗,药物包括:达卡巴嗪、替莫唑胺、顺铂、长春新碱或紫杉醇,联合化疗的方案为紫杉醇加顺铂。

7. 生物制剂也可与标准细胞毒药物联用或单独应用,这些生物制剂包括:依普利单抗、α-干扰素、维罗非尼片。

L. Paget 病

1. 对于非皮肤性的外阴 Paget 病,采用广泛外阴切除或更深的外阴切除术对患者无益处。

2. 对于皮肤性的外阴 Paget 病,建议采用单纯的宽外阴切除术,临床上切除范围为距肿瘤切缘 1cm,术后 3 年的复发风险为 34%。对肿瘤边缘的冰冻切片检查与单凭肉眼判断效果近似(假阴性率为 35%~38%)。肿瘤切缘石蜡切片也不能预测复发率,如果切缘阴性,复发率为 33%;而切缘阳性的患者复发率为 40%[10]。

M. 根治性外阴切除术及腹股沟淋巴结清扫术的并发症中,伤口感染率为 29%;三切口手术伤口破裂率为 38%,而外阴病灶整块切除的伤口破裂率为 68%;淋巴水肿的发生率为 7%~19%;淋巴囊肿的发生率为 7%~28%。由于 β 链球菌感染,蜂窝织炎及淋巴管炎可能发生。如果可能发生蜂窝织炎,对慢性淋巴水肿的患者应给予预防性抗生素。此外,神经损伤及感觉异常也可能发生。

VI. 复发

A. 局部复发的风险与手术时切缘与肿瘤的距离有关,有资料证实石蜡固定的肿瘤标本切缘距病灶边缘达 8mm(新鲜边缘 1cm)

与切缘距肿瘤边缘小于 8mm 患者相比,复发率减少 50%,如果切缘距肿瘤边缘大于 8mm,复发率将降至 0%。目前,切缘距肿瘤边缘 2cm 仍然为推荐的标准,但如因解剖因素的限制,切缘距肿瘤病灶边缘至少需 1cm[7]。Farias-Eisner 等[11]研究发现对Ⅰ期、Ⅱ期外阴癌行局部广泛外阴切除术加淋巴结清扫术,发现局部广泛外阴切除术与根治术比较,存活率无差异;淋巴结状态与生存率显著相关。淋巴结阴性患者,总生存率为 98%;淋巴结阳性患者,总生存率仅为 45%。

B. 对于局部复发患者,应行外阴局部广泛切除术,若患者此前未行放疗,可给予额外放射治疗。应考虑同时给予顺铂化疗。

C. 对于孤立的会阴复发病灶,手术的治愈率为 75%。如为局部复发,应考虑盆腔脏器切除术。

D. 如经全面细致的检查发现远处转移, 可考虑姑息性的放疗和(或)化疗。

E. 对于外阴恶性黑色素瘤的复发,通过病理活检明确诊断,同时行影像学检查包括胸部/腹部及盆腔的 CT 或 PET-CT 检查;如果腹股沟淋巴区复发,未曾手术的患者可行全部淋巴清扫术,并切除增大的淋巴结。如果患者已行淋巴结清扫术,淋巴结的切除是必须的。如果病灶能完全切除,可考虑应用放疗、α-干扰素和(或)临床试验。若表浅淋巴结阳性或 3 个以上淋巴结有转移,应考虑切除髂淋巴结及闭孔淋巴结。

Ⅶ. 生存率

腹股沟淋巴结转移患者的 2 年生存率为 68%,盆腔淋巴结转移患者的 2 年生存率为 23%。

A. 5 年生存率

　Ⅰ 期:95%。

　Ⅱ 期:75%~85%。

Ⅲ 期:55%。

ⅣA 期:20%。

ⅣB 期:5%。

Ⅷ. 随访

A. 最初 2 年每 3 个月随访 1 次。

后 3 年每 6 个月随访 1 次。

以后每年随访 1 次。

重要研究

A. GOG36[12,13]:外科手术的病理学研究评估了 637 例外阴癌患者,所有肿瘤浸润深度小于 5mm,对局部复发及淋巴转移的风险因素进行了研究。预测腹股沟淋巴结转移情况的多变量危险因子包括:瘤体直径小于 2cm(18.9%+LN);大于 2cm(41.6%+LN)。腹股沟淋巴结转移的独立预后因素包括:肿瘤组织学分级、LVSI、浸润深度、年龄及固定或溃疡的淋巴结。临床判定淋巴结阴性的假阴性率为 23.9%,GOG36 中确定腹股沟淋巴转移的患者被随机分配到 GOG37。

B. GOG37[14]:该研究对 114 例已行根治性外阴切除+双侧腹股沟淋巴结清扫术的外阴癌患者行同侧盆腔淋巴结清扫或腹股沟盆腔淋巴结放射治疗,对于腹股沟淋巴结转移患者,给予 45~50Gy 放射治疗。放疗组的复发率为 5%,盆腔淋巴结清扫组的复发率为 24%;腹股沟和盆腔淋巴结放疗组的 2 年生存率为 68%,盆腔淋巴结清扫组的 2 年生存率为 54%。阳性淋巴结数量影响生存率:1 个淋巴结阳性患者的总体生存率为 80%,而 4 个淋巴结阳性患者的生存率仅为 27%。如果腹股沟淋巴结阳性,盆腔淋巴结阳性率为 20%。两个研究组的外阴局部复发率均为 9%。

C. GOG37 随访结果[15]:随访 6 年,外阴癌患者放疗组的生存率为 61%,而行盆腔淋巴结清扫术组则为 41%;放疗组的外阴癌癌症相关死亡率为 51%；而盆腔淋巴结清扫术患者的死亡率则为 29%，HR=0.49。预后较差的因素包括：临床怀疑或固定的淋巴结；两个以上腹股沟淋巴结转移。20%切除的淋巴结呈阳性的患者常有对侧淋巴结转移，复发率和癌症相关死亡率更高。

D. GOG74[4,16]：该研究评估了 143 例早期外阴癌行改良根治性外阴切除术及腹股沟浅表淋巴结清扫术患者的治疗结果：7%患者腹股沟区复发，91.7%腹股沟区复发的外阴癌患者死亡。外阴复发的中位时间为 35.9 个月，腹股沟区复发的中位时间为 7 个月。外阴部位复发的患者平均生存时间为 52.4 个月；而腹股沟区复发患者的平均生存时间为 9.4 个月。该研究因 3 级肿瘤患者所占比例较高（28%）且其中 9 例患者腹股沟区复发，3 例未行腹股沟淋巴清扫（患者拒绝该手术）而受到质疑。

E. GOG88[17]：因 GOG37 中外阴癌淋巴结有转移的患者放疗有较好预后，那么如果可行，是否需要对腹股沟淋巴结行预防性放射治疗亟待研究。该研究对 50 例已行根治性外阴切除术的患者进行评估，随机安排他们行腹股沟区预防性放射治疗或行腹股沟区淋巴结切除。对其中 25 例行淋巴结清扫后腹股沟淋巴结有转移（20%淋巴结发生转移）的患者继续放疗，无 1 例复发；如果对腹股沟区行预防性放疗，而未行淋巴结清扫，因无法预知淋巴结状态，患者的复发率为 18.5%。本研究的批评者[18]认为：对腹股沟区放射剂量不足，病灶为 3cm 及以上才给予放疗。患者的平均 BMI 为 25.6，但平均放疗埋管深度为 6.1cm（2~18.6cm）。

F. GOG101[19]：该研究评估了 73 例 T3、T4 期行新辅助化疗及放疗的外阴癌患者。放疗剂量为 47.6Gy，采用超分割方法于每个放疗野给予 1.7Gy，同步行顺铂及氟尿嘧啶方案化疗。71 例患者中有 69 例经治疗后转为可手术切除病灶。68 例患者保持有较好的排便及排尿功能。47%（33/71）达到临床完全缓解（CCR），研究终点时有 70%的患者临床部分缓解（CPR），2.8%仍无法手术切除病灶。总生存率为

55%。一个与 GOG101[20]相伴的研究显示,对于腹股沟淋巴结转移不能切除(N2/3)的患者,40 例行同步放化疗后有 38 例变为可手术切除,37 例中有 15 例达到 CPR。总之,38 例中有 29 例可局部控制;19 例复发,其中 9 例局部复发,8 例患者有远处转移。

G. GOG 205[21]:该研究对 58 例 T3、T4 期行新辅助化疗及放疗的外阴癌患者进行评估,放疗剂量为 57.6Gy,同时给予顺铂化疗,剂量为 40mg/m²,每周一次。对残余病灶行手术切除(或活检证实 CCR)证实 64%(37/58)的患者达到 CCR,研究人群中的 78%可以达到CPR。该研究未对患者行超分割野放疗,无治疗间隔,同时未给予氟尿嘧啶化疗。该研究采用标准步骤治疗腹股沟淋巴结。对临床阴性或可切除的腹股沟淋巴结先行腹股沟淋巴清扫术后联合新辅助治疗;如果有不可切除的腹股沟区淋巴结,在新辅助治疗后再行腹股沟淋巴切除术。

H. GOG173[22]:在该研究中,纳入 452 例瘤体直径≥2cm 而≤6cm,浸润深度至少 1mm 的患者。对这些患者行根治性外阴切除及术中腹股沟淋巴结成像,切除 772 个腹股沟淋巴结。452 例患者中有 418 例证实为前哨淋巴结(SLN),418 例患者中有 132 例(31.6%)证实为淋巴结转移,121 例为前哨淋巴转移。11 例前哨淋巴结阴性的患者在后续的淋巴结清扫术后,经病理证实有其他部位淋巴结转移。前哨淋巴结的敏感性为 91.7%,当瘤体直径小于 4cm 时,假阴性率为2%。

I. Disaia 等[23]建议省去腹股沟深淋巴结清扫以减少并发症且不影响生存率。对 50 例无腹股沟浅淋巴结转移的 I 期患者进行回顾性分析,这些患者未行腹股沟深淋巴结清扫,12 个月后未见复发。

J. GROINESS V[24]:该研究评估了 403 例瘤体直径小于 4cm 的鳞状细胞癌患者。所有患者均行根治性外阴切除及腹股沟前哨淋巴结切除术,共切除 623 个腹股沟区淋巴结。术后随访 35 个月。应用放射性示踪剂及蓝色染料,其中 259 例为单病灶外阴癌,前哨淋巴结阴性(中位随访期为 35 个月),6 例出现腹股沟区复发,假阴性率为

2.3%，3 年生存率为 97%。单纯行前哨淋巴结活检的患者与前哨淋巴结阳性，行全面的腹股沟股淋巴结清扫术的患者相比，短期并发症明显减少。前者的腹股沟区伤口裂开率为 11.7%，而后者为 34%；前者蜂窝织炎的发生率为 4.5%，后者为 21.3%。长期并发症也同样减少，如前者复发性丹毒的发生率为 0.4%，后者为 16.2%；前者腿部淋巴水肿的发生率为 1.9%，后者为 25.2%。

K. 维罗非尼[25]为抗 BRAF 受体的抗体，某些恶性黑色素瘤患者发生 V600E 突变并激发 BRAF 基因。对 675 例未治疗的转移性ⅢC 期或Ⅳ期 BRAF V600E 阳性的恶性黑色素瘤患者进行临床随机试验，比较维罗非尼与达卡巴嗪的治疗效果。维罗非尼剂量为 960mg，每日 2 次，口服；达卡巴嗪的剂量为 $1000mg/m^2$，静脉用药，每 3 周 1 次，前者 6 个月生存率为 84%，后者为 64%；前者反应率为 48%，后者为 5%。

（张峻霄 译　孙蓬明 校）

参考文献

1. Modesitt SC, Waters AB, Walton L, et al. Vulvar intraepithelial neoplasia III: occult cancer and the impact of margin status on recurrence. *Obstet Gynecol*. 1998;92(6):962–966.

2. Iversen T, Aalders JG, Christensen A, et al. Squamous cell carcinoma of the vulva: a review of 424 patients, 1956–1974. *Gynecol Oncol*. 1980;9(3):271–279.

3. Gonzalez Bosquet J, Kinney WK, Russell AH, et al. Risk of occult inguinofemoral lymph node metastasis from squamous carcinoma of the vulva. *Int J Radiat Oncol Biol Phys*. 2003;57(2):419–424.

4. Stehman FB, Bundy BN, Dvoretsky PM, et al. Early stage I carcinoma of the vulva treated with ipsilateral superficial inguinal lymphadenectomy and modified radical hemivulvectomy: a prospective study of the Gynecologic Oncology Group. *Obstet Gynecol*. 1992;79(4):490–497.

5. de Hullu JA, van der Zee AG. Surgery and radiotherapy in vulvar cancer. *Crit Rev Oncol Hematol*. 2006;60(1):38–58.

6. Gonzalez Bosquet J, Magrina JF, Magtibay PM, et al. Patterns of inguinal groin metastases in squamous cell carcinoma of the vulva. *Gynecol Oncol.* 2007;105(3):742–746.

7. Heaps JM, Fu YS, Montz FJ, et al. Surgical-pathologic variables predictive of local recurrence in squamous cell carcinoma of the vulva. *Gynecol Oncol.* 1990;38(3):309–314.

8. Faul CM, Mirmow D, Huang Q, et al. Adjuvant radiation for vulvar carcinoma: improved local control. *Int J Radiat Oncol Biol Phys.* 1997;38(2):381–389.

9. Trimble EL, Lewis JL Jr, Williams LL, et al. Management of vulvar melanoma. *Gynecol Oncol.* 1992;45(3):254–258.

10. Fishman DA, Chambers SK, Schwartz PE, et al. Extramammary Paget's disease of the vulva. *Gynecol Oncol.* 1995;56(2):266–270.

11. Farias-Eisner R, Cirisano FD, Grouse D, et al. Conservative and individualized surgery for early squamous carcinoma of the vulva: the treatment of choice for stage I and II (T1-2N0-1M0) disease. *Gynecol Oncol.* 1994;53(1):55–58.

12. Homesley HD, Bundy BN, Sedlis A, et al. Assessment of current International Federation of Gynecology and Obstetrics staging of vulvar carcinoma relative to prognostic factors for survival (a Gynecologic Oncology Group study). *Am J Obstet Gynecol.* 1991;164(4):997–1003; discussion 1003–1004.

13. Homesley HD, Bundy BN, Sedlis A, et al. Prognostic factors for groin node metastasis in squamous cell carcinoma of the vulva (a Gynecologic Oncology Group study). *Gynecol Oncol.* 1993;49(3):279–283.

14. Homesley HD, Bundy BN, Sedlis A, et al. Radiation therapy versus pelvic node resection for carcinoma of the vulva with positive groin nodes. *Obstet Gynecol.* 1986;68(6):733–740.

15. Kunos C, Simpkins F, Gibbons H, et al. Radiation therapy compared with pelvic node resection for node-positive vulvar cancer: a randomized controlled trial. *Obstet Gynecol.* 2009;114(3):537–546.

16. Stehman FB, Bundy BN, Ball H, et al. Sites of failure and times to failure in carcinoma of the vulva treated conservatively: a Gynecologic Oncology Group study. *Am J Obstet Gynecol.* 1996;174(4):1128–1132; discussion 1132–1133.

17. Stehman FB, Bundy BN, Thomas G, et al. Groin dissection versus groin radiation in carcinoma of the vulva: a Gynecologic Oncology Group study. *Int J Radiat Oncol Biol Phys.* 1992;24(2):389–396.

18. Koh WJ, Chiu M, Stelzer KJ, et al. Femoral vessel depth and the implications for groin node radiation. *Int J Radiat Oncol Biol Phys.* 1993;27(4):969–974.

19. Moore DH, Thomas GM, Montana GS, et al. Preoperative chemoradia-

tion for advanced vulvar cancer: a phase II study of the Gynecologic Oncology Group. *Int J Radiat Oncol Biol Phys.* 1998;42(1):79–85.

20. Montana GS, Thomas GM, Moore DH, et al. Preoperative chemo-radiation for carcinoma of the vulva with N2/N3 nodes: a Gynecologic Oncology Group study. *Int J Radiat Oncol Biol Phys.* 2000;48(4):1007–1013.

21. Moore DH, Ali S, Koh WJ, et al. A phase II trial of radiation therapy and weekly cisplatin chemotherapy for the treatment of locally-advanced squamous cell carcinoma of the vulva: a Gynecologic Oncology Group study. *Gynecol Oncol.* 2012;124(3):529–533.

22. Levenback CF, Ali S, Coleman RL, et al. Lymphatic mapping and sentinel lymph node biopsy in women with squamous cell carcinoma of the vulva: a Gynecologic Oncology Group study. *J Clin Oncol.* 2012;30(31):3786–3791.

23. DiSaia PJ, Creasman WT, Rich WM. An alternate approach to early cancer of the vulva. *Am J Obstet Gynecol.* 1979;133(7):825–832.

24. van der Zee AG, Oonk MH, de Hullu JA, et al. Sentinel node dissection is safe in the treatment of early-stage vulvar cancer. *J Clin Oncol.* 2008;26(6):884–889.

25. Chapman PB, Hauschild A, Robert C, et al. Improved survival with vemurafenib in melanoma with BRAF V600E mutation. *N Engl J Med.* 2011;364(26):2507–2516.

第6节　阴道癌

I. 特点

A. 阴道癌占女性生殖道恶性肿瘤的 1%~2%，中位发病年龄为 60 岁，大多数阴道癌为来自其他部位的转移灶，包括来自宫颈、子宫、乳腺等恶性肿瘤，妊娠滋养细胞肿瘤及胃肠道的恶性肿瘤。原发性阴道癌发病部位通常为阴道上部的 1/3。后穹隆多见，2013 年美国的新发病人数为 2890 人，其中 840 例患者死亡。

B. 阴道癌的症状包括阴道排液、阴道出血、里急后重、盆腔疼痛、膀胱刺激症状及下腹坠胀等。

C. 如果患者有子宫、宫颈或外阴癌病史，阴道病变多为复发性癌灶，除非有明确病理证实或与原发疾病间隔时间大于 5 年。

D. 阴道癌的发病危险因素包括 HPV 感染、慢性阴道刺激、宫颈癌治疗史，前次 CIN 病史及宫内暴露 DES（己烯雌酚）病史。

E. 1940~1971 年，己烯雌酚开始应用。阴道腺病及阴道腺癌的特点为暴露后发病。其他身体检查发现包括宫颈呈鸡冠花样外观。有 DES 暴露史者宫颈透明细胞癌的危险为 1/1000。发病高峰年龄为 19 岁。对暴露史妇女自 16 岁开始每 6 个月到 1 年的检测包括巴氏涂片及阴道镜检查，必要时活检。直至终身。

F. 阴道癌的传播方式为直接浸润、淋巴结转移及血循环转移。淋巴转移的方式取决于病灶的部位，如果病灶位于阴道上 2/3，其方式类似宫颈癌，直接转移至盆腔淋巴结；如果病灶位于阴道下 1/3，常转移至腹股沟及股淋巴结和（或）盆腔淋巴结；血源性播散常发生于疾病进展的晚期。

G. 最重要的预后因素为疾病的分期。年龄也是重要的因素之一。阴道的恶性黑色素瘤及肉瘤预后很差。阴道下段的病灶预后一般比阴道上段差。病灶小于 3cm 患者的预后较病灶大于 5cm 患者好;淋巴结状态也与预后有关,淋巴结有转移患者的 5 年存活率为 33%,而无淋巴结转移的患者则为 56%。

Ⅱ. 治疗前的检查

治疗前的检查包括对整个生殖道的阴道镜检查及体格检查。通过阴道镜指导下的活检明确诊断。必要时应麻醉下行膀胱镜及乙状结肠镜检查。这些操作有助于阴道癌的临床分期。胸片、膀胱镜、乙状结肠镜、钡灌肠等检查也是 FIGO 所要求的。CT、MRI 及 PET 等影像学检查有助于对疾病的范围等的评估。

Ⅲ. 组织学

A. 80%的阴道癌为鳞状细胞癌。

B. 5%~9%为腺癌。

C. 恶性黑色素瘤占阴道恶性肿瘤的 2.8%~5%,最常见发生于阴道下 1/3。

D. 阴道横纹肌肉瘤常为胚胎横纹肌肉瘤的一种亚型,属于葡萄状肉瘤,为婴幼儿及儿童最常见的阴道恶性肿瘤。90%的患儿年龄小于 5 岁,临床检查常发现葡萄样的肿物突出于阴道口。组织学特点为阴道上皮下出现新生组织。

E. 平滑肌肉瘤也可见到,也可发生于有放疗史的患者。

Ⅳ. 分期

与宫颈癌类似,为临床分期。

A. FIGO 分期

Ⅰ 期:病灶局限于阴道壁。

Ⅱ 期:病灶扩散至阴道下组织,未扩散至盆壁。

某些作者认为可再分为:

- ⅡA 期,无宫旁受累。
- ⅡB 期,有宫旁浸润。

Ⅲ 期:扩散至盆壁。

Ⅳ 期:浸润至邻近盆腔器官或有远处转移。

- ⅣA 期,膀胱或直肠黏膜受侵犯。
- ⅣB 期,病灶超过真骨盆,有远处转移。

B. AJCC 分期

原发肿瘤(T)

- TX:原发肿瘤无法评估。
- T0:无原发肿瘤证据。
- T1:Ⅰ期原发肿瘤局限于阴道。
- T2:Ⅱ期肿瘤浸润阴道旁组织,但未累及盆壁。
- T3:Ⅲ期肿瘤浸润至盆壁*。
- T4:ⅣA 期肿瘤浸润至膀胱黏膜或直肠黏膜和(或)超过骨盆(滤泡样水肿不足以诊断 T4)。

*盆壁:定义为肌肉、筋膜、神经血管结构或骨盆的骨骼部分。

淋巴结(N)

盆腔或腹股沟淋巴结转移。

- NX:局部淋巴结状态无法评估。
- N0:无淋巴结转移证据。
- N1:局部淋巴结转移(盆腔或腹股沟)。

远处转移(M)

- M0:无远处转移(无病理学转移 M0;采用临床 M 到整个分期)。
- M1:ⅣB 期远处转移。

TNM 分期

- Ⅰ期:T1N0M0。
- Ⅱ期:T2N0M0。

- Ⅲ期：T1-T3N1M0；

    T3N0M0。
- Ⅳ期：
    - ⅣA 期，T4，任意 N，M0。
    - ⅣB 期，任意 T，任意 N，M1。

V. 治疗

取决于病灶的分期、浸润深度及部位以及有无并发症。

A. Ⅰ期累及阴道上 2/3 的阴道癌（鳞癌及腺癌）的治疗包括根治性的子宫切除加阴道上段的切除及盆腔淋巴结清扫，或如果已行子宫切除术，可行阴道上段切除术加宫旁切除术及淋巴结清扫术。放疗不行手术有同等的疗效。可遵循宫颈癌的指南采用以铂类为基础的联合化疗；如果阴道下 1/3 受累，外照射放疗野应包括腹股沟区，放疗剂量为 50.4Gy，总剂量为 80~85Gy，采取组织间插置或 Fletcher-Suit 短程疗法。

B. Ⅱ、Ⅲ、Ⅳ期阴道癌的治疗明确以顺铂为基础的同步放化疗。如果病灶≥2cm，可考虑手术切除以使放射治疗效果达到最佳。放射治疗通常包括外照射及腔内或组织间插置，总放疗剂量为 85~90Gy，如果病灶累及阴道下 1/3，腹股沟区应给予放疗。

C. 阴道恶性黑色素瘤的治疗为尽可能手术根治性切除。未发现盆腔除脏手术提供额外生存获益。化疗及生物治疗可能给患者提供额外益处。

D. 阴道横纹肌肉瘤的治疗通常为多种模式，包括手术切除、放疗及全身化疗；常规应用长春新碱、放线菌素及环磷酰胺。其他的化疗方案为环磷酰胺、阿霉素及达卡巴嗪。

E. 阴道平滑肌肉瘤的治疗为根治性的手术切除及辅助放疗和（或）化疗。

Ⅵ. 复发性阴道癌

如果确诊为阴道癌复发,应该考虑充分的转移部位的检查。若仅为局部复发,可行广泛的阴道局部切除或部分性阴道根治术。如果为中央型复发,可行盆腔除脏术。如果为远处转移,可行化疗和(或)放疗。

Ⅶ. 存活率

5 年存活率

Ⅰ期:80%;

Ⅱ期:45%;

Ⅲ期:35%;

Ⅳ期:10%。

Ⅷ. 随访

建议行全身检查及盆腔检查,巴氏涂片有助于复发的检查。

最初 2 年每 3 个月随访 1 次;

接下来的 3 年每 6 个月随访 1 次;

以后每年随访。

(张峻霄 译 孙蓬明 校)

第 7 节 妊娠滋养细胞疾病

I. 特点

A. 妊娠滋养细胞疾病(GTD)描述的是一组起源于滋养细胞的肿瘤,通常由异常受精所致,包括葡萄胎、绒毛膜癌及胎盘部位滋养细胞肿瘤。

B. 葡萄胎在北美的发生率大约为每 1000 例妊娠中有 1 例。其临床特征为妊娠早期的阴道出血;子宫大于孕周;卵巢黄素化囊肿(可见于 46% 的患者,其中 2% 可能发生扭转);不到 20 周即发生子痫前期 (12%~17%); 由于 hCG 和 TSH 的 α 亚单位类似,会引起甲状腺功能亢进;妊娠剧吐(20%);阴道有泡状物掉出;肿瘤栓塞或黄体酮增加引起的呼吸症状(27%)。

C. 发生葡萄胎的高危因素包括年龄(小于 20 岁或大于 40 岁)、葡萄胎史,以及亚裔。

D. WHO 将 GTD 分为两类:癌前肿瘤和恶性肿瘤。癌前肿瘤为完全性及部分性葡萄胎。恶性肿瘤为侵蚀性葡萄胎、妊娠性绒毛膜癌,以及胎盘部位滋养细胞肿瘤(PSTT)。恶性肿瘤又分为非转移性和转移性。转移性又分为低危转移和高危转移。

E. 葡萄胎之后再次患葡萄胎的风险增加。其通常是父系相关的。再次葡萄胎的风险从 1/1000 增加到 1/100。但有一种家族性葡萄胎综合征是与父系不相关的。

F. 双胎妊娠,一胎葡萄胎,一胎为正常胎儿,其发生率为每 100 000 例妊娠中有 1 例。有数据显示有 40% 的概率可分娩活婴。这些患者中 55% 存在持续性 GTD,22.7% 为转移性疾病, 出血、子痫前期、转移性疾病的风险增加。如果发生了这些威胁生命的严重并发症,需终止妊娠。

Ⅱ. 组织学

A. 完全性和部分性葡萄胎通常在清宫时获得诊断。组织病理是主要的诊断方法。其他异常妊娠/胎儿可能被误诊为部分性葡萄胎，包括特纳综合征、贝克威思–威德曼综合征以及爱德华综合征。

B. 完全性葡萄胎没有胎儿成分。此外，胎盘绒毛水肿，无可辨认的血管。疾病起源认为源自两个精子同时进入一个无核空卵，或是一个精子进入无核空卵后自我复制，因此所有核内 DNA 都是父源性的，而线粒体 DNA 是母源性的。原位荧光杂交（FISH）可以确诊。完全性葡萄胎后持续性 GTD 的概率为 15%~20%。

C. 部分性葡萄胎的起源被认为源自同一个卵子由两个精子双倍受精，或者是父源染色体的自我复制。胎儿成分可见，也可见胎儿血管和水肿绒毛。如果需要，FISH 可辅助诊断，若免疫组化 p57 染色阳性则可进一步确诊。部分性葡萄胎后持续性 GTD 的发生率为 0.5%~5%。

特点	完全性葡萄胎	部分性葡萄胎
泡状水肿绒毛	弥漫性	局部
滋养细胞增生	细胞滋养细胞及合体滋养细胞	合体滋养细胞
胚胎	消失	存在
绒毛毛细血管	无胎儿 RBC	很多
诊断时孕周	8~16 周	10~22 周
β-hCG 浓度 mIU/mL	75%的患者大于 50 000	小于 50 000
恶性潜能	15%~25%	0.5%~5%

（待续）

（续表）

特点	完全性葡萄胎	部分性葡萄胎
核型	96%为 46XX, 5%为 46XY	80%为三倍体(69XXY)
子官大小		
小于孕周	33%	65%
大于孕周	33%	10%

D. 绒毛膜癌的发生率是每 20 000 例妊娠有 1 例,并且是一种内在高危疾病,不管是否有转移,都应该积极治疗。50%的绒毛膜癌发生于足月妊娠后,20%发生于葡萄胎妊娠后（包括部分性和完全性）,25%发生于自然流产或人工流产后。绒毛膜癌的染色体倍数无特异性,变化大,且高度恶性。细胞滋养层细胞和合体滋养细胞都可存在,以合体滋养细胞为主,但没有绒毛。转移经常发生于肺(80%有伴随症状,如咯血或呼吸困难)、阴道(30%有出血)、脑(10%有局灶神经损伤、头痛、占位效应),以及肝(10%有疼痛、血性腹水)。

E. 胎盘部位滋养细胞肿瘤(PSTT)可发生于足月妊娠后、非葡萄胎流产后、完全性葡萄胎后,以及理论上可发生于部分性葡萄胎后。肿瘤大多数是双倍体性的,产生很少量的 β-hCG 和人胎盘泌乳素(HPL)。这是由于存在中间型细胞滋养层细胞造成的。游离 β-hCG 成分增加。肿瘤 HPL、B1 糖蛋白和 Ki-67 的染色阳性。PSTT 生长非常缓慢,任何类型的妊娠结束后数年也可见到,能引起肾病综合征或血尿。预后取决于诊断的时间;如果发生于妊娠后 4 年内,则预后比发生于 4 年后的要好。

F. 静止型妊娠滋养细胞肿瘤指 β-hCG 升高,但无高糖基化 hCG。记录中从无一例静止型 GTD 的 β-hCG 高于 230mIU/mL。此疾病中,残余葡萄胎病灶缺乏细胞滋养层细胞群。因此,没有高糖基化的 hCG 产生，从而无侵蚀性。通常残余病灶 6 个月后会死亡。然而，在 10.4% 的病例中，静止型 GTD 被激活，导致持续滋养细胞疾病。因此，当检测到高糖基化 hCG 时，应给予患者化疗。这与低度恶性肿瘤治疗类似。也有数据建议 β-hCG 达到 3000 mIU/mL 再予以治疗 [1,2]。

Ⅲ. 诊断

A. 葡萄胎诊断依靠超声和血清 β-hCG 水平。侵蚀性葡萄胎/GTD 通常发生于完全性或部分性葡萄胎清宫后。

B. 侵蚀性葡萄胎/GTD 诊断如下：葡萄胎清宫后 β-hCG 持续达 6 个月，β-hCG 升高（2 周内连续 3 个值上升达 10%），β-hCG 平台（3 周内连续 4 次维持 10% 左右的 β-hCG 平台），出现转移病灶（主要是肺）。此外，有人认为清宫 4 周后 β-hCG 仍大于 20 000IU 可诊断侵蚀性葡萄胎。同时，检查血、尿 hCG 是必要的，这样可排除假性 hCG，因为血清 hCG 检测中有抗体交叉反应存在。

Ⅳ. 检查

A. GTD 治疗前检查包括盆腔超声（可记录原发肿瘤为子宫内肿瘤及其径线大小）和胸片。如果胸片无异常，需行 CT 检查。如果肺部有转移病灶，需行腹部和脑部的 MRI。或者，有些医生常规行胸部、腹部和盆腔的 CT 检查作为初始检查。必须同时检查血 β-hCG 和尿 β-hCG 以证实 β-hCG 存在。血清学检查包括 β-hCG 定量、CBC、肝肾功能、甲状腺功能和体格检查，如果患者存在中枢神经系统症状，但脑 MRI 结果为阴性，需考虑行腰椎穿刺。脑部转移患者中，β-hCG 的血清/脑脊液比值可小于 60，但这个比值并不总是可靠的。

B. 不宜进行反复的清宫。清宫 2 次，需化疗的风险为 21%；清宫 3 次，化疗风险加倍，为 47%[3]。

Ⅴ. 血清 β-hCG

是一个非常有代表性的肿瘤标志物。β-hCG 的半衰期为 24~36h，是滋养细胞组织非常具有敏感性和特异性的标志物。hCG 的量与存活的组织量相关。5IU 等于 10 000~100 000 个有活力的细胞。然而，很多其他肿瘤也分泌此物质，如肺和卵巢肿瘤。

Ⅵ. 分期

A. FIGO 分期

　　Ⅰ期：局限于子宫

　　Ⅱ期：转移至阴道和盆腔

　　Ⅲ期：转移到肺

　　Ⅳ期：转移到肝、脑、肾、胃肠道

B. AJCC TNM 分期

　　临床 TNM 分组

　　Ⅰ期：T1 M0 未知

　　　ⅠA：T1 M0 低危

　　　ⅠB：T1 M0 高危

　　Ⅱ期：T2 M0 未知

　　　ⅡA：T2 M0 低危

　　　ⅡB：T2 M0 高危

　　Ⅲ期：任何 T M1a 未知

　　　ⅢA：任何 T M1a 低危

　　　ⅢB：任何 T M1a 高危

　　Ⅳ期：任何 T M1b 未知

　　　ⅣA：任何 T M1b 低危

　　　ⅣB：任何 T M1b 高危

病理 TMN 分组

Ⅰ期：T1 未知

　Ⅰ A：T1 M0 低危

　Ⅰ B：T1 M0 高危

Ⅱ期：T2 M0 未知

　Ⅱ A：T2 M0 低危

　Ⅱ B：T2 M0 高危

Ⅲ期：任何 T M1a 未知

　Ⅲ A：任何 T M1a 低危

　Ⅲ B：任何 T M1a 高危

Ⅳ期：任何 T M1b 未知

　Ⅳ A：任何 T M1b 低危

　Ⅳ B：任何 T M1b 高危

C. 分期所需的预后因素

根据以下 WHO 分数将患者分为低危或高危转移性疾病。如果分数小于 7，则认为低危。如果得分等于或高于 7，则认为高危。

FIGO 修改的 WHO 预后评分系统（2002）				
得分	0	1	2	4
年龄	≤39	≥40		
前次妊娠	葡萄胎	流产	足月妊娠	
与本次妊娠的间隔（月）	<4	4~7	7~12	>12
治疗前血清 hCG 水平（IU/L）	$<10^3$	$10^3~10^4$	$10^4~10^5$	$≥10^5$
包括子宫在内的最大肿瘤大小		3~4cm	>5	
转移部位	肺	脾、肾	胃肠道	脑、肝
转移数量	–	1~4	5~8	>8
之前失败的化疗药	–	–	1	≥2

Ⅶ. **GTD** 转移部位

GTD转移部位	百分比
肺	80%
阴道	30%
盆腔	20%
脑	10%
肝	10%
肠道、肾、脾	5%

Ⅷ. 治疗

A. 葡萄胎

1. 清宫是初始治疗。一些临床医生会避免进行尖锐的刮宫术以防子宫穿孔和可能发生的转移。如果无生育愿望,保留卵巢的全子宫切除可作为葡萄胎的初始治疗。

2. 一些药物,比如前列腺素可能增加化疗的需求,因为可能通过子宫动脉收缩引起血源性播散。宫颈扩张后使用催产素能帮助子宫收缩,并且使宫腔内容物排出宫体,从而不会进入血管系统。如果患者为 Rh 阴性血,需给予抗 D 抗体。

3. 一些葡萄胎患者属于持续性或转移性葡萄胎的高危者。可考虑给予单次单药预防性化疗。数据显示,化疗后持续性葡萄胎风险从 50% 降到 15%。如果低危患者潜在依从性差,也可考虑予以预防性化疗。

4. 可预测高危型持续/转移葡萄胎的临床特点。

临床特点	风险概率
清宫后迟发型出血	75%
黄素化囊肿大于 5cm	60%
清宫后急性肺功能不足	58%
子宫大于孕周(16 周大小)	45%
血清 hCG>100 000mIU/mL	45%
第二次葡萄胎妊娠	40%
年龄大于 40 岁	25%

B. 侵蚀性 GTD(GTN)

1. Ⅰ期患者可手术治疗或化疗。如果无生育要求可行保留卵巢的子宫切除。准备手术前可考虑给予单剂量的甲氨蝶呤或放线菌素 D,可预防由于手术操作引起的肿瘤细胞栓塞。如果不行全子宫切除,则予以单药化疗,可用甲氨蝶呤或放线菌素 D。

2. Ⅱ期患者化疗原则同Ⅰ期患者。

3. 根据 WHO 风险评估将Ⅲ期患者分为低危或高危。

   a. 如果患者为低危,先开始予以单药化疗。

   b. 如果患者为高危,应予 EMA-CO 的联合化疗。

4. Ⅳ期患者为高危,应予以联合化疗。方案通常是 EMA-CO,但甲氨蝶呤剂量增加到 $1g/m^2$。如果有颅脑转移,则可能要行钻颅术以防止肿块或出血引起的脑疝。重要的是需考虑行鞘内注射甲氨蝶呤或全脑 30Gy 的放疗。鞘内注射甲氨蝶呤的剂量是 12.5mg,之后 24h 内予以 15mg 的口服叶酸。在进行 EMA-CO 治疗时,每个 CO 疗程需给一次。

C. 对于Ⅰ~Ⅲ期患者,β-hCG 恢复正常后需继续化疗 2 个疗程。对于Ⅳ期患者或 WHO 得分超过 12 分的患者,推荐在 β-hCG 正常后再继续 4 个疗程的化疗,因为有数据显示,当 β-hCG 已经检测不到时,仍有 100 000 个肿瘤细胞存活。

D. 胎盘部位滋养细胞肿瘤的最佳治疗方案是全子宫切除加盆腔及腹主动脉旁淋巴结清扫。目前尚未发现保留卵巢的不良影响。这种肿瘤对化疗相对不敏感,因此,如果是疾病晚期,手术加辅助化疗可能是最好的选择。化疗可选用 EMA-EP 或 EMA-CO。有关存活率的唯一确定预后因素是最后一次妊娠到本次发病的时间。如果小于 4 年,通常预后很好。如果超过 4 年,则几乎全部致命。

E. 绒毛膜癌是高危疾病,应予以 EMA-CO 联合治疗。

IX. 对急性疾病引发的并发症的处理可挽救生命

A. 如果子宫出血,可行阴道填塞、输血以及急诊子宫动脉栓塞。如果需要可行开腹全子宫切除。

B. 肿瘤栓塞、肺栓塞、肿瘤负荷过大或出血等都可能造成呼吸衰竭。不可使用机械通气,因为创伤和医源性出血的风险很高,但可使用 CPAP。呼吸衰竭的危险因素包括:胸片显示 50% 的肺部区域有密度影、呼吸困难、贫血、发绀和肺动脉高压。

C. 如果发现脑转移,需时刻警惕脑出血、水肿和脑疝的发生。如果是单独的病灶,可考虑局部或全脑放疗。如果是多发的病灶,则推荐全脑放疗。比较重要的是,全脑放疗期间,放疗前应每天予以 2 次 24mg 地塞米松。

X. 化疗方案

A. 单药治疗

1. 5 日方案

MTX:每日 0.4mg/kg 静脉滴注或肌内注射,连续 5 天,每两周重复一次。

2. 周方案

　　MTX：30~50mg/m² 肌肉注射。

　　每次 MTX 注射后 30h 给予四氢叶酸 15mg 口服。

3. 两周方案

　　a. MTX：1mg/m²，第 1、3、5、7 天。

　　　叶酸：每日 1mg/kg，第 2、4、6、8 天。

　　　每两周重复一次。

　　b. 放线菌素 D：

　　　每日 10~20μg/kg 静脉注射，连续 5 天，每两周重复一次，或者

　　　每日 0.5mg 静脉注射，连续 5 天，每两周重复一次，或者

　　　1.25mg/m² 静脉注射，每两周一次。

B. MAC 方案

　　每天 1 次，共 5 天，每 2~3 个星期重复一次

　　MTX：0.3mg/kg 肌肉注射。

　　放线菌素 D：8~10μg/kg 静脉注射。

　　环磷酰胺：250mg 静脉注射。

C. EMACO 方案

　　第 1 周：EMA

　　　第 1 天：依托泊苷 100mg/m² 静脉注射；

　　　　　　放线菌素 D 0.5mg 静脉注射；

　　　　　　MTX 100mg/m² 静脉注射，静推后给予连续 12h 200mg/m² 静脉点滴。

　　　第 2 天：依托泊苷 100mg/m² 静脉注射；

　　　　　　放线菌素 D 0.5mg 静脉注射；

　　　　　　四氢叶酸 24h 内 3 次。

　　第 2 周：CO

　　　第 8 天：长春新碱 1mg/m²，静脉注射；

　　　　　　环磷酰胺 600mg/m²，静脉注射；

70%的患者需要 G-CSF 的支持。

XI. 抗药性疾病

A. Ⅰ期抗药性疾病可见 β-hCG 升高。如果发生抗药,则需要转换另一种单药化疗方案。如果抗药性持续,则需要开始 MAC(以避免潜在的骨髓癌)或 EMA-CO 联合化疗。如果疾病持续,可考虑除化疗外进行全子宫切除或局部子宫切除。

B. Ⅱ期抗药性疾病的治疗方案与Ⅰ期类似。如果只是单独的子宫病灶耐药,可行保留卵巢的子宫切除。

C. Ⅲ期抗药性疾病:

　1. 对于Ⅲ期低危抗药性疾病,单药化疗后应给予 MAC 或 EMA-CO 化疗。

　2. 对于Ⅲ期高危抗药性疾病,应使用其他化疗方案,包括 MAC、CHAMOCA、VPB、VIP 或 ICE。

D. Ⅳ期抗药性疾病:需使用二线联合化疗方案,如 MAC、CHAMO-A、VPB、VIP 或 ICE。如果只是单独的子宫病灶耐药,可行保留卵巢的全子宫切除。

XII. 复发性疾病

A. 诊断时,需重新做胸部、腹部、盆腔 CT 以及脑部 MRI。如果结果都呈阴性,可行腰椎穿刺。

B. 可行试验性影像手段,如抗 hCG 放射性同位素扫描或 PET。

C. 如果存在肺部转移且大量检查证明只有一处抗药性病灶,可考虑行开胸局部肺叶切除术。如果是单独的肝转移,可考虑行楔形切除术。

XIII. 随访

A. 对于Ⅰ~Ⅲ期患者,每周定量检测血 β-hCG 水平直到正常后 3

周。然后每个月定量检测血 β-hCG 水平直到连续 12 个月正常。

B. 对于Ⅳ期患者,每周检测血 β-hCG 水平至正常后,需每月随访血 β-hCG水平 2 年。

C. 非常重要的是,患者需要口服避孕药(推荐)或狄波普维拉避孕。血 β-hCG 正常 12~24 个月后可尝试妊娠。

重要的关于妊娠滋养细胞肿瘤的研究

A. GOG55[4]:266 例葡萄胎妊娠清宫后的患者被随机分配到口服避孕药组(OCP)或屏障避孕组。口服避孕药组中,自然消退的中位时间是 9 个星期,而屏障避孕组是 10 个星期。短期随访中,屏障避孕组患者的妊娠率是口服避孕组的 2 倍,23%的 OCP 患者有清宫后滋养细胞疾病,而屏障组是 33%。OCP 是葡萄胎清宫后较好的避孕方法。

B. GOG79[5]:非转移性妊娠滋养细胞疾病的患者的初始治疗为每周肌肉注射甲氨蝶呤 30mg/m²。如果没有明显毒副反应,则治疗剂量每隔 3 周上调 5mg/m²,直至达到 50mg/m² 的最大治疗剂量。81%的患者对这种肌注甲氨蝶呤的周化疗方案有完全的临床缓解反应。治疗时间为 3~19 周,中位期为 7 周。没有明显毒副反应。

C. GOG79 随访研究[6]:此研究评估了 62 例非转移性妊娠滋养细胞疾病患者,这些患者的初始治疗为甲氨蝶呤每周 40mg/m² 肌肉注射。如果没有发生明显毒副反应,则治疗剂量每隔两周上调 5mg/m²,直至达到 50mg/m² 的最大治疗剂量。74%的患者有完全缓解反应。治疗持续时间为 3~16 周,中位期为 7 周。没有明显毒副反应。每周肌内注射甲氨蝶呤 40mg/m² 并不比 30mg/m² 的方案更有效,毒副反应类似。

D. GOG174[7]:此研究评估对象为 216 例 WHO 分数 0~6,且转移性疾病局限于肺部且病灶小于 2cm,附件或阴道和(或)病理组织学证明没有发生转移的绒毛膜癌患者。患者被随机分配为每两周静脉注射放线菌素 D 1.25mg/m² 组或者每周肌肉注射甲氨蝶呤 30mg/m² 组。两周放线菌素 D 组优于每周甲氨蝶呤组（CR 70%比 53%；P=0.03）。如果患者的风险分数为 5~6，或者被诊断为绒毛膜癌，MTX 的 CR 为 9%，放线菌素 D 为 42%。因此，对于中危或者高危患者，初始治疗应为 EMA-CO 方案。

（童彤　译　孙蓬明　校）

参考文献

1. Cole LA, Muller CY. Hyperglycosylated hCG in the management of quiescent and chemorefractory gestational trophoblastic diseases. *Gynecol Oncol.* 2010;116(1):3–9.
2. Cole LA, Laidler LL, Muller CY. USA hCG reference service, 10-year report. *Clin Biochem.* 2010;43(12):1013–1022.
3. Pezeshki M, Hancock BW, Silcocks P, et al. The role of repeat uterine evacuation in the management of persistent gestational trophoblastic disease. *Gynecol Oncol.* 2004;95(3):423–429.
4. Curry SL, Schlaerth JB, Kohorn EI, et al. Hormonal contraception and trophoblastic sequelae after hydatidiform mole (a Gynecologic Oncology Group study). *Am J Obstet Gynecol.* 1989;160(4):805–809; discussion 809–811.
5. Homesley HD, Blessing JA, Rettenmaier M, et al. Weekly intramuscular methotrexate for nonmetastatic gestational trophoblastic disease. *Obstet Gynecol.* 1988;72(3 Pt. 1):413–418.
6. Homesley HD, Blessing JA, Schlaerth J, Rettenmaier M, Major FJ. Rapid escalation of weekly intramuscular methotrexate for nonmetastatic gestational trophoblastic disease: a Gynecologic Oncology Group study. *Gynecol Oncol.* 1990;39(3):305–308.
7. Osborne RJ, Filiaci V, Schink JC, et al. Phase III trial of weekly methotrexate or pulsed dactinomycin for low-risk gestational trophoblastic neoplasia: a Gynecologic Oncology Group study. *J Clin Oncol.* 2011 1;29(7):825–831.

第 3 章

遗传性癌症综合征

I. 遗传性乳腺癌和卵巢癌（HBOC）

A. HBOC 通常是由 BRCA 基因的 1 位点和 2 位点突变引起。BRCA1 和 BRCA2 的基因突变分别发生在染色体 17q21 和染色体 13q12-13，且 80% 的患者是移码突变。此基因突变引起双链 DNA 修复缺陷和 E3 泛素化。已知 BRCA1 与 Rad51 共位。遗传性为常染色体显性遗传，BRCA 是一个肿瘤抑制基因。高达 30% 的卵巢癌存在基因突变，许多都与范可尼贫血的信号通路有关。这些突变的基因包括：Rad50/51/51C、BRIP1、BARD1、CHEK2、MRE11A、MSH6、NBN、PALB2、TP53[1]。

B. BRCA1 携带者发生卵巢癌的风险为 25%~40%，而 BRCA2 携带者的风险为 18%~27%。对于 BRCA1 或 BRCA2 突变者，可考虑在 35 岁之后或完成生育要求后行双侧输卵管-卵巢切除。此类患者同时有 2%~17% 的原发性输卵管癌发病风险，输卵管-卵巢切除术同样能够减少该病发病风险。

C. 虽然双侧输卵管-卵巢切除术使卵巢癌的风险降低超过 80%，但患者仍有原发性腹膜癌的遗传风险，为 2%~4.3%。BRCA 阳性的患者如服用口服避孕药史长达 6 年以上，可以使卵巢癌的发病风险降低 60%[2]。

D. 研究发现，BRCA 突变的存在改变了卵巢癌的预后：突变携带者化疗后的无疾病间期（DFI）为 14 个月，散发性癌症患者为 7 个月；BRCA 阳性患者的完全缓解率（CR）较其他患者高 3.2 倍；BRCA 携带者总生存期（OS）为 101 个月，而散发性癌症患者为 51 个月。BRCA1 阳性患者的发病年龄为 52 岁。

E. 卵巢切除可降低 BRCA1 和 BRCA2 携带者乳腺癌的发生率。建议 BRCA 阳性妇女在 40 岁前或生育后接受双侧输卵管卵巢切除术。BRCA1 乳腺癌患者通常 ER 阴性且常常是三阴性(ER、PR、Her-2-neu 阴性)。BRCA1 患者切除双侧输卵管-卵巢后患乳腺癌的风险下降 56%,BRCA2 患者的风险下降 46%。双侧输卵管-卵巢切除术做得越早,乳腺癌风险降低得越多[3]。

F. 有 BRCA 突变的患者是"高危"患者。如果这类患者不愿意手术治疗,可以考虑口服避孕药进行化学预防治疗或双侧输卵管切除以及延迟卵巢切除。没有证据表明每 6~12 个月进行盆腔检查、阴道超声检查和血清 CA125 水平检测有临床获益。

II. 遗传性非息肉性结肠癌(HNPCC)

A. HNPCC 占遗传性卵巢癌的 10%。HNPCC 也称为林奇 II 型综合征。结肠癌、内膜癌、卵巢癌、胰腺癌、中枢神经系统肿瘤和移行细胞癌的发病风险增加。以下突变与这些肿瘤有关:MLH1、MSH2、MSH6、PMS1、PMS2。这些突变引起 DNA 错配修复机制缺陷。其中 60%表现为结肠癌,60%表现为内膜癌。

B. 通常在 25 岁左右开始筛查。

1. 应在 20~25 岁,或于最早诊断的先证者发病年龄之前的 2~5 年开始做结肠镜检查。筛查应 1~2 年进行一次。

2. 预防性全子宫及双侧附件切除可降低女性患病风险。对于还没有生育的女性可选择每年子宫内膜活检。

3. 没有证据支持每年行卵巢超声检查及血清 CA125 检测。

4. 30~35 岁开始每 2~3 年做一次食管胃十二指肠扩展镜检查(译者注:扩展镜指检查终点需到十二指肠末端或到空肠近端)。

5. 25~30 岁开始每年一次尿液分析。

6. 25~30 岁开始每年一次中枢神经系统体格检查,但不推荐影像学检查。

（苏涛 译 孙蓬明 校）

参考文献

1. Walsh T, Casadei S, Lee MK, et al. Mutations in 12 genes for inherited ovarian, fallopian tube, and peritoneal carcinoma identified by massively parallel sequencing. *Proc Natl Acad Sci USA.* 2011;108(44):18032–18037. doi:10.1073/pnas.1115052108.
2. Narod SA, Risch H, Moslehi R, et al. Oral contraceptives and the risk of hereditary ovarian cancer. Hereditary Ovarian Cancer Clinical Study Group. *N Engl J Med.* 1998;339(7):424–428.
3. Eisen A, Lubinski J, Klijn J, et al. Breast cancer risk following bilateral oophorectomy in BRCA1 and BRCA2 mutation carriers: an international case-control study. *J Clin Oncol.* 2005;23(30):7491–7496.

第 4 章

筛查

第 1 节 卵巢癌筛查

Ⅰ. 理想的筛查指标

一个理想的筛查指标应具有 100% 的敏感性和 95% 的特异性。阳性预测值 ≥10% 是所有筛查指标的目标。这意味着需进行 10 次该指标的检测才能发现一个有意义的诊断。

Ⅱ. HE4

单项检测的敏感性为 78%，特异性为 95%，阳性预测值为 80%，阴性预测值为99%。对交界性肿瘤不具有敏感性。

Ⅲ. CA125

单项检测的敏感性为 83%，特异性为 59%，阳性预测值为 16%，阴性预测值为 97%。

Ⅳ. 恶性肿瘤风险指数（ROMI）

A. ROMI 结合了超声影像发现和更年期状态以及 CA125 水平。表达公式为：ROMI = U × M × CA125。U 的分值为 1 或 3。U=1 表示超声得分为 1。U=3 表示超声得分为 2~5。更年期状态的分值为 1 或 3。M=1 表示绝经前的妇女。M=3 表示绝经后的妇女。

B. 超声影像出现以下任一形态学改变，分值为 1：多腔，实性，对侧,腹水或腹腔内转移。据统计,敏感性为 81%,特异性为 85%,阳性预测值为 48%,阴性预测值为 96%。若计算所得的水平大于 200,转诊至妇科肿瘤医师处。

1. 尤兰形态学索引(MI)为 ROMI 提供了形态学组分情况[1]。当 MI<5 时,大部分附件包块为良性,阴性预测值为 99%。据统计,当 MI>5 时,阳性预测值为 40%。

2. 肯塔基大学运算法则可用来鉴定卵巢癌高风险的妇女。要求有一个基线状态的超声影像。如果超声结果异常,在 6 个月后复查。如果复查的超声结果仍异常, 检测 CA125 并计算 MI 值。据统计,敏感性为 85%,特异性为 98%,阳性预测值为 14%,阴性预测值为 99%。若严格遵照上述指南,可在疾病的早期(如转移阶段)发现。64%的肿瘤在发现时为 Ⅰ 期[2]。

V. ROMA(卵巢恶性肿瘤风险计算公式)

A. HE4 联合 CA125 的筛查称为概率预测公式或 ROMA。该预测公式根据下列方程式分别对绝经前和绝经后妇女进行计算。为运行该公式,需要将 HE4 和 CA125 的预测值代入方程式,HE4 和 CA125 的预测值分别应用酶联免疫吸附试验和二世化验方法获得。

1. 绝经前妇女

预测值(PI)= −12.0 + 2.38 × LN(HE4) + 0.0626 × LN(CA125)

2. 绝经后妇女

预测值(PI)= −8.09 + 1.04 × LN(HE4) + 0.732 × LN(CA125)

B. 将上述计算所得的 PI 值代入下列方程式计算 ROMA 值(概率预测值):

ROMA% = exp(PI)/[1 + exp(PI)] × 100

给出下列分界点以确保达到 75%的特异性。

1. 绝经前妇女

ROMA 值 ≥ 13.1% = 卵巢上皮性肿瘤高风险

ROMA 值 < 13.1% = 卵巢上皮性肿瘤低风险

2. 绝经后妇女

ROMA 值 ≥ 27.7% = 卵巢上皮性肿瘤高风险

ROMA 值 < 27.7% = 卵巢上皮性肿瘤低风险

据统计,该项筛查的敏感性为 94%,特异性为 75%,阳性预测值为 58%,阴性预测值为 97%。

VI. ROCA

是卵巢癌风险计算公式。该项筛查反映了某一阶段 CA125 水平的走势,与患者的年龄相关。若直线出现斜率大于 1% 的改变,建议进行经阴道超声检查。英国的 ROCA 研究显示阳性预测值为 19%,特异性为 99.8%。

VII. OVA-1 筛查

运用了 5 种确立已久的标志物:前白蛋白、载脂蛋白 A1、β_2-微球蛋白、转铁蛋白和 CA125。对于计划行手术的女性盆腔肿物患者运用特殊计算公式估算肿物恶性的可能性。据统计,其敏感性为 92.5%,特异性为 42.8%,阳性预测值为 42.3%,阴性预测值为 92.7%。但应注意的是,以下情况不适合应用该项筛查:类风湿因子≥250 IU/L 或者甘油三酯水平高于 450mg/dL。

VIII. 卵巢癌症状索引(SI)

将特异性症状与卵巢癌相结合。这些症状包括:盆腔痛/腹痛、尿急/尿频、腹围增大/腹胀和进食困难/易饱。当上述症状于 1 年内持续出现,且每个月发作 12 天以上,应引起重视。该项筛查总体敏感性为 64%,特异性为 88%。对于早期发现的女性患者,敏感性为 56.7%,晚期患者的敏感性为 79.5%。根据年龄分层,当患者年龄>50 岁,特异性为 90%;当年龄<50 岁,特异性为 86.7%[3]。

A. SI 联合 CA125 也可用于附件肿物的风险分层。该项筛查对肿瘤的诊断率可达到 89.3%，其中 80.6%为早期患者, 95.1%为晚期患者。假阳性率为 11.8%[4]。

B. 据报道, SI 联合 CA125 和 HE4 筛查, 敏感性为 95%, 特异性为 80%。若三项检测中有两项阳性, 则敏感性为 84%, 特异性为 98.5%。若三项检测都为阳性, 敏感性为 58%, 特异性为 98.5%[5]。

IX. 英国卵巢癌筛查联合试验(UKCTOCS) [6]

该研究结合 ROCA 和经阴道超声。将 202 638 例 50~74 岁女性患者随机分为未筛查、每年经阴道超声筛查或每年 CA125（也译成 ROCA）联合经阴道超声筛查的二线筛查方案（多模式筛查, MMS）。以原发性卵巢癌为检出效应, MMS 的敏感性为 89.4%, 特异性为 99.8%, 阳性预测值为 43.3%; 经阴道超声筛查的敏感性为 84.9%, 特异性为 98.2%, 阳性预测值为 5.3%。MMS 组平均每进行 2.9 例手术可发现一例卵巢癌, 而超声检查组则平均 35.2 例手术检出一例癌症。

X. 前列腺癌、肺癌、大肠癌和卵巢癌试验(PLCO)

本研究包括 78 216 例 55~74 岁妇女, 随访监测 CA125 联合超声影像。连续 4 年, 每年行经阴道超声检查; 连续 6 年, 每年检测 CA125。在确诊的 61 例卵巢癌中, 该研究筛出 42 例, 但其中有 28 例（67%）诊断时为中晚期。该项研究的阳性预测值为 1.1%, 需要治疗的比例为 20:1。15%的患者出现严重的手术并发症。本研究没有发现改变肿瘤分期的证据。但研究表明 14%的绝经后妇女可发生单纯性卵巢囊肿, 发病率为 8%, 32%的卵巢囊肿可自然消退[7]。

参考文献

1. Ueland FR, DePriest PD, Pavlik EJ, et al. Preoperative differentiation of malignant from benign ovarian tumors: the efficacy of morphology indexing and Doppler flow sonography. *Gynecol Oncol.* 2003;91(1): 46-50.
2. van Nagell JR Jr, Miller RW, DeSimone CP, et al. Long-term survival of women with epithelial ovarian cancer detected by ultrasonographic screening. *Obstet Gynecol.* 2011;118(6):1212-1221.
3. Goff BA, Mandel LS, Drescher CW, et al. Development of an ovarian cancer symptom index: possibilities for earlier detection. *Cancer.* 2007;109(2):221-227.
4. Andersen MR, Goff BA, Lowe KA, et al. Combining a symptoms index with CA125 to improve detection of ovarian cancer. *Cancer.* 2008;113(3):484-489.
5. Andersen MR, Goff BA, Lowe KA, et al. Use of a symptom index, CA125, and HE4 to predict ovarian cancer. *Gynecol Oncol.* 2010;116(3): 378-383.
6. Menon U, Gentry-Maharaj A, Hallett R, et al. Sensitivity and specificity of multimodal and ultrasound screening for ovarian cancer, and stage distribution of detected cancers: results of the prevalence screen of the UK Collaborative Trial of Ovarian Cancer Screening (UKCTOCS). *Lancet Oncol.* 2009;10(4):327-340.
7. Buys SS, Partridge E, Black A, et al. Effect of screening on ovarian cancer mortality: the Prostate, Lung, Colorectal and Ovarian (PLCO) Cancer Screening Randomized Controlled Trial. *JAMA.* 2011;305(22): 2295-2303.

第 2 节　宫颈癌筛查

I. 人类乳头状瘤病毒（HPV）

研究发现，90%以上的宫颈癌是由 HPV 引起的。HPV 由三部分组成：上游调节区、早期区包含 E1~E7 基因、晚期区包含 L1~L2 基因。

A. 早期区（E 区）蛋白主要功能

E1：复制所需的 ATP 依赖性解旋酶。

E2：转录调节活动，调节 E6/E7。

E3：功能不详。

E4：结构蛋白，于细胞周期的晚期表达，这些蛋白可使中间纤维丝断裂和细胞膜角化，从而促进病毒颗粒的释放，导致挖空细胞生成。

E5：与 EGFR 结合，刺激细胞增殖。该蛋白在肿瘤发展过程中丢失。

E6：与 p53 结合，并使其泛素化，从而减少该调节蛋白的数量。

E7：转化和无限增殖能力，激活 Ras 并结合 Rb，它可激活周期蛋白 E 和 A。

B. 晚期区（L 区）蛋白是编码病毒衣壳所必需的

L1：主要衣壳蛋白。

L2：次要衣壳蛋白。

C. HPV 通过与下生殖道基底上皮细胞 α6 整合蛋白结合而感染宿主。正常情况下，处于休眠状态的宿主细胞受到 HPV 感染时，其复制机制得到激活，基底细胞分裂获得恶性转化的潜能。

D. HPV 检测技术包括 PCR 和 ELISA。PCR 是金标准。型别特异性引物或通用引物可以用来扩增高度保守序列。第二代杂交捕获（HC2）HPV DNA 检测方法采用了联合探针。该检测方法的敏感性低于 PCR,且不能鉴别特异性的高危型 HPV 类型。

E. 传播途径主要是性接触。3%无性生活者、7%女性仅一个男性性伴侣者和 53%女性拥有 5 个及以上男性性伴侣者可检测到 HPV。使用避孕套可使 HPV 的感染率下降 50%。间接传播仍存在争议。

F. 大部分的暴露可引起短暂生殖道病毒感染。1/3 的妇女可以发展为低级别的细胞学改变。大部分改变在 2 年内可自行消退。20%以下的妇女在 2 年后仍为 HPV 阳性。10%以下的妇女可在 2 年内出现长期或持续感染。不同年龄阶段,HPV 的感染率不同:29 岁以上,感染率为 31%;29 岁以下,感染率为 65%。

G. ATHENA 研究报道在所有筛查妇女中宫颈细胞学异常的发生率为 7.1%。高危型 HPV、HPV 16 和 HPV 18 的感染率分别为 12.6%、2.8%和 1.0%。21~24 岁、40~44 岁及 70 岁以上妇女高危型 HPV 的检出率分别为 31%、7.5%和 5%。目前,CIN2/3 患者 HPV 感染型别中 HPV16 占 45.3%、HPV18 占 6.9% 、HPV31 占 8.6%。

Ⅱ. 宫颈涂片筛查

宫颈巴氏涂片筛查显著降低了宫颈癌的发生率。1972~1994 年,肿瘤的发生率下降 43%,死亡率下降 45%。

A. 宫颈涂片的假阴性率为 6%~25%。传统的宫颈涂片的敏感性为 58%,特异性为 69%。液基细胞学筛查(LBC)目前已得到广泛应用。液基细胞学检查与传统的宫颈涂片检查有相同的敏感性和特异性。薄层液基涂片和单层细胞涂片都采用过滤装置进行细胞分离。SurePath 使用密度离心机进行细胞分离。目前没有证据表明液基细胞学检查优于传统细胞学检查,但液基细胞学检查具有以下优势:当细胞学检查结果为 ASC-US 或绝经后妇女检查出 LSIL 时可以进行 HPV 检测。液基细胞学也可用来检测其他病原体和性传播疾病。

B. 具有完整宫颈，年龄在 65 岁及以上的妇女，如在 10 年内有 3 次或 3 次以上宫颈涂片结果正常，或者 10 年内联合检测有 2 次阴性结果者，可以中断筛查。因良性病变行子宫切除术的妇女可以终止筛查。行次全子宫切除术的妇女在 65 岁之前应持续进行筛查，此后如在 10 年内有 3 次或 3 次以上宫颈涂片结果正常，或者 10 年内联合检测有 2 次阴性结果者，可以中断筛查。

C. 既往有宫腔内有己烯雌酚暴露病史或 HIV 阳性者，建议其无限期每年筛查。

D. 伴有宫颈筛查异常病史的妇女应持续筛查，直至 10 年内连续 3 次细胞学筛查阴性或 2 次联合筛查阴性（HPV 联合宫颈涂片）。既往有 CIN 病史的妇女应该在诊断和（或）治疗后连续筛查 20 年。宫颈涂片正常时的筛查间隔应遵从指南。因 CIN 而行全子宫切除术的患者，应该在术后连续阴道涂片筛查 20 年，阴道涂片正常后的筛查间隔应遵从指南。有宫颈癌病史的患者则应持续每年筛查。

E. 开始宫颈筛查的年龄不早于 21 岁。21~29 岁女性进行宫颈涂片筛查的筛查间隔为每 3 年 1 次。30~65 岁女性进行宫颈涂片筛查的时间间隔为 3 年，当联合 HPV 检测时，筛查间隔可延长至 5 年。目前没有数据表明对性虐待受害者进行筛查能够早期发现异常病变。

Ⅲ. 宫颈涂片报告

一份报告应包括充分评估标本的专业术语。一般分类包括：阴性、异常，或其他。描述性诊断应遵循和体现宫颈涂片异常的程度、生物/反应性、放射改变或萎缩。

A. 鳞状细胞异常包括低度病变（LSIL）、高度病变（HSIL）、鳞状细胞癌或者鳞状细胞异常（ASC）。ASC 可以分为不能明确的鳞状细胞异常（ASC-US）（进展为 CIN2/3 的风险为 7%~17%）和怀疑高度病变的鳞状细胞异常（ASC-H）（进展为 CIN2/3 的风险为 40%，浸润癌的风险为 1/1000）。

B. 腺细胞异常包括不典型性腺细胞（AGC）、原位腺癌（AIS）和腺癌。AGC 又细分为未进一步分类的 AGC 和肿瘤倾向性的AGC。

C. ASC 的平均发生率为 5%。在宫颈癌 ASCUS/LSIL 分类研究（ALTS 研究）中发现，CIN 1 的发生率为 20%，CIN 2/3 的发生率为 15%。与单纯重复宫颈涂片相比，HPV DNA 检测能够发现更多的 CIN 2/3 的病例；并且与阴道镜检查发现了相同数量的 CIN 2/3 的病例。成本经济效益模型证明 HPV DNA 检测比阴道镜检查便宜。因此，三种方案（直接阴道镜检查、重复宫颈涂片或 HPV 检测）均是安全有效的，但 HPV 检测是诊断的首选方法。

D. ASC-H 与 HSIL 密切相关。建议立即进行阴道镜检查和宫颈管搔刮术（ECC）。如有没有发现 CIN 改变，建议在 6 个月和 12 个月后复查宫颈涂片，或 12 个月后复查 HPV 检测。

E. LSIL 的平均发生率为 2.6%。在 ALTS 研究中，83% 的 LSIL 宫颈涂片结果均发现伴有高危型 HPV 感染。这些患者中有 15%~30% 诊断为 CIN 2/3。因此，所有宫颈涂片结果为 LSIL 的患者都应接受阴道镜检查和 ECC。若患者为绝经后妇女可以排除。对于这部分绝经后妇女，可以进行反馈性 HPV 检测。如果 HPV 为阴性，可以在 12 个月后复查宫颈涂片；如果 HPV 检测为阳性，说明需要进行阴道镜检查。

F. HSIL 的平均发生率为 0.7%。53%~66% 的 HSIL 患者诊断为 CIN2/3。因此，所有 HSIL 患者都应该接受阴道镜和 ECC 检查，或直接行宫颈锥切术。如果活检组织未发现 CIN 改变，且阴道镜检查满意，ECC 结果为阴性，应考虑进行 LEEP 术。如果患者拒绝行 LEEP 术或未生育，第 1 年内每隔 6 个月进行阴道镜和细胞学检查。如果复查宫颈涂片仍为 HSIL,必须进行 LEEP 术。

G. 存在循证医学提示的危险因素(肥胖、PCOS、年龄大于 35 岁),宫颈涂片结果为 AGUS 时需要与阴道镜、活检、ECC 和 HPV 检测联合筛查。

H. 一项关于宫颈涂片结果的荟萃分析回顾性研究报道了第一次阳性宫颈涂片结果后 24 个月病情进展和转归的发生率。7.1% 的 ASCUS 和 20.8%的 LSIL 进展为 HSIL。0.2%的 ASCUS、0.15% 的 LSIL 和 1.44%的 HSIL 进展为浸润癌。68.2%的 ASCUS、47.4% 的 LSIL 和 35%的 HSIL 可以消退转归为正常[2]。

Ⅳ. 可以在以下网站找到细胞学指南:

www.asccp.org (细胞学术语)

www.nccn.org (用于指导检测、预防和风险控制的 NCCN 指南;宫颈癌筛查)

(薛丽芳 译 孙蓬明 校)

参考文献

1. Wright TC Jr, Stoler MH, Behrens CM, et al. The ATHENA human papillomavirus study: design, methods, and baseline results. *Am J Obstet Gynecol*. 2012;206:46.e1–46.e11.
2. Melnikow J, Nuovo J, Willan AR, et al. Natural history of cervical squamous intraepithelial lesions: a meta-analysis. *Obstet Gynecol*. 1998;92(4, Pt. 2):727–735.

第 5 章

手术治疗

第 1 节　解剖学

Ⅰ. 腹部解剖层次(由外及内):

皮肤、Camper 筋膜、Scarpa 筋膜、深筋膜(由腹外斜肌、腹内斜肌、腹横肌腱膜组成)。腹横筋膜位于腹横肌下方。在弓状线以上分为前后两层包裹腹直肌,在弓状线下方融合后覆于腹直肌表面。

Ⅱ. 韧带

A. 骨盆漏斗韧带:包含卵巢的血管和神经。

B. 圆韧带:来源于子宫角,通过腹股沟环、腹股沟管,插入到大阴唇。男性对应的韧带是睾丸系带。伴随圆韧带通过腹股沟环时形成的腹膜折叠形成努克管。

C. 卵巢固有韧带:包含连接子宫与卵巢的血管。男性相应的部分是睾丸引带近端。

D. 主韧带(Mackenrodt 韧带):位于宫颈外侧,来源于增厚的骨盆内侧的筋膜,是盆腔脏器的重要支撑。

E. 骶韧带:位于宫颈后方,来源于增厚的骨盆内侧的筋膜,连接于S2~S4 前表面。

Ⅲ. 脉管系统

A. 卵巢血管:穿过骨盆漏斗韧带。卵巢动脉来自腹主动脉的分支肾动脉。左侧卵巢静脉汇入左肾静脉。右侧卵巢静脉汇入下腔静脉。

B. 桑普森动脉：通过圆韧带。

C. 髂外动脉和静脉：髂外动脉和静脉在经过腹股沟管时融为一股血管，其有两上分支：旋髂深血管和腹壁上血管。

D. 髂内动脉和静脉，又称为下腹下血管，其动脉分支如下。

  1. 后降支：髂腰动脉、骶外侧动脉(前后)、臀上动脉。

  2. 前干：臀下动脉、阴部内侧动脉、闭孔动脉、直肠中动脉、子宫动脉、阴道动脉、膀胱下动脉、膀胱上动脉、闭锁的脐动脉。

E. 腹腔动脉的分支：胃左部、肝(分支：胃右部、肝十二指肠)、脾。

F. 网膜的血液供应：左、右胃网膜分别从胃十二指肠和脾血管发出。

G. 胃短动脉：来自脾动脉。

H. 边缘动脉弓：收集来自大肠的血供。

I. 大肠的血供主要来自两条血管，肠系膜上动脉和肠系膜下动脉。

  1. 肠系膜上动脉供应(SMA)

    a. 小肠

    b. 右半结肠：右半结肠动脉和回结肠动脉分支

    c. 阑尾：回结肠分支

    d. 横结肠：中结肠分支

  2. 肠系膜下动脉供应(IMA)

    a. 升结肠：左半结肠分支

    b. 乙状结肠和直肠：乙状结肠动脉、上痔动脉分支

Ⅳ. 神经：以下神经由脊髓神经根发出

A. 臂神经丛：C5、C6、C7、C8 和 T1

  损伤会引起径向神经、尺神经和正中神经的感觉异常。

  损伤的原因是牵拉手臂或颈部损伤。

B. 生殖股神经：L1 和 L2

  该神经源于腰大肌肌内侧边界。它是大腿内侧的感觉神经，受提睾

肌肌肉和运动神经支配。

损伤会引起阴唇或大腿皮肤的麻木和感觉异常。

损伤的原因是神经横断或腰大肌肌肉的拉伤。

C. 腹股沟神经：L1

该神经源于腹内斜肌和腹横肌间的腹上壁。它支配耻骨联合上缘的皮肤。

损伤可能引起小腹的感觉异常或麻木。

损伤的原因主要是瘢痕纤维化。

D. 侧股骨皮神经：L2 和 L3

损伤可能引起大腿前区和外侧的感觉异常或麻木。

E. 股神经：L2、L3、L4

损伤可以引起大腿内侧和前区的感觉异常或麻木、腹股沟疼痛及膝盖屈伸动作减弱。

损伤的原因通常包括牵开器放置、箍筋定位和肿瘤入侵。

F. 闭孔神经：L2、L3、L4

该神经源于腰大肌内侧，横贯闭孔神经。

损伤会引起大腿上部内侧感知缺失和髋关节内收肌无力。

损伤的原因通常是在淋巴结解剖时横断。

G. 副闭孔神经：L3 和 L4

它存在于 5%~30% 的患者。

H. 阴部内侧神经：S1、S2 和 S3

损伤会导致阴唇感觉缺失。

I. 坐骨神经：L5 和 S1

损伤会引起腿后部皮肤和肌腱感觉异常及膝盖弯曲困难。

损伤的原因是错误的拉伸损伤。

J. 腓骨神经：L4、L5、S1、S2

症状是足下垂。

损伤的原因是错误的拉伸损伤。

K. 自主神经

症状是大肠功能障碍和尿潴留。

损伤的原因是广泛的盆腔手术或肿瘤入侵自主神经丛。

Ⅴ. 外阴和腹股沟解剖学

A. 腹股沟的解剖学界限由股三角构成。上界为腹股沟韧带，内侧界为缝匠肌、外侧缘为长收肌。股三角的基部由外而内分别为髂肌、髂腰肌和耻骨肌肌肉。

B. 股神经和其他三条较小的神经穿越股三角。源于 L1、L2 和 L3 神经根的股神经由前干的股皮支和内侧股骨支组成。源于 L1 的外侧股皮神经支配髂腰肌。源于 L1 和 L2 神经根的生殖股神经位于腹部腰大肌的内侧。起源于 L1 神经根的髂腹股沟神经也穿过股三角区。

C. 女性外阴由生殖股神经的分支和会阴的分支神经（股骨神经的一个分支）支配。阴部的内部神经也提供了外阴的神经支配。

D. 股动脉分支构成外阴部神经和腹壁浅动脉。股静脉接收表浅旋支、外阴和腹壁浅静脉的分支。这些汇入大隐静脉旁的股静脉，有时汇入大隐静脉。

E. 淋巴管首先汇入腹股沟浅淋巴结。阴蒂或包皮周边的淋巴结回流入腹股沟深淋巴结或盆腔淋巴结，但这并没有临床的相关性。 腹股沟浅淋巴结位于股静脉分支周边。腹股沟深淋巴结位于股静脉内侧筛筋膜的下方。最表浅的腹股沟深淋巴结是 Cloquet 淋巴结，它位于股静脉内侧。 Jackson 淋巴结是最远端的髂外淋巴结；因此其是第一个退出盆腔的淋巴结，也是最后一个进入腹股沟系统的淋巴结。

F. 外阴的血供是不规律的。阴部内动脉（髂内动脉的一个分支）分开形成会阴、阴蒂和直肠下动脉。最表浅的外阴动脉（股动脉的分支）供应下腹壁、耻骨和大阴唇。 最深部的外阴动脉（股动脉的分支）供应阴唇的脂肪垫。静脉通常伴随相应的动脉，除了上腹壁的静脉和外阴深、浅静脉并没有直接汇入股静脉，而是汇入邻近的隐静脉。

第2节　手术器械

I. 缝线

为达到止血目的,使用最小号缝线进行缝合,以降低组织的异物反应程度。(附表见下页)

II. 引流管

A. 胃管(G 管):用于避免长期使用鼻胃管进行胃肠减压。亦可用于饲喂吞咽困难的患者,低位放置时还可用作肠内容物的排出道,从而减轻肠梗阻患者的恶心和呕吐感。

B. 胸导管:用于有胸腔积液、胸腔积血或气胸(气胸大于 15%)的患者。当使用 pleurovac 装置时,负压力设定为 20cmH$_2$O(1cmH$_2$O ≈ 98.067Pa),荷包缝合固定于皮肤。纱布覆盖,密封切口。每日进行胸部 X 线检查。

1. 气胸:负压吸引两天,第三天改为液封。每日行胸片检查以评估气胸的大小。停止液封直到 24h 引流量小于 100mL 为止,同时需每日检查是否漏气。在没有漏气的状态下,当 24h 引流量小于 100mL 时拔除引流管。

2. 血胸或胸腔积液:负压吸引一天后改为液封。当 24h 引流量小于 100mL 时拔除引流管。

3. 消退通常每一天的发生率为 10%~20%。

4. 准备拔管时,叮嘱患者做深呼吸,然后进行 Valsalva 动作(屏气),迅速拔管,并将荷包缝合线拉紧以封闭切口。同时将一块凡士林纱布覆盖在切口上。

C. Jackson Pratt 管:适用于皮下或腹腔内伤口引流。用于减少皮下

名称	成分	用途	纤维丝	拉伸度(Ib)	吸收	需打结数	规格	降解方式
天然可吸收								
普通肠线	动物黏膜提取的胶原	输卵管结扎	单纤维丝	4.4~8.4	70%在7天内吸收;完全吸收需70天	3	0,1-0	酶解
铬肠线	动物黏膜提取的胶原和铬盐	浆膜、内脏、阴道组织	单纤维丝	4.4~8.4	50%在10天内吸收	3	0,1-0	酶解
合成可吸收								
地克松	乙醇酸	浆膜、内脏、阴道组织、低危患者的筋膜	辫状	6.2~11.6	50%在14天内吸收;30%在21天内吸收	4	0,1-0,2-0	水解
薇乔910	聚乳糖910	浆膜、内脏、阴道组织、低危患者的筋膜	辫状	6.2~11.6	50%在14天内吸收;30%在21天内吸收	4	0,1-0,2-0	水解
马克松	聚葡糖酸酯	筋膜	单纤维丝	6.2~11.6	90%在7天内吸收;25%在6周内吸收	8~9	0,1-0	水解
PDS	聚二氧六环酮	筋膜	单纤维丝	6.2~11.6	90%在7天内吸收;25%在6周内吸收	8~9	0,1-0	水解
单乔	聚卡普隆25	浆膜、内脏、阴道组织、无张力缝合	单纤维丝	6.2~11.6	50%在14天内吸收;30%在21天内吸收	8~9	0,1-0	水解

（待续）

（续表）

名称	成分	用途	纤维丝	拉伸度(lb)	吸收	需打结数	规格	降解方式
天然不可吸收								
丝线	丝线	浆膜、内脏组织、受感染的组织	辫状	3.2~6.0	50%在1年内吸收；2年内完全降解	3~4	0.1-0,2-0	水解
合成不可吸收								
Neurolon	尼龙	缝合固定引流管的皮肤	辫状	2.3~4.0	每年降解15%	4	0.1-0,2-0	水解
Dermalon	尼龙	缝合固定引流管的皮肤	单纤维丝	2.3~4.0	每年降解15%	8~9	0.1-0,2-0	水解
Mersilene, Dacron	聚酯	内脏组织	无涂层辫状	2.3~4.0	每年降解15%	4	0.1-0,2-0	水解
Ethibond	聚酯	内脏组织、疝气修复	Polybutilate涂层、辫状	2.3~4.0	每年降解15%	8~9	0.1-0,2-0	水解
Polydek	聚酯	内脏组织	Teflon涂层、辫状	2.3~4.0	每年降解15%	8~9	0.1-0,2-0	水解
Prolene	聚丙烯	筋膜、血管、输尿管吻合、骶棘韧带悬吊	单纤维丝	4.0~10.5	每年降解15%	8~9	0.1-0	水解

积液及感染的发生率。它是一个封闭的引流管连接吸球的装置。

1. 皮下引流：推荐应用于未使用皮下缝合且每天引流量小于
   30mL 的切口进行皮下引流，能够降低血清肿、感染的发生。
2. 腹膜后或腹腔内引流：当引流量小于每日 50mL 时拔管。或
   术前如果没有明显的腹水产生，当引流液性状变为浆液性时
   停止引流。

D. Penrose 管和 T 管：适用于盆腔或皮下感染引流，属于被动引流。

E. 鼻胃管：用于术后肠麻痹或肠梗阻的患者。可以用于间断性低
流量的吸引或 Gomco 泵抽吸。

Ⅲ. 中心静脉导管

用于全身系统的细胞毒性药物给药、输注血液制品、抗生素或外周
循环通路欠佳的患者。

A. 该医疗管由皮下端口和导管构成，置入中心静脉内。置入的
   过程需要使用 Huber 引导针，每月需要使用肝素冲管。除非在
   荧光镜指导下置入，否则放置后需行胸部 X 线检查。

B. PICC 管通过外周静脉置入。用于使用系统性的细胞毒性药物、
   血液制品、抗生素或置入外周循环欠佳的患者。每日需冲管，最
   长的可以达到 6 个月。放置后需行胸部 X 线检查。

C. Hickman 导管是用于锁骨下静脉的中心静脉置管。由于它没有
   皮下储药囊，所以感染率很高。指征同上。同样需要每日冲管。
   放置后需行胸部 X 线检查。

D. Groshong 导管的指征与其他中心静脉置管是相同的。它是半永
   久的中心静脉置管，需要每周一次冲管，放置后需行胸部 X 线
   检查。

Ⅳ. 腹膜导管

A. Tenckhoff 导管是一种腹膜内的静脉导管。置管 3 天内需每天 4

次灌注含 500 单位肝素的 15mL 生理盐水冲洗。需要每周维护冲洗。

B. 8-9.6F 型号的无孔巴德管或医疗管同样可以用于腹膜内的置管且无需冲管。

V. 导管堵塞

A. 如果发现血凝块堵塞任何置入血管的导管,根据其指征可以尝试使用溶栓剂。可以通过注入泛影葡胺造影剂增强检查或荧光纤支镜下直视检查以明确溶栓效果。溶解血栓的一个例子是将尿激酶配置成 5000 U/mL 溶液冲管。每注入 1mL 溶液,之后需使用 3mL 的正常生理盐水冲管。这样维持 1h 后液体回抽检查。

B. 纤维蛋白鞘:液体回抽困难,但冲管顺畅或仅有适当阻力。若阻力持续存在或增加则考虑重新置管。

(蔡良知 译　宋一一 校)

第 3 节　手术步骤

Ⅰ. 剖腹手术切口

A. 最常见的适用于肿瘤学的剖腹探查切口是垂直中线切口。不太常用的垂直切口是旁中线切口。

B. 根据筋膜层入路差别,有三个常见的皮肤横切口:

1. Pfannenstiel 切口:从腹直肌处切开筋膜层。

2. Cherney 切口:从耻骨联合处切开腹直肌腱。由于最后需将肌肉缝合至耻骨上,故这种切口的主要并发症是发展为骨髓炎。

3. Maylard 切口:横向切断腹直肌,包括位于肌肉前面的连接肌肉之间的腱膜。这种切口并未将腹横肌膜从腹直肌上分离。

Ⅱ. 切口缝合

A. 腹壁缝合

1. 整块缝合:用一定长度的缝合材料连续缝合,包括全部腹壁层,包括腹膜、筋膜和肌肉。

2. Smead-Jones 缝合(远-近缝合):两根呈环形的线使用间断的腹壁全层外缝合("远缝合"),腹膜和筋膜内缝合("近缝合")的缝合技巧。

3. 筋膜切开手术后力量的恢复程度:第一周 10%;第二周 25%;第三周 30%;第四周 40%;六个月后 80%。

B. 皮下组织:如果伤口深 2cm 以上,需行皮下缝合或放置 JP 管引流。

C. 皮肤缝合

1. 皮肤钉

2. 使用单乔可吸收缝线或薇乔线皮下缝合使用或不使用dermabond。

3. 垂直褥式皮肤缝合：用于腹部切口或会阴延迟愈合的切口（将线结横于切口一侧）。

Ⅲ. 淋巴结切除

A. 盆腔淋巴结切除的如下：远端超过髂总血管的一半；髂内和髂外血管的周围，输尿管内侧，旋髂静脉下方和闭孔神经后方。

B. 主动脉旁淋巴结清扫范围如下：下腔静脉和腹主动脉表面和侧方的脂肪垫，远端到达肠系膜下动脉，近端到达上半部的髂总血管。

C. 更高位的主动脉旁淋巴结切除上界达肾血管水平，切除腹壁大血管侧面和表面的淋巴结。

Ⅳ. 肠道改流

A. 如果术前评估需行肠造瘘手术，须咨询相关专科。专科咨询的目的是对患者进行指导，此外确认最适合的造瘘位置。这包括对患者各方面的评估，包括腰围、裤线位置和其他个性化需求。

B. 末端（单口）肠造瘘术后保留的远端肠管可以发生肠液瘘。因此设置腹壁造瘘口时需要再设置一个肠液引流口。行末端（单口）肠造瘘术时，当残余的远端肠管距离肛门超过 10 cm，就应该同时建立肠液引流口。引流出的肠黏液量很少。重要的是要确保两个造瘘口间有足够的距离，以避免排泄物交叉污染和感染。

C. 并发症

1. 狭窄：所有造瘘术的狭窄率为 3%。狭窄后需行扩或手术校正。

2. 脱垂：极少患者发生降结肠脱垂。

3. 疝气。

D. 两种肠造瘘方式

1. 非计划而完成的造瘘采用末端（单口）肠造瘘术。在大多数情况下需要同时做一肠液引流口。切除肠管的远端需要术后处理,因为它仍然产生黏液和脱落的细胞,并可能发生肠胀气和肠穿孔。永久性结肠造瘘有 1%~3% 的概率发生脱垂。如果切除部位在乙状结直肠,且残留的肠管长度为 5~10cm,剩余的直肠被称为哈特曼袋,可以通过肛门排出黏液。

2. 计划性的造瘘可采用襻式(双口)肠造瘘术。肠管从腹壁切口取出,并在系膜对侧打开。开放的两侧端肠管均缝于皮肤上。Hollister 桥或玻棒用作肠瘘环,起支撑作用。近端结肠造口和远端开口起肠液引流功能。由于无需辨别哪侧是近端,哪侧是远端,因此很容易实施。

E. 回肠造瘘术:适应证包括肿瘤转移时没有可用的远端肠道,小肠极度肿胀无法进行吻合,保护可能发生的远端吻合口瘘,或发生肠穿孔伴有腹膜炎。这些造瘘口分泌物的量很大,所以尽可能首选行远端造瘘术。推荐行 Turnbull 襻式造瘘术。

F. 胃造瘘置胃管(G 管):G 管适用于胃肠减压而避免长期使用鼻饲管。也适用于棘手的癌症和瘘管引起的肠梗阻。选择胃体部或胃窦部作为瘘位点,可使用 18~20 号 Malecot 导管或 Foley 导管。在胃大弯处做一长 0.5 cm 的切口,用两条 2-0 缝合丝线将胃导管荷包缝合固定于胃上。胃造口部位使用薇乔线缝线间断缝合固定于腹膜上,将胃导管通过腹壁切口引出,并使用聚合丙烯 2-0 缝线固定于皮肤。该胃导管需两个月更换一次。

V. 肠切除

A. 可以用手缝合或使用肠吻合器进行肠道吻合。

1. 方式

a. 端端吻合:肠管的切缘准确对合后使用双层缝合技术用手缝合(内层使用 3-0 薇乔线,外层边缘呈叠瓦状使用 3-0 薇乔线或丝线缝合)。或者,在肠管系膜对侧缘将肠管对合后使用肠吻合器吻合。在两段肠管的系膜对侧缘各做一个肠切口。GIA 吻合器钉枪的一端臂通过两段肠管的切口处推进吻合。使用 TA 吻合器吻合两段肠管的接口,从而形成功能性的端端吻合。缝合肠系膜,同时以丝线沿肠系膜对侧缘加固缝合以减少肠管张力。

b. 侧侧吻合:在原发肠管病灶两侧 5~10cm 处做两个切除断面并吻合肠管断端,每个断端的肠管吻合处使用 Bovie 各做一 5mm 切口。GIA 吻合器钉枪的两臂分别通过两段肠管的切口处伸入,对齐肠管于系膜缘对侧吻合。使用 TA 吻合器吻合两段肠管的切口。该术式易导致管腔变窄。

c. 乙状结肠切除术后常需行低位直肠的肠吻合术。为保护吻合口和促进愈合,实施肠道改流的襻式回肠造口或襻式结肠造口术很重要。吻合处最好避开放疗区域。根据患者可容纳范围,吻合器使用相应最大的钉仓。如果要进行一个非常低位的吻合,应考虑构建一个 J 袋以增加容纳体积,从而减少患者的里急后重感。

2. 肠道手术并发吻合口瘘的风险为 0%~30%。直肠吻合术的并发症发生率更高,约为 6%。

3. 一个好的肠吻合标准包括:至少 2~3cm 的充足的肠腔,吻合口无张力,肠管切缘可见出血,证明肠系膜血管能够提供足够的血供,肠管吻合后存在蠕动。

4. 肠道的分水岭地区包括回盲部/末端回肠、结肠脾曲(Griffith 点)和直肠乙状结肠弯曲(Sudeck 点)。

B. 梅克尔憩室在卵黄囊期就可以发生。发生率为 2%。男性发病率是女性的两倍。它通常位于距回盲瓣 2 英尺(60.96cm)内的肠段。由于 2% 的患者存在异位胃组织,如卓-艾综合征,故一经发现即予切除。

VI. 尿流改道：支架、膀胱替代和膀胱重建

A. 大多数输尿管损伤的病例应置入输尿管支架。可以通过膀胱镜逆行支架、膀胱切开术、输尿管切开术或通过经皮肾穿刺置入支架。6F 的双猪尾或小儿喂食管可以用作支架置入。输尿管支架应该每 3~6 个月更换一次。预防性输尿管支架植入可以在手术后 2~6 周通过膀胱镜检查取出。

B. 膀胱替代/人工新膀胱通常适用于盆腔廓清术、棘手的出血性膀胱炎、神经性膀胱功能障碍和手术或放射治疗后膀胱容量减少。膀胱容量减少的定义最小储尿体积时膀胱内压大于 $30cmH_2O$。

C. 在输尿管可以安全保留的情况下，膀胱已切除的患者可行膀胱重建手术。

D. 膀胱替代的选择原则是：低压（低于 $20cmH_2O$）、大容量、抗反流以预防逆行感染，以及低重吸收水和溶质。

1. 通用技术是必要的。必须有各种输尿管–肠管的吻合技巧，肠段应该独立蠕动，气孔应突出，腹腔内的管道应该是稳定的，并且应该有一个适当直径的流出通路，以及直线路径穿过腹壁的尿液出口。

2. 有两种类型的膀胱替代：不可控（不自主）型和可控（自主）型。

   a. 不自主型包括：

   i. 经皮肾造瘘管。

   ii. 经皮输尿管造口术。输尿管应该深入皮下 2cm，皮肤切口应该是一个倒 V 形夹角。

   iii. 右半结肠袋是另一个不自主的管道。它不使用乳头阀，而且位于非放疗野区域。远端输尿管成角，输尿管管道的黏膜下组织纤维化，血供不足，囊腔张力过高都会增加输尿管阻塞的风险。左侧输尿管需要走行更远的距离才能到达结肠。

iv. 回肠代膀胱术需使用一较长的肠段。Bricker 术式采用了一种水平横置肠管以便于机体储存尿液。输尿管从侧方吻合，Leadbetter 术式使替代的回肠膀胱能更好地保持垂直方向。输尿管游离至中线位置吻合。输尿管回肠吻合采取端端吻合。通常采用 Turnbull 造孔以避免乳头缺血的并发症。使用 15~18cm 长的短节段回肠。回肠膀胱缝合固定于近骶岬处。Daniels 术式将其改良后用于肥胖患者，而 Wallace 术式的改良则用于双输尿管患者（输尿管分离和回肠吻合）。

v. 空肠替代膀胱有更高的电解质紊乱发病率:25%~65%的患者发生高氯性酸中毒。因为钾（K）和尿素的重吸收导致醛固酮增高。它通常位于放射野之外。

vi. 乙状结肠替代膀胱与小肠替代相比，其优点是避免发生吻合瘘且造口并发症更少。但缺点是，该术式不能用于伴有炎症性肠道综合征或憩室的患者。替代膀胱有增加继发性癌症的风险。如未行放射治疗，应于输尿管黏膜下隧道潜行植入替代膀胱。

vii. 横结肠替代膀胱的优势是其适用于肥胖患者、有盆腔放疗史的患者（因为它位于放射野之外）以及输尿管较短的患者。

b. 可控性尿流改道的禁忌证包括预期寿命短的患者,患有痴呆、风湿病等生理性疾病而无法控制或维护替代膀胱的患者,右侧结肠疾病（如早期肠癌、炎症性肠病,接受盲肠放疗）患者,病态肥胖患者（短肠综合征）,以及肾功能代偿的患者。

i. 输尿管乙状结肠吻合术通过肛门括约肌保持控制。尿液通过乙状结肠、直肠直接流出。肾盂肾炎、阻塞性高氯性酸中毒、夜间尿失禁、频繁的肠泻发生率较高,同时有继发结肠癌的可能。

ii. 应用回结肠可控性尿流改道(印第安纳州袋)使用 10~15cm 的末端回肠、盲肠和 30cm 的升结肠。右半结肠切开去管化。回肠末端于回盲肠交界处折叠缝合,包绕一根红色的橡胶导管,达到自主可控。将折叠缝合的回肠作为输出道引出腹壁。吻合切除的肠道,重建肠道完整性。引流管放置顺序如下:双侧输尿管置入支架;Malecot 导管(蘑菇头引流管)置入右结肠袋,向外引出到回肠造口段;红色的橡胶导尿管或 Foley 导尿管置入结肠袋,回肠造口经腹壁引出体外,连接 JP 引流袋置于腹部。

iii. 迈阿密袋使用上述原则,但肠切除部分扩展到横结肠的水平。术后护理包括 Malecot 引流管冲洗法,每 4~6h 灌洗 40mL 生理盐水,如果输尿管支架堵塞则也需冲洗。两种引流管都是在静脉尿路造影和替代膀胱显影正常后 14 天时移除。如果患者接受先行放疗,建议显影正常后还要保留 21 天的输尿管支架和导尿管。在拔除输尿管支架的同时移除 JP 引流袋。自主插管引流尿液推荐按照第一周每 2h 一次, 第二周每 3h 一次,第三周每 4h 一次,第四周每 5h 时一次,第五周每 6h 一次进行。袋子应该每天注入 50mL 生理盐水冲洗,逐渐过渡到每周冲洗。3 个月后应进行静脉尿路造影、替代膀胱显影和综合代谢功能检查。

iv. Kock 回肠袋不适宜用于慢性肠炎、结肠肿瘤或输尿管较短的患者。选取部分回肠并在肠段 17cm 和 22cm 处分别做标记。15cm 的回肠末端在回盲肠结处保护分流。中央部分的两段 22cm 长回肠折叠缝合,然后沿系膜缘对侧切开缝合以形成贮尿囊。长度为 17cm 的近端肠管使用 GIA 或 TA 肠吻合器吻合。输尿管吻合于近端回肠。网片附着于肠管折叠处以形成折叠乳头瓣。Marlex 支撑连接远端网片和直肌。两个回肠段的末端形成乳头瓣，尿液输入端阻止尿液反流到肾脏，输出端形成可控机制。并发症包括肠吻合钉处形成结石、尿袋下垂、肠外翻、狭窄缺血。

c. 膀胱重建有下列术式：

1. 右侧结肠增大（膀胱扩大术）。

2. 构建半 Kock 回肠替代膀胱，该术式不构建输出道的乳头。

3. 通过腰大肌的牵拉向缩短的一侧输尿管上移膀胱。膀胱注水膨胀后，沿膀胱顶做一开口，用缝线将膀胱侧壁固定于患侧输尿管的腰大肌近髂外动脉水平。将输尿管植入膀胱，膀胱切口双层缝合。

4. Boari 膀胱瓣与腰大肌缝合适用于缩短更严重的输尿管。膀胱注水膨胀后，于圆顶处做一个"U"形的切口。成形皮瓣的基底面朝向腰大肌，皮瓣沿输尿管向上包绕形成小管，然后将膀胱侧壁缝合于腰大肌。膀胱的切口双层缝合。这种方式为缩短的输尿管提供了额外的 3~5cm 长度。

d. 输尿管横断后有三种吻合方式：

1. 输尿管输尿管端端吻合（UU），这是最主要的吻合方式。

2. 交叉输尿管吻合术，输尿管与对侧输尿管端侧吻合。

3. 输尿管膀胱吻合术（UNC），直接将输尿管植入膀胱，伴或不伴有腰大肌悬挂或是 Boari 瓣。

4. 所有输尿管损伤和尿流改道均应置入支架，除非发现微小的挤压损伤应立即解压。

Ⅶ. 整形外科手术

外科整形手术在妇科肿瘤治疗中对术后会阴缺陷的修复和阴道重建是极有帮助的。现有许多种不同的重建术式。

A. 分层厚皮移植片(皮片移植,STSG)常用于修补单纯外阴切除术所造成的皮肤或真皮的缺损。Zimmer 皮片刀可以产生最佳移植厚度 0.020 英寸(1 英寸=2.54cm)的皮片。

B. 组织扩张术可以通过可扩张的球囊和适当的生长时间而获得更多的皮肤组织。

C. 皮瓣适用于重建更深的切除造成的缺损。皮瓣分 3 种类型:旋转型、推进型、置换型。

1. 常见的旋转皮瓣包括菱形和会阴的大腿皮瓣。旋转皮瓣最常用的是菱形皮瓣/Limberg 皮瓣。皮瓣除了可修复肛周的缺陷,还可以覆盖会阴前、外侧或后部的缺陷。供皮区是臀部和大腿后部。血液供应来源于臀下动脉。会阴大腿皮瓣用于修复阴唇与腿部褶皱的缺损。主要供皮部位是大腿内侧。但该区域的血供不可靠。移植皮瓣的长度与会阴部缺陷的长度比应是 2:1。

2. 推进型皮瓣用于覆盖附近皮肤足够松动的邻近缺损病灶。通常称为 V-Y 推进型皮瓣。

3. 置换型的轴皮瓣可以沿轴线(血管蒂)将皮瓣转移到另一个修复部位。

   a. Martius 或球海绵体肌皮瓣用于阴道瘘管修复, 阴道重建和 4 度裂伤修复。供皮区为阴唇脂肪垫,血供来自阴部外浅动脉和阴部内动脉的会阴支。

   b. SEPA 皮瓣（阴部外浅动脉皮瓣）通常用于外阴重建和尿道缺陷修复。供皮区为阴阜的正上方。如计划行腹股沟淋巴结切除,不应使用此型皮瓣。皮瓣的命名来自其血供,该动脉起源于股总动脉。这是一种感觉皮瓣。

c. SCIA 皮瓣（旋髂浅动脉皮瓣）适用于前会阴部和阴道的缺陷。供皮区包括髂前上棘到腹股沟韧带下方 2.5cm 的皮肤。该皮瓣同样以其血供来源命名。

d. 阴唇后动脉皮瓣又称为阴部大腿皮瓣和新加坡皮瓣,适用于会阴缺陷的覆盖,以及阴道重建。供皮区是阴唇脚褶皱和腹股沟折痕区域。血供来自阴唇后动脉,起源于阴部外动脉的深支。该皮瓣是一种感觉皮瓣,其神经支配来自阴部神经的分支和后侧皮神经。

e. 臀筋膜皮瓣可以修复外阴、阴道和直肠的缺陷。供皮区是臀部。血供是皮瓣轴线的臀下动脉,源自髂内动脉。该皮瓣可以长达 35cm。同样,这也是一种知觉皮瓣,由大腿后侧皮神经支配。

D. 肌皮瓣根据供应皮瓣的血管蒂数进行区分。共分为 5 种类型：Ⅰ型是单一血管蒂的肌皮瓣。Ⅱ型肌皮瓣由主血管蒂和 1 根或多根小血管蒂构成。Ⅲ型皮肌瓣由 2 根主血管蒂提供血供。Ⅳ型肌皮瓣则需要由 3 根主血管蒂提供血供。Ⅴ型肌皮瓣由 4 根主血管蒂负责血供。为测试皮瓣的可行性,可以通过静注荧光素后（10mL 的 10% 的溶液,或 15mg/kg 的剂量,给药时间需超过 5min）,以伍德光镜置于皮瓣部位检查。非裔美国人应该使用两倍的剂量。

1. 腹直肌肌皮瓣(RAM)通常用于阴道/骨盆重建。血液供应来源于腹壁上动脉和腹壁下动脉,其是一个Ⅲ型皮瓣。

2. 股薄肌肌皮瓣(GMC)用于阴道、腹股沟、会阴的重建。它可以用作岛状皮瓣,或直接旋转到缺陷部位修复。皮瓣的血供来自起源于股深动脉的旋股内侧动脉。其是一个Ⅱ型皮瓣。

3. 阔筋膜张肌肌皮瓣适用于外阴和腹股沟缺损,以及坐骨和腹壁深部的缺损。供体区是臀中肌和缝匠肌的肌肉。血供来自旋股外侧动脉的终末支。这是一种Ⅰ型皮瓣。副作用包括膝盖的侧向不稳定、大腿内侧瘢痕过长、大腿疼痛、扭转后血管痉挛。该皮瓣并不适用于肛提肌延伸术后的阴道重建术。背阔肌肌皮瓣是适用于乳房重建的一种很好选择,它一种 V 型肌皮瓣。

E. 阴道成形术式的多样化,包括以下几种:

1. McIndoe 中厚分层皮片移植(STSG)。McIndoe 阴道成形术使用 McIndoe 中厚分层皮片包绕模具, 植入会阴缺损部位,并固定移植的皮片,待其逐渐愈合成形。术后应每日阴道扩张。

2. RAM 皮瓣比其他阴道成形术皮瓣更为有效,而且不易脱垂。

3. 如果使用股薄肌肌皮瓣成形阴道,需要双侧皮瓣。因为这种类型皮瓣血管蒂有痉挛可能。阴道成形后有脱垂可能。

4. Martius 皮瓣是一种持久而柔韧的皮瓣,适用于阴道成形术。

5. 阴唇后动脉大腿皮瓣是一种知觉皮瓣,但其血供不太可靠。

6. 会阴大腿皮瓣容易下垂且狭窄。

7. 肠管,包括盲肠、小肠、乙状结肠、直肠都可以用于阴道成形重建。乙状结肠是最常用的。扇形切开很重要的。这种类型的阴道成形的好处是其管腔直径大,黏液分泌少。风险包括有发生继发性恶性肿瘤可能,包括人乳头瘤病毒相关感染。

Ⅷ. 脾切除术

主要适用于脾外伤或肿瘤侵犯累及脾脏, 实施脾切除术后可以达到满意的肿瘤细胞减灭效果。

A. 解剖:脾动脉起源于腹主动脉。脾静脉与肝静脉汇合后注入下腔静脉。

B. 技术:脾切除术必须切除脾胃韧带、脾结肠韧带和脾膈韧带。动脉和静脉应分别钳夹、结扎并切除,以减少动静脉瘘形成的风险。

C. 并发症:脾切除术后,血小板增多症和深静脉血栓形成的风险增加。

D. 脾切除术后需要接种脑膜炎双球菌、流感嗜血杆菌和肺炎球菌等疫苗。理想情况下,这些疫苗要在脾切除术前 14 天接种。如果术前没有免疫接种,则应该在手术后尽快接种。

IX. 膈肌剥离术

若剥离膈肌病灶可以达到理想的肿瘤细胞减灭效果则应实施手术。腹膜切除有多种方法。

A. 肝脏通常需要向下推开,以充分暴露膈肌下方的镰状韧带和三角韧带。

B. 并发症包括膈肌穿孔导致气胸。为避免其发生,可于穿孔部位放置 Foley 导管或红色橡胶导管经皮固定,并与负压吸引球连接。引流管采用荷包缝合固定,患者取头低仰卧位。要求麻醉师使用呼吸机引导患者做呼气屏气动作,迅速拔出导管,同时扎紧固定引流管的荷包缝线。该术式通常需放置胸腔引流管,术后需行 X 线胸片检查确认。

X. 微创外科手术(MIS)

微创手术治疗在医学领域中方兴未艾,尤其近年来,这一术式在妇科手术中有着明显的优势。

A. 三种腹腔镜术式:传统腹腔镜;机器人辅助腹腔镜;单空手术腹腔镜。

B. 微创手术的优点包括住院时间较短;恢复更快;切口更小;止痛药使用更少。

C. 微创手术的缺点是较长的学习周期以及仪器的养护成本高。

(蔡良知 译 宋一一 校)

第 4 节 术中并发症

I. 血管损伤

A. 静脉撕裂伤应准备 6-0 聚丙烯缝线，间断或连续缝合。肝素化盐水创面灌注可使创口可见。如果静脉管径较粗，静脉远端可加压或采用 Judd-Allis 钳阻断血流。如果静脉缺损较大，可取一段小静脉，以 Pott 剪剪开制作补片，间断缝合到缺损处。修补处表面可覆盖大网膜。如果缝合可能撕裂静脉，使用一小块纤维补片来减轻缝合张力。

B. 动脉损伤可采用类似方式修补。如果损伤边缘不齐，尽可能修齐。如果缺损较大，移植静脉来修补动脉，在夹闭血管前可静注 100~150U/kg 的肝素。该剂量可每 50min 重复给予，直至血管恢复再通。

II. 神经损伤

采用 7-0 聚丙烯缝线对齐神经外膜修复神经损伤。神经外膜须对合。神经每日生长 1mm，每月生长 1 英寸（1 英寸=2.54cm）。

III. 胃肠道损伤

A. 小肠损伤

1. 小的浆膜损伤可以观察，大的损伤须用 3-0 丝线或薇乔缝线缝合。如果患者曾先行放疗，须缝合损伤的浆膜。

2. 如果可见膨出的肠壁说明浆肌层已损伤。应采用 3-0 丝线或薇乔缝线双层缝合。

3. 如果有黏膜层损伤，须进行双层缝合。采用 3-0 薇乔缝线缝合黏膜层，用薇乔缝线或丝线缝合浆膜层。

B. 大肠损伤:应判断损伤是否穿透肠壁。如果损伤无透壁,采用 3-0 丝线或薇乔缝线单层缝合。如果全层损伤且无粪便污染,可采用分层缝合。如果损伤严重,应考虑肠切除吻合。如果未进行肠道准备,应考虑行肠造瘘式结肠切除术。

Ⅳ. 尿路损伤

A. 妇科手术中尿路损伤的发生率为 1%~2.5%。大多数全子宫切除后应于术中给予静脉注射靛胭脂及膀胱镜检,以早期发现及避免这类损伤[1]。

B. 膀胱损伤可采用直视检查或静注靛胭脂的方式检查。膀胱须用可吸收线双层缝合。一般用 2-0 薇乔缝线或铬制肠线缝合内层,薇乔线缝合外层。如果膀胱三角区损伤,应行膀胱镜检确认输尿管完好。术闭膀胱留置 Foley 尿管 5~14 天。

C. 术中发现输尿管损伤见于 20%~30% 的病例。损伤方式为离断、电凝、钳夹、牵拉成角、缺血。损伤常发生于子宫动脉水平、骨盆漏斗韧带水平或真、假骨盆界限水平。大多数输尿管损伤应植入输尿管支架。可采用膀胱镜、膀胱切开或输尿管切开的方式植入支架。所有病例应放置负压引流管。如果考虑有迟发型输尿管瘘,可检查负压引流管内液体的肌酐水平,并与血肌酐对比。支架放置 6~12 周,在静脉尿路造影确认愈合后拔除支架。

1. 如果出现钳夹损伤,松开血管钳,观察输尿管及其活动情况。静注 1 安瓿靛胭脂。如果未发现靛胭脂外渗,考虑放置输尿管支架。

2. 部分离断可用 4-0 到 6-0 的延迟可吸收缝线进行缝合。

3. 如果完全离断,离断的输尿管末端须解剖游离,并修剪整齐。断端进行规则修补。

a. 真、假骨盆分界以下的远端输尿管离断,可行输尿管膀胱吻合术或输尿管膀胱再植术。对于黏膜下重建隧道将输尿

管再植入膀胱的临床获益目前仍有争论。修补亦可采用
Boari 膀胱瓣法行输尿管膀胱再植术,即 Boari 膀胱瓣与输
尿管吻合并固定于腰大肌肌腱;可采用 Demel 缝合技术;
也可选择回肠段行输尿管植入。

b. 如果是骨盆中段损伤,可采用输尿管与输尿管吻合术或输
尿管回肠吻合术。

c. 如果损伤在真、假骨盆分界以上,可将离断的输尿管两
端与对侧输尿管行端侧吻合,或行输尿管回肠吻合术。注
意受损输尿管与对侧输尿管吻合,会对对侧肾脏带来副
作用。

V. 术中出血

当出现危及生命的严重术中出血,应采取大量输液方案。这种方案
不但减少了血制品的使用,也减少了床位周转时间、费用及死亡率[2]。

A. 初始大量输液方案

1. 4 单位浓缩红细胞及 4 单位新鲜冷冻血浆。

2. 输注第一袋血制品时,即准备第二袋以便优先输注。

3. 一旦开始输注第二袋血制品(红细胞、新鲜冷冻血浆、血小
板),开始准备冷沉淀并准备下一批优先输注血制品 (红细
胞、新鲜冷冻血浆、血小板)。

4. 必要时重复。

血制品成分

第1袋	4单位浓缩红细胞	4单位新鲜冷冻血浆	
第2袋	4单位浓缩红细胞	4单位新鲜冷冻血浆	1单位血小板
	第2袋输注后准备冷沉淀		1剂量冷沉淀
第3袋	4单位浓缩红细胞	4单位新鲜冷冻血浆	1剂量血小板
	第3袋输注后准备冷沉淀		1剂量冷沉淀

（刘桐宇 译　谢榕 校）

参考文献

1. Ibeanu OA, Chesson RR, Echols KT, et al. Urinary tract injury during hysterectomy based on universal cystoscopy. *Obstet Gynecol.* 2009; 113:6–10.
2. O'Keeffe T, Refaai M, Tchorz K, et al. A massive transfusion protocol to decrease blood component use and costs. *Arch Surg.* 2008;143(7): 686–690.

第 5 节　术后治疗

I . 广泛外阴术

A. 引流

　1. JP 管引流：当引流量少于 30mL/d 时需拔掉腹股沟 JP 引流管。

　2. Foley 导管：取决于切除和重塑的部位，Foley 导尿管需在术后 7 日拔除，同时预防性使用抗生素，或术后 1 日直接拔除。

B. 抗生素：口服预防性抗生素可以在术后第一天开始使用，直到腹股沟和外阴部伤口完全愈合。抗生素可以减少 β 溶血性链球菌引起的淋巴水肿的发病率。

C. 伤口护理：主要指每日三次及每次排便后使用肥皂水喷洒，清洗会阴周边部位。每次清洗后需使用电吹风冷风档将清洗区域吹干。

D. 深静脉血栓预防：需抗凝药和 SCD 药联合静脉注射，直至患者可自由活动。只要伤口完整，患者在疼痛缓解后应尽快下床进行适度活动。

E. 营养：低渣饮食。

F. 并发症：淋巴囊肿，有症状时需经皮引流。如复发，需使用滑石粉、四环素和酒精使其硬化。

G. 随访时间：6 周。

II . 根治性子宫切除术

A. 引流

　1. JP 管引流：引流量少于 30mL/d 时拔除引流管。

　2. Foley 导管：术后 3~4 天时需夹放，第一次自行排尿后需立即测量排空后残余尿量，当残余量大于 75mL 时，需重新留置新的 Foley 导管,一周后拔除。如果复查时发现患者残余尿量仍在增加,需教育患者自行引流管导尿。子宫主韧带和骶韧带切除术患者由于神经损伤,其膀胱功能紊乱发生率可高达 10%。

B. 抗生素:当使用 Foley 导管引流时,可常规使用预防性抗生素预防感染。

C. 伤口护理:保持洁净干燥。采取横切或梅罗切口,术后 3 天拆除缝合线;中间线切口,术后 10 天拆除缝合线。

D. 深静脉血栓预防:需抗凝药和 SCD 药联合静脉注射,直至患者可自由活动。术后患者预防性抗凝至少使用 4 周时间。患者在疼痛缓解后应尽快下床进行适度的活动。

E. 营养:可耐受普通饮食。

F. 并发症:25%的患者术后可能发生淋巴囊肿,但仅有 5%患者有症状。如果继发感染或有症状需使用广谱抗生素。当囊肿无法自行消退或者血管、器官被阻塞或压迫时需经皮行引流治疗。

G. 随访时间:6 周。

Ⅲ. 代膀胱修补术及盆腔清除术

A. 引流

1. 如果手术时插入鼻胃管,术后需及时拔除。

2. Malecot(蘑菇管):用于引流须放置 7~10 天。每 4~6h 使用 40mL 的生理盐水进行胃冲洗,以减少胃黏液潴留。

3. 红色橡胶管(自制导管):应连续使用至患者准备开始自我导尿的 7~10 天。

4. JP 引流管:需使用 7~10 天或者引流量小于 30mL/d 时停止。

5. 股薄肌瓣 JP 引流管:需使用 7~10 天或者引流量小于 30mL/d 时停止。

B. 抗生素：如患者使用引流管，需考虑安排患者出院并预防性使用抗生素。

C. 伤口及皮瓣护理：保持伤口洁净干燥。围术期护理每日 3 次。每次伤口清洗完可用电吹风冷风档吹干。伤口及股薄肌瓣缝合线至少需保留至术后 10 天。

D. 深静脉血栓预防：需抗凝药和 SCD 药联合静脉注射，直至患者可自由活动。术后患者静脉注射抗凝需持续 4 周。只要伤口完整，患者在疼痛缓解后应尽快下床进行适度的活动。

E. 营养：术前有营养不良或术后需禁食患者，应在术后及时行全胃肠外营养至少 7 天。发现肠鸣音时可开始进食。

F. 并发症：术后发热患者需使用静脉肾盂造影或 B 超评估泌尿道情况。吻合口需每日检查，如伤口暗淡需进行内镜检查。

G. 其他

1. 输尿管支架：需使用铬制缝合线缝合，该缝合线在术后 10~14 天可自行降解分离。

2. 如果有条件需尽量在术后观察室对患者行胸部 X 线检查。

H. 随访：2 周后和 6 周后需随访。实验检测，每次随访均需测定尿素氮和肌酐浓度。放射性检查，出院时、术后 6 周、术后 6 个月、术后 18 个月、术后 3 年和术后 5 年均需行静脉肾盂造影术。每6 个月至 1 年需行一次腹部及盆腔 CT 检查。

Ⅳ. 直肠切除术

A. 引流

1. 术后即可拔除鼻胃管，如果术前有阻塞，可在胃肠排便功能恢复后拔除。

2. 多重肠切开术行肠漏（瘘）检查时，可放置 JP 腹腔内引流管，直到血性浆液引流出后拔除。

3. 皮下 JP 管引流：当引流液小于 30mL/d 时可停止使用该引

流管。

4. Foley 导管引流:术后 1 天,患者即可停止使用该引流管。

B. 抗生素:仅使用于术后发生肠内容物污染腹膜腔的患者,术后 2~3 天且无发热患者应停止使用抗生素。

C. 伤口护理:顶端中间缝合线应保留至术后 10 天,横断切口缝合线可于术后 3~5 天拆除。

D. 深静脉血栓预防:需抗凝药和 SCD 药联合静脉注射,直至患者可自由活动。术后 4 周内应进行静脉注射抗凝。患者在疼痛缓解后应尽快下床进行适度的活动。

E. 营养:如果患者术前有营养不良;持续性肠梗阻长达 7 天以上;或术后发生阻塞,需进行全胃肠外营养。

V. 卵巢癌减瘤术

A. 引流

1. 发生肠功能障碍时需放置鼻胃管,当肠功能恢复时可拔除。

2. JP 管腹膜腔引流:该引流管可将腹腔内的大量渗出液及时持续性排出。

3. 皮下引流:当引流量少于 30mL/d 时拔除。

4. Foley 导管:如果尿量充足,术后 1 天拔除。

B. 抗生素:仅使用于术后发生肠内容物污染腹膜腔的患者,术后 2~3 天且无发热患者应停止使用抗生素。

C. 伤口护理:顶端中间缝合线应保留至术后 10 天,横断切口缝合线可于术后 3~5 天拆除。

D. 深静脉血栓预防:需抗凝药和 SCD 药联合静脉注射,直至患者可自由活动。术后 4 周内应进行静脉注射抗凝。患者在疼痛缓解后应尽快下床进行适度的活动。

E. 营养:如果患者术前有营养不良持续性肠梗阻长达 7 天以上;或术后发生阻塞,需进行全胃肠外营养。

VI. 肠梗阻

A. 50%的部分肠梗阻可以自行缓解,完全性肠梗阻常需手术治疗。

B. 大肠梗阻

1. 保守治疗

 a. 需行腹部及盆腔造影剂 CT 增强扫描,能够明确梗阻的部位,甚至偶尔能起到疏通作用。

 b. 钡灌肠:有时可起到疏通作用。钡灌肠需在 CT 检查前或小肠贯通前进行。

 c. 患者需禁食,需明确糖耐量正常,及时静脉输液并缓解疼痛,同时使用止吐药止吐。

2. 外科手术治疗

 a. 术前需静脉注射第二代头孢菌素类抗生素。

 b. 使用端端吻合术、环行吻合术,以及末端黏液瘘造瘘术。

 c. 对不适合切除术的患者行支架植入术可能具有一定疗效。

 d. 对局部大肠梗阻患者灌肠可起到一定治疗作用,但也可能诱导结肠痉挛,使得肠梗阻变为完全性梗阻。

C. 小肠梗阻

1. 保守治疗

 a. 需行腹部及盆腔造影剂 CT 增强扫描,能够明确梗阻的部位,甚至偶尔能起到疏通作用。

 b. 患者需禁食,明确糖耐量正常,及时静脉输液并缓解疼痛,同时使用止吐药止吐。

2. 手术治疗

 a. 术前需静脉注射第二代头孢菌素类抗生素。

 b. 切除术后行端端吻合、侧side吻合或端side吻合术,有黏液瘘时行回肠造口术或空肠造口术。

3. 如果患者拒绝行广泛性手术治疗,可在内镜下行支架植入术或改道行末端造口术。

4. 当考虑是否通过手术来减轻恶性肿瘤患者的肠梗阻程度时，需要考虑以下几个因素：患者的社会因素、预期效果、预期寿命、梗阻原因和梗阻程度（如复发性恶性肿瘤、放射性狭窄）。

（董滨华 译　孙蓬明 校）

第6节　术后并发症

I. 胃肠道并发症

A. 肠梗阻

1. 病因常见于术中操作不当、电解质紊乱、麻醉、腹膜炎、脓肿、血肿、瘘。

2. 症状为恶心和呕吐,肠蠕动减少或肠鸣音消失,腹胀。

3. 诊断依靠实验室检查及体检。

4. 治疗:患者应禁食、静脉补液,考虑置入鼻胃管。如果肠梗阻症状无缓解,可口服泛影葡胺后进行腹部和盆腔 CT 平扫以找出梗阻位置。不完全及完全肠梗阻患者都需要禁食、胃肠减压、补充电解质。如果发现脓肿,可行经皮引流并输注抗生素。

B. 小肠梗阻(SBO)

1. 常见原因为手术造成的粘连或疝、肠扭转、肿瘤、放射造成的缺血和狭窄。

2. 症状为恶心、呕吐。肠鸣音亢进或过度活跃。可见腹胀,患者无胃肠胀气症状常见。

3. 诊断依靠实验室检查、体检、口服泛影葡胺后行腹部和盆腔 CT 平扫。

4. 患者应禁食,鼻胃管间歇性低负压吸引,静脉补液。止吐和镇痛的同时纠正电解质异常也是很重要的。偶尔,使用高剂量类固醇激素可减少炎症并止吐。部分肠梗阻可通过保守治疗缓解,但 50% 以下的完全性肠梗阻能用同样的方法缓解。

C. 大肠梗阻(LBO)表现类似的症状。

1. 主要原因常见于内源性梗阻(大肠肿瘤)或外源性梗阻(盆腔肿瘤)。

2. 症状:可迟发,表现为少量呕吐。

3. 检查:实施影像学检查。先行钡剂灌肠,口服泛影葡胺后行腹壁及盆腔的 CT 扫描。

4. 治疗: 如果采用与小肠梗阻治疗相同的保守方法未能见效,考虑手术治疗。如果患者不适合手术,可考虑通过内镜放置支架。

D. 肠穿孔

1. 病因:肠穿孔常发生于未发现的肠切开术、小肠血供阻断、肿瘤穿透肠壁、因血栓或房颤导致的肠梗阻,以及化疗药物(贝伐单抗可达 11%,紫杉醇 2%)。

2. 症状:腹膜炎、疼痛、腹胀、发热。

3. 检查:X 线或 CT 可见膈下游离气体。治疗包括急诊手术探查及抗生素治疗。如果影像学发现盲肠扩张达到, 甚至超过 10cm,可能发生盲肠穿孔。

4. 治疗包括端端或环形造瘘术或回肠造口术。

E. 当排除肠穿孔时,应考虑腹腔镜术后的气腹。下表提示手术时间与术后患者残留气腹的比例。

时间	X 线阳性率	CT扫描阳性率
术后 3 天	53%阳性	87%阳性
术后 6 天	8%阳性	50%阳性

F. 肠切除术后的患者吻合口瘘可达 15%。预防方法是避开肠血供的交界区。在行肠吻合时,应遵循的普遍原则是确认吻合段肠管两端的血供,吻合处无肿瘤,吻合无张力,肠腔通畅且大小合适。行肠切除吻合时,肠管活力可通过静脉注射荧光染料及伍德灯照射来确认,或使用多普勒超声波探查。

1. 症状:瘘常表现为呕吐、肠梗阻、腹痛、发热,偶尔从伤口渗出污秽物。

2. 检查:包括体检、实验室检查、口服泛影葡胺后腹腔和盆腔CT检查。

3. 治疗:患者需放置腹腔引流管,禁食,给予广谱抗生素,并考虑肠分流手术。2 个月左右,影像学证实无吻合口瘘后可终止肠分流。

G. 肠瘘

1. 症状:肠瘘表现为伤口或阴道流出污秽物。

2. 检查:口服或瘘口注入泛影葡胺,并行腹腔和盆腔 CT 检查。

3. 治疗:患者留置鼻胃管,禁食并静脉补液。进行伤口护理,考虑予生长抑素。如果通过保守治疗措施不能缓解,应考虑行瘘管处肠切除及吻合术。另一种选择是行结肠造口术,早期瘘口修补,2 个月后实施造瘘术。

H. 造瘘口并发症常包括造瘘口挛缩或坏死。

1. 病因:常由于张力或远端肠管边缘血供减少导致。

2. 症状包括:肠管色泽暗淡、坏死、挛缩。

3. 检查:通过放置测试管或观察血供评估造瘘口的深度及造瘘口的失活程度。

4. 治疗取决于坏死的部位。若坏死部位局限于腹壁筋膜上的远端肠管,则仅需观察并进行伤口护理;若坏死部位在腹壁筋膜以下,则需要手术治疗。

I. 造口疝或脱垂通常发生于腹直肌外侧造瘘口的患者。

1. 造瘘的患者中有 1%~3%会出现造瘘口脱垂。

a. 病因:通常由于造瘘口过长或过宽,腹内压增高,患者体重明显减轻或多余的乙状结肠所致。

b. 治疗:可放置一个带有张力带的质硬器皿倒扣住造瘘口行保守治疗。可采取切除乳头状环缩的冗余结肠及瘘口重塑的治疗方法。护理时应注意排查造口脱垂,以避免出现襻式造口处肠管离断。

2. 造口旁疝:有造口脱垂的患者中有一半同时伴有造口旁疝。

 a. 病因:襻式双口造口术比末端造口术更易发生造口旁疝。2%~3%的末端单腔结肠造口患者需要疝修补术。诱发因素包括腹壁开口过大,于腹直肌侧方造瘘,直接在开腹手术切口处造瘘,或由于 COPD、咳嗽、提重物、肥胖导致腹内压增加。

 b. 若器皿无法扣住造口,或造口与器皿接触,或脱垂肠管不易退缩,需要进行修补。如果疝很小,可行不需要移位造口的一期筋膜修补。如果疝很大,造口可以放置于其他位置(腹直肌中部以上位置、对侧或脐部)并修补原发性腹壁造瘘口脱垂。补片可以被放置在筋膜缺陷处以减少缺陷大小(Sugarbaker 手术),造口肠管可以由补片与皮肤之间的孔中引出。修复之初,需要将造口皮肤呈椭圆形修整,一只手指沿着肠管及筋膜周围钝性游离。

J. 短肠综合征定义为缺少具有吸收功能的肠管长度而造成的营养不良。

 1. 病因:可以发生于过多的肠切除或放射性损伤。营养吸收需要至少 6.6 英尺(≈2.01m)的肠管长度。

 2. 症状:包括腹泻、脂肪泻、液体丢失、疲劳以及偶尔腹痛。

 3. 诊断以营养不良指数及体重减轻为依据。

 4. 治疗主要是补充热量、维生素和矿物质。如果有明显的体重减轻,需要考虑全胃肠外营养或连续胃管(G 管)营养素注入。此外,还需要给予抗酸药、止泻药和乳糖酶补充剂。

K. 盲襻综合征

 1. 病因:通常发生于肠切除术后,旁路产生一个非功能性的保留襻状循环的肠道。

2. 症状：逐渐严重的肠胃胀气、脂肪泻、消瘦、乏力和吸收不良。

3. 诊断：使用葡萄糖或果糖的氢呼气试验可协助诊断。细菌过度生长可导致很多症状。

4. 治疗：抗生素可以减少细菌负荷，减轻症状。维生素 B_{12} 也经常用于治疗。

Ⅱ. 出血

A. 胃肠系统中的出血可发生于胃溃疡、食管静脉曲张、贲门黏膜撕裂、特发性食管破裂综合征、胃肠减压管/导管导致黏膜糜烂以及放射性肠炎。

B. 缝线脱落止血不彻底可能由于凝血功能障碍或过度抗凝导致。

C. 肿瘤能够从新生血管中自发性地出血。

D. 症状包括心动过速、异位搏动、疼痛、腹胀、灌注减少以及缺氧导致的精神状态的改变、肾灌注减少导致的少尿，或血液集中供应躯干导致的肢端苍白。诊断依据于对病因的认识。

E. 检查：实验室检查包括全血细胞计数和电解质检查。影像学检查包括 CT、MRI、超声和血管造影。

F. 治疗着重于"ABC"顺序复苏。静脉输液（补液与丢失液体比例 3:1）、输注血制品和吸氧。治疗方法是手术重新探查或血管造影栓塞。

G. 对于大宫颈肿瘤引起的出血，可用孟氏溶液浸泡的纱布进行阴道填塞，并且每 24~48h 更换一次。栓塞可以考虑，但会减少原发肿瘤放疗时所需的氧。也可采用紧急放疗。

Ⅲ. 术后发热

术后发热是最常见的术后并发症。发烧的定义是间隔 6h 测量，出现 2 次或 2 次以上体温呈升温状态。如果发热发生于术后的第一个 24h 内，温度必须高于 101.5°F（38.6℃）。如果发热发生于手术后

24h 之后,温度必须大于或等于 100.4°F(38.1℃)。

A. 发热源通常源于"5W"

风(Wind):代表肺不张或肺炎。行胸部 X 线片检查以明确。

水(Water):代表尿路感染或肾盂肾炎。行尿液分析以明确。

创伤(Wound):代表浅表感染、血肿、蜂窝织炎或脓肿。通过检查进行评估,偶尔可以打开切口。

行走(Walk):代表深静脉血栓、感染性盆腔血栓性静脉炎或肺栓塞。可通过检查和测量小腿直径、多普勒超声诊断,偶尔可行 CT 血管造影。

特殊药(Wonder Drugs):可源于药物性发热。这是一个排他性诊断。通过排除其他病因之后,考虑停止所有药物并观察患者可能是有益的。通过了解嗜酸性粒细胞增多的程度评估白细胞分类可能有效。

Ⅳ. 伤口感染

A. 外科手术部位感染占院内感染的 40%。感染的危险因素包括:外科手术持续时间超过 2h、失血量较多、术前贫血、低体温、营养不良、癌症、术前盆腔放疗、糖尿病、肥胖、周围血管疾病和既往外科感染的病史。

1. 使用氯己定进行全身擦洗能够减少皮肤菌落数,但不能减少伤口感染的发生率。患者可以在术前常规淋浴。

2. 毛发剪除,而非剃除,可以减少伤口感染率。

3. 建议皮肤切开前 1h 给予抗生素,万古霉素和氟喹诺酮建议提前到术前 2h 给予。头孢唑啉具有更长的半衰期和更广的抗菌谱。头孢替坦推荐用于手术时间更长的根治性妇科手术以及结直肠手术。可替代方法是头孢唑啉加用甲硝唑或舒他西林。如果患者的体重大于 70kg,则需要剂量加倍或根据体重调整抗生素的用量。

4. 如果手术持续时间超过 3~4h，或失血量大于 1000mL，则建议重复给药。抗生素应在术后 24h 内停用，以减少细菌的耐药性及并发症。

5. 肥胖患者术后并发症的风险较高，这是由其体征和并发症所致。一些医师认为需要监测患者基线肺功能，对其行气管插管，并延迟拔管，直到他们完全清醒。使用更大承重能力的病床和手术台、专业的牵开器，以及加长的手术器械是很重要的。腹部浅层脂肪的手术切除可以改善手术暴露。

B. 标准的手术伤口感染的划分如下。

1. 清洁的手术伤口有 1%~2% 的外科伤口感染风险。清洁意味着，未进入胃肠道和呼吸道操作，没有放置引流管，无菌环境未被破坏。例如，择期疝修补术。

2. 对于清洁–污染手术伤口，未感染患者有 4%~10% 的外科伤口感染风险。意味着此类手术进入胃肠道和呼吸道操作，但发生污染可能性最小。例如，子宫切除术、阑尾切除术、大部分择期的肠道手术。

3. 污染的手术伤口有 20% 的手术伤口感染风险。这意味着有可能已经对较无菌环境有较大的破坏，例如伤口经过非化脓性炎症区域，胃肠道内容物大量溢出，或伤口位于受污染的皮肤区域或邻近区域。例如，开腹手术患者的结肠造口术。

4. 感染/污秽手术伤口有 50% 的伤口感染风险。可见于切口位于化脓性感染区域或内脏穿孔处。例如，局部肠穿孔。

V. 尿路损伤

A. 70% 的患者发生未被察觉的尿路损伤。

1. 损伤的症状包括侧腹痛、发热、尿路梗阻、血尿、肌酐升高或严重的伤口渗液（阴道或腹部）。

2. 通过肾脏超声、静脉肾盂造影、静脉注射造影剂 CT 扫描，以及膀胱镜下置入输尿管支架诊断。

3. 治疗主要是使用抗生素及放置输尿管支架或经皮肾造瘘(PCN)，以解除肾脏压力并保护肾功能。如果患者有其他并发症，情况不稳定，应延迟 4~6 周后进行修补。最新资料支持若患者的病情稳定，在诊断后即可行修复治疗。

B. 术后瘘可能是输尿管阴道瘘或膀胱阴道瘘。症状表现为阴道排出清亮液体。通过棉塞试验诊断：用靛胭脂液体充盈膀胱并放置阴道棉塞。如果棉塞变成蓝色，为膀胱阴道瘘。如果棉塞不变成蓝色，可以给予口服嘧啶。如果棉球变为橙色，说明瘘最有可能起源于输尿管。

1. 输尿管阴道瘘在术后 5~14 天出现明显症状。此时首先尝试逆行输尿管支架置入。经皮肾造瘘顺行支架植入术是第二选择。如果置入支架不可行，则应行经皮肾造瘘并引流。

2. 膀胱-阴道瘘应先行持续的膀胱引流，以此尝试创口自行愈合。如果不起作用，可行经阴道或经腹修复。阴道修复可采用改良的 Latzko 技术或球海绵体肌瓣。如果术前曾先行放疗，则需要带血供的瓣来修复。

3. 替代膀胱发生的瘘应谨慎处理。需放置腹腔引流管和经皮肾造瘘。如果尝试行手术治疗，则有 9%的死亡率和 53%的并发症发生率。

VI. 淋巴并发症

A. 淋巴水肿主要发生于淋巴结清扫术。由于放疗或肿瘤浸润导致的淋巴水肿较不常见。象皮肿为主要症状。治疗主要是抬高双腿，穿弹力袜或使用充气加压装置。

B. 淋巴管炎可表现为肢体的急性红斑、发热及疼痛。它通常于淋巴结清扫术后发生并伴发感染。治疗方式是抬高双腿，使用抗生素和非甾体类抗炎药。

C. 淋巴囊肿发生于淋巴结清扫术后。表现为可触及的囊性肿块和疼痛。通过超声、CT 或 MRI 诊断。治疗方式取决于症状。如果患者是无症状的,观察即可。如果患者有症状,通过局部压迫,囊肿可以被吸收或硬化。如果有感染症状,则提示需要引流及使用广谱抗生素和非甾体类抗炎药。

VII. 神经损伤

A. 任何手术过程均可并发神经损伤。如由于体位、牵拉或直接切除导致神经损伤。症状包括尖锐或烧灼样疼痛、感觉异常,以及受累肌群无力。治疗往往采用物理治疗的支持护理方式。如果有广泛的损伤,可咨询神经内科医生,并行肌电图帮助评估。

B. 神经切断术:详见第四节。

（刘桐宇 译　谢榕 校）

第 6 章

并发症处理

第1节　术前风险评估

Ⅰ. 推荐的实验室检查

包括全血细胞计数（CBC）、活化部分凝血激酶时间（PTT）、血浆凝血酶原时间（PT）和全套代谢功能检测组合（CMP）。其他推荐的检查包括：心电图（EKG）、胸片（CXR）及盆腔影像学检查。进一步的病情检查需要根据患者病史及查体发现决定。

Ⅱ. ASA 评分

全美麻醉医师学会评分（ASA 评分）可评估手术患者的风险信息，其为 5 分制。妇科肿瘤患者通常会降至 2~3 分、1 分代表健康及年轻患者，2 分为轻度至中度的系统疾病，3 分为重度的系统疾病，4 分为重度的具有生命危险的系统疾病，5 分为濒死患者。

Ⅲ. 心脏风险评分

心脏风险评估是至关重要的，因为 65 岁以上的患者，每 12 人中就有 1 人患冠状动脉疾病。接受分流手术的患者中，30%具有至少一项心脏风险因素。Goldman 心脏风险指数依据患者的病史及检查需求将患者分成不同的级别。心脏风险因子指数如下表所示。

症状/体征	得分
第三心音加快或颈动脉搏动增强	11
近 6 个月出现过心肌梗死	10
心室早期收缩每分钟多于 5 次	7
出现窦性心律或 PAC 以外的心律	7
年龄大于 70 岁	5
有非心血管的急诊手术史	4
主动脉瓣狭窄	3
总体健康状况较差	3
有腹部或胸部手术史	3

患者根据风险因子分级：

分级	得分	发病率	死亡率
I	0~5 分	0.7%	0.2%
II	6~12 分	5%	1.6%
III	13~25 分	11%	2.3%
VI	≥26 分	22%	55.6%

Ⅳ. 功能状态

通常视代谢当量（METS）而定，爬一层楼的能力相当于 4METS，也相当于正常的功能状态。

Ⅴ. 亚急性细菌性心内膜炎（SBE）

应重视 SBE 预防原则，SBE 有三类风险分别需要使用不同级别的抗生素。

A. 低风险包括：继发孔型房间隔缺损；房间隔缺损、室间隔缺损、动脉导管未闭修补术前至少 6 个月；冠状动脉旁路移植术（CABG）、二尖瓣直视成形术（MVP）无瓣膜回流之前；生理性心脏杂音；川崎病无瓣膜功能紊乱之前；起搏器和电震发生器；风湿热无瓣膜功能紊乱之前。

B. 中度风险包括：获得性的瓣膜功能紊乱；肥厚性心肌病；二尖瓣脱垂伴瓣膜回流或小叶肥厚；以及其他先天性心血管畸形。

C. 高风险包括：患者使用人工心脏瓣膜；疯牛病史；先天性心脏病合并发绀；法洛四联症；大动脉异位；患者仅有一个心室；外科手术搭建全身肺部分流术或导管。

D. 针对中度至高风险患者的治疗：中度风险的患者应于 30min 内静脉注射氨苄西林 2g，如果患者对氨苄西林过敏，可在开始 1h 后并于 2h 内静脉注射万古霉素 1g；高风险患者在术前 30min 和术后 8h 均需静脉注射氨苄西林 2g 及庆大霉素 1.5mg/kg，如果患者对氨苄西林过敏，则可在术前 2h 和术后 8h 静脉注射万古霉素 1g 及庆大霉素 1.5mg/kg。

（毛晓丹 译　孙蓬明 校）

第 2 节　妇科肿瘤围术期管理

Ⅰ.肠道准备

A. 术前肠道准备的管理目前仍具争议。优势包括易于整个结肠的触诊,易于暴露,手术时间缩短及清除胃肠道内固体内容物。弊端包括有更多的吻合口瘘泄漏液体粪便,更多的暴露前预防性创伤所致的败血症,手术时间或促进暴露方面无明显优势。

B. 多种不同的术前准备:给予 4L PEG,柠檬酸镁 300mL/瓶×2,添加或不添加双醋苯啶栓剂及抗生素准备。抗生素准备包括术前一天的下午 1 点、2 点、10 点定时口服红霉素和新霉素各 1g。红霉素不仅有抗生素的作用,还有兴奋剂的作用。另外还可在术前一天下午 1 点、2 点、10 点定时口服甲硝唑和新霉素各 1g。

C. 上述准备之后补充水及电解质非常重要,同时要特别关注有肾衰竭、心力衰竭或肝衰竭的患者。

Ⅱ.血管血栓栓塞

A. 对大部分的住院患者均应采取预防深静脉血栓形成/静脉血栓栓塞症(DVT/VTE)发生的措施,妇科肿瘤患者是尤其需要注意的高危人群。术前就应开始使用气动连续压迫装置(SCD),术中、术后持续使用。

B. 应考虑在术前注射低剂量的抗凝剂,肝素常用剂量为 5000 单位于术前皮下注射。给予达肝素钠 5000 的单位于术前皮下注射。或给予低分子肝素 40mg 术前皮下注射。

C. 使用 SCD 联合注射抗凝剂对预防静脉血栓栓塞(VTE)并发症非常有效。使用 SCD 可以使 VTE 的发病率从 25% 降至 8%;采用联合治疗方案可使 VTE 的发病率从 8% 降至 2%。对于高风险的肿瘤患者行腹腔镜手术后,若进行适当的预防,发生 DVT 的概率约为 1.2%[1]。请注意,如果患者是活动期的 DVT,则不应使用 SCD,以防发生栓塞。

D. VTE 风险因子包括:恶性肿瘤,外科手术,手术时间超过 2~3h,术后制动,VTE 病史,BMI>30,遗传性凝血疾病,年龄大于 60 岁,高血压,肾脏疾病,肺部疾病,使用雌激素,炎性肠病及遗传性凝血障碍(叶酸还原酶缺陷,蛋白 C、蛋白 S 缺乏,凝血酶原基因突变,抗凝血酶Ⅲ及 V 因子 Leiden 基因突变,抗核抗体,抗磷脂抗体)。

E. DVT 的症状有腿部水肿、红疹、双腿不齐及疼痛。阳性体征包括交通静脉瓣膜实验、直腿伸踝实验及 Moses 测试阳性。通过多普勒超声检查可确诊。

F. DVT 会继发肺栓塞(PE)。如果未进行治疗,15%~25% 的 DVT 患者会进展为 PE;如果给予治疗,仅有 1.6%~4.5% 的患者进展为 PE,其中 0.9% 的患者有致命性危险。症状包括:呼吸急促(90%)、心动过速(45%)、咯血(30%)、发绀(20%)及濒死感(50%~60%)。

1. 病情检查包括:胸部 CT 血管造影,利用下肢动脉多普勒检查鉴别原发性血栓,胸部 X 线片,ELISA 法检测 D-二聚体(NPV 99.5%),动脉血气分析(ABG)计算分压差(85% 的患者氧分压常<80)。

a. 正常的分压差为年龄+4。

b. 胸部 X 线片的敏感性为 33%,特异性为 59%。胸部 X 线片显示为偏侧膈抬高(50%),由于胸膜渗透物指向肺门所致 Hampton 驼峰、Westmark 征(栓塞近侧肺动脉扩张伴远端肺纹理稀疏)、胸膜积液及肺不张。

c. 心电图显示右束支传导阻滞(RBBB)或右轴移位对诊断很有帮助。如果螺旋 CT 被禁用,V/Q 扫描可以将 PE 发生概率分为低级、中级和高级。如果概率显示为中级或高级,那么利用超声心动图(ECHO)检测右心张力显得尤为重要。

G. 治疗 DVT 主要使用肝素、达肝素钠、低分子量肝素或磺达肝素。要注意的是,如果 DVT 是由血凝块栓塞引起的,不要使用持续气动加压装置(SCD)。

1. 剂量

    a. 静脉注射肝素,剂量在 80U/kg,丸剂,之后 18 U/h。

    b. 达肝素钠每 24h 给予 200U/kg 皮下注射,或每 12h 给予 100U/kg 皮下注射。

    c. 低分子量肝素每 12h 给予 1mg/kg 皮下注射,最好在前 3 天的 12h 用药之后更换剂量为每天 1.5 mg/kg 皮下注射。

    d. 若患者体重低于 50kg,磺达肝素的剂量为每天 5mg 皮下注射;若患者体重为 50~100kg,磺达肝素剂量为每天 7.5mg 皮下注射;若患者体重超过 100kg,则剂量为每天 10mg 皮下注射。

H. PE 的治疗是支持疗法及抗凝治疗。氧滴定法测氧饱和度应>92%,超声心动图可评估肺动脉高压及右心衰竭,强心支持疗法应采取静脉注射或口服用药。间或进行血栓清除术。抗凝血剂用法与 DVT 抗凝治疗相同。

I. 口服抗凝剂常为华法林,静脉或皮下注射肝素抗凝治疗 3 天后开始,这种抗凝治疗的交叠主要是因为凝血障碍的反弹。维持 INR 在正常值的 2~3 倍很重要。DVT 确诊之后,治疗持续 3~6 个月,PE 确诊后,治疗持续 6~12 个月。如果存在肿瘤、遗传性凝血病或动脉血栓,则考虑终生抗凝治疗。

J. 香豆素与药物之间的相互作用会影响 INR。这些药物包括:红霉素、磺胺类药物、异烟肼、氟康唑、胺碘酮、皮质类固醇、西咪替丁、奥美拉唑、洛伐他丁、苯妥英及普萘洛尔。如果患者营养不良、素食或有肝脏疾病,应给予低剂量治疗;如果患者食用大量绿叶蔬菜,则其体内维生素 K 水平较高,对此类患者进行抗凝治疗将更加困难。

K. 有数据显示,在恶性肿瘤患者中,持续进行注射性的抗凝治疗的效果优于口服华法林(CANTHANOX 及 LITE 的研究)。另有数据表明注射性抗凝治疗的患者 PFS 及 OS 明显提高(FAMOUS 及 CLOT 的研究)。

L. 抗凝并发症

1. 抗凝过度导致的出血。

2. 肝素诱导性血小板减少症(HIT)。

　　a. Ⅰ 型:血小板计数减少,约为 20 000,患者无生命危险,但需中止肝素治疗。

　　b. Ⅱ 型:血小板计数显著减少,动、静脉血栓风险增高,出血风险也有所增高,患者需中止肝素治疗。

　　c. HIT 诊断必须进行肝素抗体检测,根据 NCCN 指南计算概率得分。如果≥4 分,应中止使用普通肝素、低分子量肝素及华法林。使用维生素 K 纠正 INR,使用直接凝血酶抑制剂(DTI)及磺达肝素钠。如果 HIT 抗体阳性,必须进行 5 羟色胺释放试验。此外,如果没有发现 VTE,则 DTI 持续使用 6 周;若明确存在 VTE,则持续使用 DTI 6 个月。

M. 作用机制

1. 肝素结合抗凝血酶Ⅲ,能够增强对凝血酶、因子Ⅹa、Ⅸa 的抑制,延长 PTT,并可用以监测抗凝水平。肝素不通过胎盘,1mg/100U 的鱼精蛋白硫酸盐可纠正肝素过量;如果有急性出血,也可使用 FFP。

2. 低分子量肝素既可结合抗凝血酶Ⅲ,又能够加速其反应,其能够率先增强抑制因子Ⅹa 及因子Ⅱa。但其也会引发出血并发症,但出现诱发性血小板减少症的概率很低。监测手段主要为监测抗因子Xa的水平。

3. 华法林可抑制维生素K依赖性的凝固因子Ⅱ、Ⅶ、Ⅸ、Ⅹ的合成,也能够抑制蛋白C和蛋白S。通常在48h内有效,能够通过胎盘。它能够延长PT及INR,还可用于监测抗凝水平。根据INR,口服或静脉注射维生素K 1~10mg以纠正华法林过量。

N. 抗凝作用

1. 术前中止:如果患者PT为1~1.5,INR维持在2~3,则华法林应于术前4~5天中止使用。因为阿司匹林与血小板是不可逆结合,所以应在术前7天停药。氯吡格雷应在术前10天停药。

2. 如果患者有机械瓣、血栓栓塞病史或心房颤动伴卒中史,则抗凝治疗需要过渡期。

3. 一些患者可能对医学预防或DVT治疗不敏感,则可放置下腔静脉(IVC)过滤器以预防栓塞。IVC过滤器适应证:对抗凝治疗有禁忌证的VTE/PE患者,抗凝治疗的PE患者,显著的肝素诱导性血小板减少症,慢性PE伴随相关的肺动脉高压,及肺动脉栓子清除术后的患者。另一适应证为近期有DVT史且正在接受抗凝治疗的患者,因急诊手术需中断抗凝治疗的患者可采用下腔静脉过滤器。

4. 自然补充疗法很常用,在术前中止食用以下食物是很重要的:维生素E、大蒜、银杏及人参,因为这些食物会影响血液凝固时间。

O. 动脉栓塞事件

1. 动脉闭塞常发生于直接外伤,或血管、四肢创伤之后,左心栓塞形成或卵圆孔未闭也会产生类似临床表现。

2. 症状与动脉闭塞有关,常有四肢苍白、无脉、感觉异常、疼痛及发凉的表现。诊断性检查包括:多普勒检查及血管造影。

3. 一旦确诊,应于抗凝治疗后立刻进行经血管的血栓清除术。

4. 急性肠系膜缺血是急腹症,特征是与查体不成比例的腹痛,且有房颤史。诊断手段包括 EKG 和 CT。一旦指征提示急性肠系膜缺陷需急诊行开腹肠切除术,并在抗凝治疗后行血管重建术。

Ⅲ. 营养

A. 50%确诊为妇科肿瘤的患者在入院时均有营养不良。比既往平均体重减少 10%以上的患者也可认为营养不良。下列方法均可评估营养不良的程度。

   1. 营养预后指数包括:测量肱三头肌的皮肤皱襞,人血白蛋白水平,血清转铁蛋白的水平,对腮腺炎、结核菌素、假丝酵母菌的迟发过敏性试验。

   2. 实验室评估方法包括:总淋巴细胞计数或人血白蛋白水平(其半衰期为 20 天)。人血白蛋白检测是最有预测价值的单项检测:<2.1mg/dL,发病率可为 10%~65%。

B. 妇科肿瘤术后早期进食是有好处的,而且通常应鼓励患者进行。当患者苏醒后且无恶心、呕吐或明显的腹胀可立刻口服流质食物,能够耐受流质饮食后逐步恢复普食。早期术后进食能够缩短住院时间并且无其他的不良反应。

C. 根据 Harris-Benedict 方程计算每天基础卡路里:BEE =655+[9.6×体重(kg)]+[(1.8×身高(cm)]–(4.7×年龄)。如有需要,应激因子应加入该公式,计算如下:轻微困扰的患者,1.2×BEE,择期手术或有中度应激(如 SIRS、败血症)的患者,1.3×BEE,重度应激(如烧伤)患者,1.5×BEE。

D. 全胃肠外营养(TPN)成分包括:葡萄糖 3.4kcal/g(1cal 约 4.2J)含 70%的卡路里,剩余 30%卡路里由脂肪产生(为 9 kcal/kg);蛋白增加 1~1.5g 氮/kg。如果患者因为肠梗阻或阻塞导致胃肠道无功能、术后无法口服 7 天或更长时间、短肠综合征或重度营养不良患者均应考虑 TPN。

Ⅳ. 内分泌治疗

A. 糖尿病

1. 糖尿病能增加围术期的并发症，术前对此类患者应进行基线状态的心功能超声心动图检查、肾功能检查、HgA1c 及尿蛋白分析非常重要。

2. 术后感染可导致 20% 的糖尿病患者死亡。为达到理想的血糖控制效果，应根据权重调整用药，将血糖维持在 80~110mg/dL。从而减少 46% 败血症患者，减少 34% 的住院期死亡率。推荐在术前 24~48h 停用二甲双胍和美磺脲类药物，当患者能够规律进行糖尿病饮食时则可恢复用药。

B. 类固醇治疗

类固醇治疗用于存在并发症，需要额外肾上腺素支持的患者。

1. 应激剂量的类固醇应持续 3 周以上，或在术后 1 年内每天使用 20mg 泼尼松。

2. 应激剂量是指术前静脉注射 100mg 氢化可的松或泼尼松龙，术后患者治疗为每隔 8h 静脉注射 100mg 氢化可的松或泼尼松龙，连续给药 3 次。当患者可以耐受口服给药时，可以考虑重新安排给药剂量，或开始逐渐减少类固醇的剂量。如果患者出现库欣症状，则需给予应激剂量治疗。

类固醇减量方案	氢化可的松（静脉注射）	泼尼松（口服）
POD0	100 mg，每 8 h	–
POD1	100 mg，每 8 h	37.5 mg，每 12 h
POD2	80 mg，每 8 h	30 mg，每 12 h
POD3	60 mg，每 8 h	22.5 mg，每 12 h
POD4	40 mg ，每 8 h	15 mg，每 12 h
POD5	20 mg，每 8 h	7.5 mg，每 12 h
POD6	可以停药	

3. 由于糖尿病及系统性高血糖综合征的危害，使用血糖仪测量血糖并给予相应剂量的胰岛素尤为重要。

C. 甲状腺疾病

甲状腺疾病会使手术复杂化。对已知有甲状腺激素紊乱、糖尿病、有症状未确诊的患者术前行 TSH、T4 检查很重要。

1. 甲状腺功能减退的患者患肠梗阻、谵妄及不发热的感染的概率更高。

2. 如果患者患有重度的甲状腺功能减退，静脉注射甲状腺素及给予应激剂量的类固醇是很重要的。甲状腺素的半衰期为 5~9 天。

3. 甲状腺功能亢进同样会引发较多的并发症，如与变时和变力因子有关的心脏疾病。10%~20% 的患者会发生房颤。

4. 如果患者出现发热、心动过速、意识模糊、静脉萎陷或死亡可高度怀疑甲状腺危象。术前治疗可使用 β-受体阻滞剂，持续使用 PTU 或甲巯基咪唑，并使用应激剂量的类固醇。

V. 肝脏疾病

肝炎分为急性肝炎和慢性肝炎，确认肝脏疾病患者是否有凝血障碍是很重要的，此外需注意对有凝血障碍的肝病患者应用麻醉的剂量要减半。

A. 对于急性肝炎患者,手术需推迟。如果在急性期进行手术,手术死亡率将升至 58%。

B. 对于慢性肝炎患者,手术无需推迟,手术死亡率无明显改变。

C. Child-Turcotte 肝功能分级可预测肝病患者死亡率。A 级患者有 10%术后死亡率,B 级有 30%术后死亡率,C 级有 80%术后死亡率。

VI. 神经疾病

A. 现有许多病因学说可以解释精神状态的改变。常见原因包括:新陈代谢的异常、败血症、脑膜炎、颅内转移瘤或卒中。对于急性发作的精神状态改变患者,初步治疗是维持呼吸道通畅,建立静脉通道,如有必要需供氧,继而进行实验室及影像学检查。

1. 代谢因素的检查包括:CBC、CMP（综合代谢检查）、尿液检查、尿液药物筛查、心肌酶检查、血氧饱和度检查及血液培养。

2. 败血症或脑膜炎的检查包括:CBC、CMP、血液和尿液培养。腰椎穿刺适合进行细胞计数、培养及细胞学检查。但腰椎穿刺必须在 CT 显示无脑部占位性病变后才能进行。

3. 转移性疾病或卒中的检查包括:在评估急性出血性脑卒中时,通常行头部无增强 CT 检查。如果 CT 未显示异常,则应该行 CT 增强扫描以评估转移病灶。MRI 是评估脑部转移病灶或脑卒中最敏感最特异的检查。

B. 特殊临床情况的处理

1. 麻醉药品过量:纳洛酮,1 安瓿(0.01 mg/kg,静脉注射)。

2. 癫痫:狄兰汀,首剂 1000mg,之后 200~300mg,每日一次;地西泮 5mg,静脉注射。

3. 脑干疝:保持高通气量 PCO_2 20~30mmHg;地塞米松 10mg 静脉注射,之后每 6h 给予 4mg 静脉注射;甘露醇 12g/kg 静脉注射,之后每 6h 给予 50~300 mg/kg 静脉注射;外科介入是必要的。

Ⅶ. 酒精戒断

酒精戒断能引起显著的发病率。有酗酒史的患者应进行戒断评估。第一步需要光线良好的房间,社会的支持及必要的安慰。酒精中断 12~48h 之后可能发生癫痫,5%~10%的酒精戒断病例发生震颤性谵妄,死亡率约为 15%。患者住院期间可以给予适量啤酒。

A. CIWA 评分是针对正在进行酒精戒断的患者接受基础治疗的累积性评分。

恶心呕吐 得分	震颤 得分
0　无恶心呕吐	0　无震颤
1　轻微恶心无呕吐	1　不明显,但能感觉指尖颤动
4　间歇性恶心伴干呕	4　中度震颤,向手臂延伸
7　持续恶心,频繁干呕及呕吐	7　重度震颤,甚至无法伸展手臂
阵发性夜间盗汗 得分	**焦虑** 得分
0　无可见的出汗	0　无焦虑,很轻松
1　仅仅是可察觉的出汗,手心潮湿	1　轻微的焦虑
4　明显的汗珠,但额头无汗	4　中度焦虑,戒备心强

(待续)

（续表）

阵发性夜间盗汗 得分	焦虑 得分
7 汗水湿透	7 严重精神错乱，或急性精神分裂反应

激动 得分	触觉障碍 得分
0 正常活动	0 无
1 比正常活动略多	1 非常轻微的瘙痒、针刺感、烧灼感或麻木
4 中度的烦躁不安	2 轻微瘙痒、针刺感、烧灼感或麻木
7 在问询中频繁踱步，持续的烦躁不安地动来动去	3 中度瘙痒、针刺感、烧灼感或麻木
	4 中重度幻触
	5 重度幻触
	6 极重度幻触
	7 持续幻触

听觉障碍 得分	视觉障碍 得分
0 无障碍	0 无障碍
1 非常轻微的刺耳感，不易受惊吓	1 非常轻微的敏感
2 轻度的刺耳感，易受惊吓	2 轻度敏感
3 中度的刺耳感，易受惊吓	3 中度敏感
4 中重度幻听	4 中重度幻视

（待续）

（续表）

听觉障碍 得分	视觉障碍 得分
5 重度幻听	5 重度幻视
6 极重度幻听	6 极重度幻视
7 持续幻听	7 持续幻视

头痛、头胀 得分	定向感和忧郁感 得分
0 无	0 定向并能做串行加法
1 非常轻微	1 不能做串行加法或不能明确时间
2 轻微	2 不能明确日期,不超过 2 天
3 中度	3 不能明确日期,超过 2 天
4 中重度	4 不能对地点和(或)人定向
5 重度	
6 非常重度	
7 极重度	

累计得分

0~8	无需药物治疗
9~14	对 8~14 分的患者可选择性药物治疗
15~20	15 分及以上需要药物治疗
>20	20 分以上发生震颤性谵妄的风险很高
67	可累计的最大得分

B. 基本要求包括:癫痫预防,呼气预防,如果患者有安全风险应有所限制。可进行的实验室检查包括:CBC、CMP、LFT、PTT、INR 及尿液检查,同时也有必要检查血液酒精浓度。应进行尿液毒理学分析,可考虑行胸部 X 线片检查以评估肺炎。每天检查 CMP 是很重要的。

C. 静脉注射首先使用生理盐水,如果为禁食患者(NPO),则需增加 D5,但应先给以维生素 B_1。当患者血容量恢复正常后,静脉输注应转为半量生理盐水(或 D5 半量生理盐水)125mL/h。

D. 药物包括:维生素、苯二氮平类药物、抗精神病类药物。

1. 维生素包括:维生素 B_1,剂量为 100mg,静脉注射 3 天,之后每天口服。叶酸每天口服 1mg。每天服用综合维生素。

2. 苯二氮平类药物包括:氯氮及地西泮。氯氮剂量为每 4~6h 口服 25~100mg;地西泮剂量为每 4~6h 给予 1~4mg,口服/舌下含服/肌肉注射/静脉注射。对于重度戒断症状患者,应每 15~30min 给予地西泮。对于有肝脏损伤的患者(ALT>200,INR>1.5);需静脉注射而不能口服的患者;24h 内使用氯氮剂量超过 600mg 的患者,均应首先考虑使用地西泮。

E. CIWA 评分表的处理原则

1. 对于 CIWA 评分<8 分的患者, 苯二氮平类药物的预定剂量应视病情而定,每 6h 对患者进行一次 CIWA 评分。苯二氮平类药物的剂量在使用 72h 后,每天逐渐减量 25%,可通过减少每 6h 的剂量以达需求。一旦剂量降至最小单位区间(地西泮 0.5~1mg,或苯二氮平 25mg),则应延长该剂量区间。

2. 对于 CIWA 评分为 8~25 分的患者,应开始激惹症状治疗法。根据患者目前症状的严重程度分为:轻微=CIWA 8~13 分;中度=CIWA 14~20 分;显著=CIWA 21~25 分。每 4h 对患者进行一次评估,除外药物使用后 1h。

3. 对于 CIWA 评分>25 分的患者,需进行 ICU 观察,护理人员每 2h 进行一次 CIWA 评估。此类患者需持续输注地西泮,通过平均前 6h 的每小时苯二氮平的剂量求得输注的初速度,滴速宜将镇静评分维持于 3~4 分。

4. 对于定向障碍及无自主征兆的酒精戒断性幻觉(如震颤及发汗)患者,更适合增加氟哌啶醇,而非苯二氮平类药物的用量。

Ⅷ. 输血

A. 推荐血红蛋白小于 6g/dL 的无症状患者输血。如果围术期患者的血红蛋白为 7g/dL,预计术中失血量较大,或麻醉相关风险高的患者可以考虑术前输血。如果患者存在并发症,如心血管疾病、肺部疾病、脑血管疾病等,则维持患者血红蛋白在 10g/dL 最佳,患者可以通过输血来维持此水平。如果预计患者有可能进行辅助治疗,维持其血红蛋白在 10g/dL 最佳。如果患者有直立性低血压、眩晕或新的体征,如心脏杂音,需进行输血。

B. 目前,输血导致的病毒性传染中,HIV 感染的概率为 1/2 300 000,HBV 感染的概率为 1/350 000,HCV 感染的概率为 1/2 000 000。

C. 除标准输血外,也可采取自体输血,但是须在术前 6 周获得且血液的检验方式与标准输血相同。保持血容量正常的血液逐步稀释贮备,也是临床输血的一种方式。

D. 输血免疫调节可导致术后感染,并可增加术后感染的发病率和死亡率。多器官衰竭是一个非常重要的概念,诸如输血相关性肺损伤(TRALI)和输血相关性循环超载(TACO)是引起并发症的主要原因。

(毛晓丹 译 孙蓬明 校)

参考文献

1. Nick AM, Schmeler KM, Frumovitz MM, et al. Risk of thromboembolic disease in patients undergoing laparoscopic gynecologic surgery. *Obstet Gynecol*. 2010;116(4):956–961.

第 3 节　急救处理

I . 肺部

A. 20%~30%的术后患者会罹患肺部因素相关的并发症。当患者仰卧位时或腹部手术后,其功能残气量(FRC)减少。肺活量减少45%,FRC 减少 20%。

B. 风险因素包括:肥胖,手术时间长于 2h,慢性阻塞性肺部疾病(COPD),慢性心功能不全(CHF),肾功能衰竭,精神状态差,免疫抑制,使用 NGT,麻醉药,抽烟,睡眠呼吸暂停及哮喘。术前血气分析(ABG)及肺功能测试(PFT)对 COPD 患者有益。

C. 插管后易发生肺不张,主要是因为手术相关的自主吸气减少,可表现为呼吸困难、呼吸急促、发烧。有肺基底部爆裂音,胸片即可确诊。可通过刺激呼吸法治疗。

D. 肺炎可表现为呼吸困难,呼吸急促,发烧和血氧饱和度下降。体检可闻及间断式呼吸音,胸片可确诊,影像表现为渗出或肺实变。治疗方式主要包括抗生素应用、刺激呼吸疗法、胸部理疗法及肺部灌洗清洁术。

E. 呼吸衰竭的定义是由于肺功能改变导致的高碳酸血症、酸血症或血氧不足。

1. 病因包括:吸气动力下降,气道阻塞,肺功能下降,COPD,哮喘过敏性反应, 心源性肺水肿, 急性呼吸窘迫综合征(ARDS),肺炎,脓肿,肺结核,气胸,胸膜积液,血胸,癌症,贫血,肺栓子。

2. 诊断可通过体格检查,影像学,实验室检查。重要的是要获得CXR、血氧饱和度、ABG、CBC、电解质,如果怀疑肺栓塞

(PE)则需血管造影,超声心动图(ECHO)可排除潜在的心源性因素。

F. 氧气没有我们想象中的效果那么好,使用 6h 以上的 100% 纯氧可降低巨噬细胞的活性,使黏液分泌速度减缓,心输出量减少,如果给予纯氧超过 60h,肺部会发生不可逆的损伤。氧气可以通过鼻导管、呼吸面罩、非再吸入型呼吸面罩、持续气道正压通气(CPAP)、双向气道正压通气(BiPAP)及气管插管人工呼吸机。通过鼻尖给氧效果和再呼吸面罩一样。

G. 参数

PaO_2:动脉氧含量,氧分压　正常值:70~100mmHg

PAO_2:肺泡氧含量($FiO_2 \times 713$)-($PaCO_2/0.8$)　正常值:100mmHg

$PaCO_2$:动脉 CO_2 含量　正常值:35~44mmHg

AA梯度:肺泡氧含量-动脉氧含量或[$FiO_2 \times$(大气压-水分压)-($PaCO_2/0.8$)]-PaO_2　正常值:3~16mmHg 或(年龄/4)+4

肺活量:尽力吸气后的呼气量　正常值:3~5L

潮气量:每次呼吸时,吸入或呼出的气体量　正常值:6~7mL/kg

第 1 秒用力呼气量(FEV_1):第 1 秒所能呼出的最大气体量
　　　　　　　　　　　　正常值:>83%肺活量

PEF:最大呼气流速　正常值:>400L/min

NIF:负压　正常值:60~100cmH_2O

H. 呼吸衰竭插管参数:人工呼吸机使用适应证包括血氧不足,高碳酸血症,呼吸酸中毒,无能力维持或保护气道通畅如意识状态改变,呼吸乏力。女性可选用最大的气管内导管的型号:7.5~8,这可以减少气道阻力。非常重要的实验室标准如下:

机械参数	结果
吸入氧浓度 FiO_2	>60mmHg
二氧化痰分压 $PaCO_2$	>55~60mmHg
呼吸频率	>30~35bpm
动脉血 pH	<7.25
负压	正向高于-20cmH_2O
肺活量	<10mL/kg
氧分压 PO_2	<80mmHg

I. 肺泡动脉血氧分压差(A-a 梯度)用于决定分流及帮助排除肺栓子。A-a 梯度=[FiO_2×(大气压-水分压)-($PaCO_2$/0.8)]-PaO_2,正常梯度值约=(年龄/4)+4。

J. 机器通气可以通过容量或压力驱动,容量循环装置有预设的潮气量,当压力循环装置达到预设的压力值时可自动停止。这些装置对缺氧患者帮助是极大的。

1. 连续指令通气(CMV)可输送预设的每分钟通气量,而此预设的每分钟通气量是由先前设置好的呼吸频率和潮气量决定的。此装置适用于深度昏迷的,给予麻醉药的及那些无法接受辅助通气的患者。

2. 辅助控制通气(A/C 或容量控制通气)可预设潮气量,当患者开始呼吸时,此装置即会输送预设好的潮气量。ICU 最常见的机械通气即为此模式。可设定一个可控的备份频率以预防通气不足。

3. 间歇指令通气(IMV)可设定呼吸频率和潮气量,允许患者自主呼吸,并可提供与患者呼气量匹配的一次完整呼吸模式。

4. 同步 IMV(SIMV)可每隔一段时间输送呼吸,该间隔时间是根据与患者自主呼吸同步的呼吸频率和潮气量设置的。

5. 压力支持通气(PS)可在患者吸气时提供恒定的气道压力,此模式是"脱机"状态下使用最为频繁的。此模式下,患者每次吸气,呼吸机给予一次有限压力的呼吸。患者可控制呼吸频率,呼吸量及呼吸间期。

K. 初始设置呼吸机时,IMV 或者 A/C 循环需关闭。FiO_2 起始值设为 60%(最大值),当患者血氧饱和度为 90%~95%,FiO_2 为 21%可脱机。初始呼吸频率通常为每分钟 8~12 次;潮气量为 8~12mL/kg,如果患者疑似或确诊为 ARDS,则潮气量应低于 6mL/kg;呼气末正压通气(PEEP)应选择 $5cmH_2O$。动脉血气分析(ABG)结果很重要,应根据其结果进一步调整各参数。

L. 拔管应快速,应对患者每日行自主呼吸试验或 T-管试验以观察其状况。呼吸机脱机设置模式有 SIMV 或 PS 通气。拔管前需注意:患者须清醒,能够保护自身气道,FiO_2 至少低于 50%(室内最佳值为 21%),PPEP 低于 $5cmH_2O$,负压高于 $20cmH_2O$。

脱机参数	可行插管术
呼吸频率	<30~35(>8)bpm 且 FiO_2<0.5
PaO_2	>60mmHg 且 FiO_2<0.5
$PaCO_2$	<50 且呼吸频率<25bpm
负压	低于-20~25cmH_2O
肺活量	>10~15mL/kg
潮气量	>3mL/kg
患者清醒,能够保护自身气道	

M. 插管 72h 后有 30%患者会罹患呼吸机获得性肺炎(VAP),VAP 死亡率为 25%~50%。

N. 心肺功能监测可通过中心静脉置管,中心静脉压(CVP)可用于容量状态及心功能评估,它有多种测量手段组成,并不仅仅是一个数值。CVP 正常值为 8~10cmH$_2$O 或 2~6mmHg。

O. 当需要了解患者的心输出量或血流状态时肺动脉(PA 或 Swan)导管帮助很大。Swan 的并发症有气胸,心律不齐,脓毒血症(2%),或肺动脉破裂。可根据热力学计算心输出量。前负荷是由肺动脉导管末端挤入输入端肺动脉毛细血管产生,我们称之为肺动脉闭塞压(PAOP)或肺毛细血管楔压(PCWP)。PCWP 正常值为 6~12mmHg,是左动脉压的原始反射。如果 PCWP 升高,则说明前负荷充足或过多;如果 PCWP 降低,则说明患者可能容量降低。混合静脉血是从 PA 导管末端获取,反映的是体内血氧最稀释的血液。

P. 急性呼吸窘迫综合征(ARDS)发生于肺部实质性损伤之后,可包括:出血,败血症,休克或肺炎。同时应检测 ABG。

1. 症状有呼吸急促、呼吸困难及呼吸衰竭。

2. 以下有许多 ARDS 的诊断标准:

    a. CXR 显示双侧肺部弥漫性浸润;

    b. ECHO 可排除 CHF 及医源性容量过载;

    c. 据报道血氧饱和度<92%,氧合作用将受损;

    d. PAO$_2$/FiO$_2$<200 可诊断 ARDS;

    e. PAO$_2$/FiO$_2$<300 可诊断为急性肺损伤(ALI)。

3. ARDS 的死亡率有 30%~40%。

4. 治疗主要有插管,呼吸机,抗生素及潜在病因的治疗。暂未证明类固醇治疗有效,使用呼吸机并维持低潮气量(6mL/kg)可有效预防气压伤,但升高了高碳酸血症的发生率。

II. 心脏

A. 近期心肌梗死之后可发生再梗死,发生率由原先的 37%降至现在的 5%~10%,这归咎于现在更为合理的用药。随着距离初次心梗发生的时间延长,再梗死发生率可进一步降低,4~6 个月后再梗率降到 3%~4%,若时间长于 6 个月,再梗率降到 1%~2%。

B. 围术期 β 受体阻滞剂的使用研究很热。Laughton(2005 年)研究显示,术后使用 β 受体阻滞剂和未使用的患者相比,更能够减少患者发生梗死(分别是 24% 和 39%);并能够降低死亡率(2 年死亡率分别为 16% 和 32%)。最近期研究显示,POISE(2008 年)术后使用 β 受体阻滞剂并无益处。术后使用 β 受体阻滞剂 MI 发生率更低(4.2% 比 5.7%,$P<0.5$),但死亡率(3.1% 比 2.3%,$P<0.5$)和 CVA 发生率更高为(1.0% 比 0.5%,$P<0.5$)。

C. 手术中使用肺动脉导管仍具争议,其适应证范围逐渐减少。目前并无研究证明其对手术有益。目前的适应证有活动期慢性心功能不全(CHF)、重度左心室功能抑制及临界主动脉瓣狭窄。

D. 参数

心输出量:心律×心搏量,正常值为 4~8L/min

心指数:心输出量/BSAm^2,正常值 2.5~4L/min

MAP:平均动脉压=1/3(SBP−DBP)+DBP,正常值为 70~105mmHg

收缩期 PAP:收缩期的肺动脉压,正常值为 15~30mmHg

舒张期 PAP:舒张期的肺动脉压,正常值为 5~12mmHg

平均 PAP:平均肺动脉压,正常值为 5~10mmHg

PAWP:肺动脉嵌入压=左房及左室充盈压,正常值为 5~12mmHg

SVR:体循环血管阻力(MAP−MRAP)(80)/CO,正常值为 900~1400dyn/s/(s·cm^{-5})

PVR:肺血管阻力(平均 PAP−PAWP)/CO,正常值为 100~240 dyn/s/(s·cm^{-5})

VO$_2$:氧气消耗,正常值为 115~1165mL/(min·m^2)

DO$_2$:氧气传输,正常值为 640~100mLO$_2$/min

E. 缺血性心脏病

1. 通常通过临床症状诊断缺血性心脏病(心肌梗死),常出现心绞痛、恶心、呕吐、呼吸困难、出汗、发汗、SOB、虚弱、焦虑、血压升高、心动过速、心动过缓、颈静脉怒张(JVD)、快速性心律失常。

2. 体检包括:EKG,心肌酶×3/每 6~8h(CK、CKMB、肌钙蛋白Ⅰ),脑钠肽(BNP),CXR,考虑使用血管造影术,特别是诊断 ST 段抬高型心肌梗死(STEMI)时。

3. 治疗需转至危症监护病房(CCU)。心肌梗死可分为:STEMI、NSTEMI 及不稳定型心绞痛。测量血氧饱和度,进行阿司匹林治疗,保持血氧饱和度>90%。除外 EKG,实验室检查,还需要结合 CXR 检查结果。首次镇定,如有胸痛,先给予舌下含服 3 倍剂量的硝酸甘油(NTG)5min;每 5~15min 重复静脉注射吗啡 4~8mg 以缓解胸痛及心肌负荷;如果出现低血压或心动过缓,则给予阿托品;无禁忌证时可使用 β 受体阻滞剂,禁忌证包括:收缩压 SBP<90,心动过缓,检查结果显示有右心室梗死。

a. STEMI 治疗包括:发病 30min 内静脉注射血栓溶解,或发病或到达救治点 90min 内心导管行 PCTA。

b. NSTEMI 治疗包括:在 CCU 内观察监测病情,使用粪便软化剂,预防应激性溃疡,解热,卧床。无禁忌证时可使用 β 受体阻滞剂, 对梗死面积较局限的患者增加使用 ACE 抑制剂有益控制病情。如果持续胸痛,可行经由 PCTA 的血管造影术及血管重建, 支架植入或外科手术。静脉注射 NTG,滴速为 10~200mg/min 以预防低血压,同时可缓解冠状动脉痉挛及减少梗死面积。NSTEMI 不适合使用血栓溶解疗法。

c. 不稳定型心绞痛患者的治疗主要由 PCTA 辅助下的血管造

影术,支架植入或外科手术。需进行 EKG,心肌酶检查,而必须行 ECHO 检查,并有射血分数及心室评估。90min 内进行经皮冠脉血管成形术(PTCA),可考虑使用血管造影术。适应证包括重度左心室功能紊乱,心源性休克,血管成形术,血栓溶解及多血管支架植入的血管再生术。

4. 介入性治疗

 a. 血管成形术是利用气囊导管机械性扩张狭窄动脉的介入手段。

 b. 同时可放置支架,支架可独立放置也可参入药物(如紫杉醇)放置,含药支架可使闭塞的动脉舒张,并可减少局部血小板斑块。含药支架放置后 6 周可行外科手术,期间需进行抗凝治疗。如果手术紧急,可放置不含药物的金属裸支架,在放置金属裸支架 2 周后可行外科手术。

 c. 溶栓疗法是另一种治疗冠状动脉闭塞的方法,可在血管造影术定位后和胸痛发作 6h 内即被确诊后进行溶栓治疗。凝块在抗凝治疗后可溶解。

F. 射血分数 (EF)<35%可诊断为心脏衰竭,最常见病因是 MI,但亦可是病毒性或遗传性心脏疾病所致。

1. 症状有呼吸短促(SOB),下肢水肿或颈静脉怒张(JVD)。如果有明显的右心衰竭可出现腹水,未及时处理可发展为全身水肿。

2. 体检包括:CXR 检查:可提示双侧渗出浸润;EKG;超声心动图;每 6~8h 检查心肌酶学,连续 3 次;BNP;电解质;CBC;螺旋 CT 可排除 PE。

3. 治疗主要有吸氧,每天限制摄入水不超过 2L,吗啡及利尿剂 (呋塞米首为 20mg IV, 如果可见最小反应, 则首剂量加倍)。如果有必要增加心输出量(CO),可考虑使用强心剂如多巴胺或多巴酚丁胺。地高辛可用于增强心脏收缩力(1mg 负荷剂量,0.5mg IV,每 6h 0.25mg×2,之后维持 0.125mg/d,第一天监测药物浓度,以后每 5 天监测一次)。每日体重监测及严格限制盐摄入(每天<2g)很重要。

G. 肺水肿以呼吸短促(SOB)为特征。

　1. 体格检查显示双侧啰音,低氧饱和度,CXR 确诊,通常显示双侧浸润,EKG,ECHO, 每 6~8h 检查心肌酶×3,BNP,ABG,血管造影排除 PE 的同时排除心脏及静脉血栓栓塞。

　2. 治疗主要是利尿,吸氧及纠正潜在病因。

H. 高血压通常无典型症状。

　1. 临床症状的特征有头痛及视力改变。

　2. 诊断主要通过检测血压,如果有症状,EKG,每 6~8h 检测心肌酶×3,头部 CT 平扫或 MRI 适用于排除脑卒中。

　3. 参数

分类	收缩压	舒张压	随访	状态
轻度	140~159	90~99	2个月	
中度	160~179	100~109	1个月	
重度	180~209	110~119	1周	紧急
危急	210	120	即时	危急

　4. 高血压(HTN)危象治疗包括:硝普钠 10~100μg/(kg·min)IV;血管紧张素转化酶 (ACE) 抑制剂 (依那普利)12.5mg PO, 或每 6h1.25 ~2.5mg IV;β 受体阻滞剂 (拉贝洛尔)20mg IV, 每 10min40~80mg,最大剂量 300mg,维持剂量 0.5~2mg/min;α 受体阻滞剂(肼屈嗪)5~20mg IV。

　5. 高血压治疗,除危象范围外,可有单一制剂或复合制剂。一线药物常为利尿剂(氢氯噻氢),β 受体阻滞剂可是一线或二线用药,如钙通道阻滞剂(在非裔美国人中此类药物效果较好)。ACE 抑制剂和血管紧张素受体阻滞剂(ARB)适用于对其他药物有禁忌证的患者,也可和以上药物联合使用。

I. 心律失常是异常心跳的节奏,对于排除 MI 很有意义。如果患者为不稳定型,可行心脏电复律。二级检查主要有电解质异常,内分泌问题(TSH),药物毒性。绝大部分的心律失常是一过性的。

1. 心房颤动为心跳加快,EKG 诊断表现为无 P 波的不整齐的心律。治疗主要有地尔硫卓 IV;如果有快速的心室反应使用 β 受体阻滞剂更有帮助;胺碘酮发生复发性心房颤动的概率较小;地高辛也可使用;如果是顽固型房颤,ASA 预防或考虑抗凝治疗。$CHADS_2$ 评分依据患者风险因子, 这些风险因子包括:HTN 高于 140/90,年龄大于 75 岁,糖尿病,心脑血管意外(CVA)或短暂性脑缺血(TIA)病史,静脉血栓综合征 VTE 病史。除 CVA 及 VTE 外所有风险因子各为 1 分, 而 CVA 及 VTE 为 2 分。如果评分 ≥2 分, 推荐使用华法林。根据 $CHADS_2$ 评分,CVA 每年的风险评分为:

评分	CVA风险
0	1.9
1	2.8
2	4
3	5.9
4	8.5
5	12.5
6	18.2

2. 心房扑动是一种快速性心律失常,诊断可通过 EKG,为锯齿状特征,适合 ASA 预防。

3. 室上性心动过速是一种快速性心律失常,诊断可通过 EKG,显示无 P 波的心动过速。治疗主要有迷走神经操作法。如果此法无效,腺苷可增加至 3 次(首次 6mg IV,再 6mg IV,如无初始反应增至 12mg IV)。

4. 心动过缓为脉搏低于 60bpm,诊断可通过 EKG。如果患者有症状且不稳定,可放置经皮起搏器直至可放置永久性起搏器或诊断病因。如果患者为稳定型,则给予阿托品 1mg IV 治疗。

Ⅲ. 休克和败血症

A. 休克是组织灌注量减少,休克有 5 类:感染性、心源性、出血性、神经源性及医源性。诊断可经由体检,重要脏器,EKG 及实验室检查。治疗主要由静脉补液(IVF)及分型针对性支持组成。

1. 心源性休克主要归咎于局部缺血性心脏病(MI),HTN 产生较大的后负荷及沉重的心脏压力,或因容量过大而导致的泵衰竭。心源性休克的处理是采用利尿剂减轻前负荷,多巴胺或多巴酚丁胺增强心功能,如果多巴胺无效则考虑使用去甲肾上腺素,硝普岩或硝酸甘油静脉滴注。急诊可行血管造影术及血管成形术,支架放置,LVAD,CABG。

2. 出血性休克则需进行静脉补液(IVF)处理(IVF/失血量为 3:1),使用血制品,外科止血及清楚栓塞。

3. 神经源性休克常源自栓子或出血性休克,头部创伤或转移癌。IVF 处理,升压,如有需要则插管强力呼吸,使用类固醇以减少局部炎症,如有包块则需进行手术。

4. 医源性休克常与过敏性疾病相关,治疗主要是停止过敏性药物/输液,使用类固醇,抗组胺,O_2,升高血压。

5. 感染性休克,参见下文的 C 小节。

B. 通常来说,在以下两个或两个以上已证实的已知原因的炎症可诱发全身炎症反应综合征 (SIRS):体温>38℃或<36℃,脉搏>90bpm,呼吸频率>20bpm,或 PCO_2<32;WBC>$12×10^3/\mu L$ 或 <$4×10^3/\mu L$,或幼稚细胞>10%。2001 年,SIRS 增加了额外的诊断标准,包括:精神状态改变,少尿,皮肤斑点,凝血障碍,血氧饱和度不足,未能诊断为糖尿病的高血糖,血小板减少,LFT 改变。

C. 败血症也是 SIRS,因为有已知的感染。尽管血容量正常,感染性休克有败血症且存在低血压。可分为两个阶段:早期高动力期和晚期低动力期。其死亡率为 28%~50%。

1. ICU 中需干预处理,需检测动脉干的 MAP,可考虑使用 PA 导管测定 CO,导尿管测量尿量,ABG 测量 $PaCO_2$ 和 O_2;实验室检查包括:CBC,电解质,肝肾功能,凝血功能,细菌培养,真菌,病毒。CVP 靶值为 8~12;MVP>65;尿量>0.5mL/(kg·h);混合静脉血氧饱和度>70%。如果血氧饱和度 6h 内未达到靶值,则最好输注 PRBC 使得 Hb>10g/dL;和(或)增用多巴酚丁胺。

2. 感染性休克治疗包括抗生素,静脉补液,如有需要则导管给氧,升压支持。所有的引流管需更换并培养,对所有感染病灶均应尽可能地探查并充分引流,经皮细针引流成功率可以高达 80%。对无法细针引流的可以采用手术探查方式。分别有 35% 的患者发热、白细胞增多,5% 的患者有腹膜感染。真菌感染应更换适合的抗生素,同时应注意进行眼部检查。病毒性感染可通过排除性培养来诊断。血培养阴性后抗生素治疗仍需使用 14 天。

3. 多器官功能障碍综合征(MODS)是发展中的两个或以上的器官生理功能进行性紊乱,常发生于全身系统稳态严重破坏之后。治疗主要是受损器官支持,积极治疗潜在病因。

VI. 肾脏:急性肾衰竭的定义尚未标准化。

A. 患者常因肌酐升高,或尿量<400mL/24h 而被诊断为急性肾衰竭。

B. 急性肾衰竭有三种类型:肾前性,肾性,肾后性。须进行的实验室检查包括:综合代谢检查(CMP),尿常规及沉渣镜检,尿电解质包括 Na 和肌酐,尿比重,尿渗量。随后计算尿 FeNa(滤过钠排泄部分),方程式为 UNa×Scr/SNa×UCr×100%。肾衰指数是另一种计算方式:(尿 Na 浓度×血 Cr 浓度)/尿 Cr 浓度。

1. 如果 FeNa<1%,尿比重(SG)>1.025,诊断为肾前性,主要是因为灌注不足;如果 FeNa>4%,SG<1.01,多因肾缺血;需注意的是如果使用了利尿剂,甘露醇,IV 对比剂等情况下,FeNa 计算无意义。

2. **肾前性肾衰**:病因常为容量消耗,如外科失血,清除腹水,过量的肠道准备,NPO 状态,充血性心力衰竭(CHF),严重的肝脏疾病或其他水肿状态。实验室检查结果:尿 Na 浓度<20mmol/L,尿 Cr/血浆 Cr>30,尿渗量>500mOsm/kg,肾衰指数<1。

3. **肾性肾衰**:病因常为氨基糖甙类抗生素的使用,IV 对比剂,细胞溶解药物的使用,他汀类药物,横纹肌溶解,高尿酸血症,多发性骨髓瘤及链球菌感染。检查结果:尿 Na 浓度>40mmol/L,尿 Cr/血浆 Cr<20,尿渗量<400mOsm/kg。尿液镜检出现嗜酸性粒细胞(急性间质性肾炎),红细胞管型(肾小球性肾炎或血管炎),或肾小管上皮细胞及褐色混浊管型(急性肾小管坏死)。其原因是肾小管细胞进入管型内,形成的管型叫做 Tamm-Horsfall 小体。处理主要是支持疗法,充盈肾灌注量直到等容量,监测并限制含 K 药物。已证实当容量过载时可使用利尿剂,而当容量过载,尿毒症或 EKG 发生变化时,可考虑透析。治疗需终止使用有排斥的药物,尿量调整至

$0.5mL/(kg \cdot h)$。

4. 肾后性肾衰主要是因为梗阻,可发生于宫颈癌出现的双侧肾盂积水,肾结石,尿道梗阻,肿块压迫膀胱,因肿瘤/结石/手术而导致的输尿管梗阻。实验室检查包括:血浆 BUN/Cr>20:1,尿渗量<400mOsm/kg,尿 Na 浓度>40mmol/L。确认导尿管可以排尿。肾盂积水可通过肾脏超声波检查诊断,CT 可评估外科损伤或肿瘤压迫所致的输尿管梗阻程度。肾结石或腹膜后纤维化也可导致输尿管梗阻。适用外科手术纠正梗阻,或放置经皮肾造瘘管。去梗阻后利尿尤为重要:每小时尿量大于 200mL,至少 2h。每 8h 检测电解质,根据尿量经静脉补充半张生理盐水(0.45%),前 24h 以每小时尿量的 80% 补充,此后改为每小时尿量的 50% 补充。去梗阻后利尿通常持续 24~72 小时,应同时观察心脏状态以防发生潜在的心动过速型心衰。

C. 慢性肾脏疾病是肾小球滤过率 $GFR<60mL/(min \cdot 1.73m^2)$。晚期肾病(ESRD)常因糖尿病和高血压(68%),此类患者免疫功能不全,手术发病率高达 54%,死亡率为 4%。针对肾脏疾病患者,心脏检查也很重要,谨慎监测输液和电解质,注意贫血、易出血体质的处理,控制好血糖和血压。

D. 心脏疾病是晚期肾病患者的主要死因,23%~40%的患者并无显著症状,患者在术前需出入量平衡,术前 24h 的透析液不可含肝素,因手术当天有大量液体负荷故术后需要透析。

E. 手术后需立即检测电解质,每 6~8h 一次,直至电解质恢复正常。

F. 如果是尿毒症患者,血小板功能不良,可考虑补充冷沉淀血小板或血管加压素衍化物(dDAVP)以预防术中出血。术前 4~5 天也可使用雌激素 IV(0.6mg/kg)。

G. 透析适应证(AEIOU)包括:酸血症,电解质异常(干预耐受的高钾血症),EKG 改变,可透析物中毒(阿司匹林,锂),容量过载,尿毒症,精神状态改变。如果患者急需透析,则应放置中心静脉导管。

H. 肾脏并发症的每日处理包括:严格控制 I/O,体重,低钠低氮饮食。

V. 酸碱紊乱

紊乱	初期改变	pH	代偿改变
代谢性酸中毒	HCO_3 下降	下降	pCO_2 下降
代谢性碱中毒	HCO_3 上升	升高	pCO_2 上升
呼吸性酸中毒	PCO_2 上升	下降	HCO_3 上升
呼吸性碱中毒	PCO_2 下降	升高	HCO_3 下降

A. 代谢性酸中毒:阴离子间隙是血浆中 Na^+ 和 K^+ 浓度(阳离子)与 Cl^- 和 HCO_3^- 浓度(阴离子)的差值$=([Na^+]+[K^+])-([Cl^-]+[HCO_3^-])$。

1. 阴离子间隙:其病因可记忆为"PLUMSEEDS",分别象征副醛、乳酸、尿毒症、甲醇、水杨酸、乙二醇、乙醇、酮症酸中毒和饥饿。另一个记忆方式为"MUDPILES",分别象征甲醇、尿毒症(慢性肾衰)、酮症酸中毒、丙二醇、I(感染,铁离子,异烟肼,先天代谢缺陷)、乳酸酸中毒、乙二醇和水杨酸盐。

2. 非阴离子间隙:两个主要的病因是腹泻和肾小管酸中毒。其他病因包括乙酰唑胺,输入盐水,高营养,输尿管的导水管。

B. 代谢性碱中毒:常见原因为恶心呕吐,容量减少,外源性碳酸氢钠过多,低钾血症或低钠血症等而丢失过多盐酸导致肾功能不全。

C. 呼吸性酸中毒：常见原因为精神状态改变而致的通气衰竭，精神状态的改变可因为肿块效应，药物，脑卒中，感染或不适当的人工通气所致。

D. 呼吸性碱中毒：因换气过度所致，包括医源性通气过度。

VI. 电解质异常

A. 钠代谢异常

1. 低钠血症：血清钠<135mmol/L。

   a. 假性低钠血症：因血脂、血糖、血中蛋白增加而导致的仪器测量不准确。

   b. 低渗性低钠血症：细胞外液中游离水增加的相对于钠离子多。

   c. 低容量性低钠血症：以丢失钠和水为特征，是相对于水的一种钠离子的净丢失。病因常为利尿剂的使用，肾上腺功能不全，腹泻或呕吐。

   d. 等容量性低钠血症：以相同钠含量的前提下，水的增加为特征。病因常为不适宜的分泌 ADH 或精神性的烦渴。

   e. 高容量的低钠血症：以过量的钠和水为特征，是相对于钠的一种水的净增加。病因常有心脏衰竭，肾功能衰竭或肝功能衰竭。

   f. 症状：脑水肿相关的血钠过少性脑病，颅内压增高及癫痫。

   g. 治疗：根据低、正常、高的细胞外容量。避免迅速纠正以预防中央脑桥髓鞘溶解症。

2. 高血钠（血清钠>145mmol/L）

   a. 低容量高钠血症：主要是因为摄入的水不足，如泌尿道的过多损耗，出汗或腹泻。治疗：血浆代用品。

   b. 高渗综合征：肾脏利水功能受损。这可能是由于：中心或肾原性糖尿病性尿崩症。治疗：替代游离水缺水量。

  c. 高血容量高钠血症:以高渗液体量增加为特征。主要是因为:过量的高渗盐水复苏,输注碳酸氢钠,摄食海水或过量的食用盐。治疗主要是限制钠的摄入或利尿剂的补液。

  d. 需注意的是要避免用水来快速降低钠的浓度,以预防脑水肿的发生。

B. 钾代谢异常

 1. 低钾血症(血清钾<3.5mmol/L)

  a. 病因:

   i. 胰岛素、β 受体激动剂、高渗液、碱中毒等作用下细胞外钾离子向胞内迁移。

   ii. 摄入减少。

   iii. 胃肠道丢失增加或泌尿系排出增加。

  b. 症状:疲劳,肌痛,肌无力,通气不足,麻痹和心律不齐。

  c. 征象:心电图改变包括:T 波反转,U 波,ST 段压低,QT 间期,PR 间期延长,QRS 波增宽。

  d. 治疗:消除病因。

   i. 与实验室正常血钾值相比,每差 0.1mmol/L 血钾需补充 10mmol 的 KCl。

   ii. KCl 补充速度,外周血最大 10mmol/L,中心静脉管最大 20mmol/h。

   iii. 镁:镁的丢失会促进尿钾排出,建议同时纠正镁缺失。

 2. 高钾血症(血清钾>5.5mmol/L)

  a. 病因:

   i. 假性高钾血症多由创伤性血液抽取而致的溶血引起。

   ii. 酸中毒引起的钾离子在细胞间的转移,横纹肌溶解,细胞毒性的细胞坏死,药物如洋地黄苷,β 受体拮抗剂。

   iii. 肾上腺功能不全引起的肾排泄功能受损,或药物如 ACE 抑制剂,血管紧张素受体阻滞剂,NSAID,保钾利尿剂。

iv. 大量输血。

b. 症状:心脏毒性,麻痹及通气不足。

c. 征兆:EKG 改变包括 T 波增强,T 波升高达峰值,PR、QPS 间期延长,P 波消失。

d. 如果血清钾>6.5mmol/L,患者出现酸中毒,体液潴留,精神状态改变或 EKG 出现改变时,需要治疗。治疗包括:

- 聚黄苯乙烯 PO15g/d qid,或 PR30~50g/4h。
- 碳酸氢钠:44~132 mmol IV。
- 氯化钙或葡萄糖酸钙 10~30mL,制成 10% 浓度溶液。
- 葡萄糖:50g IV。
- 胰岛素:10 单位 IV。
- 如果患者对以上方案治疗无反应,则需进行透析。

C. 镁代谢异常

1. 低镁血症

a. 病因:利尿治疗,使用抗生素,酒精相关疾病,腹泻,糖尿病,急性心肌梗死,药物如洋地黄,顺铂。

b. 症状:普遍出现嗜睡,精神状态改变。它常与其他电解质紊乱相关,包括低钾血症,低磷血症,低钙血症。此外,它与难治性低钾血症也密切相关。

c. EKG 改变:尖端扭转,PR、QT 间期延长,心房、心室心律失常。

d. 治疗:硫酸镁 IV,或氧化镁 PO。

2. 高镁血症

a. 病因:肾功能受损或过度治疗

b. 症状:反射减退,EKG 改变包括 AV 一级阻滞,完全性心脏传导阻滞。

c. 治疗:葡萄糖酸钙,静脉输注呋塞米,如果难治则进行透析。

D. 钙代谢异常

　1. 低钙血症

　　a. 病因:低蛋白血症,肿瘤溶解综合征,肾功能衰竭,甲状旁腺功能减退,低镁血症,高镁血症,急性胰腺炎,横纹肌溶解症,输血(由于柠檬酸盐螯合钙离子)。

　　b. 症状:手足抽搐,Trousseau 征,Chvostek 征。

　　c. 征兆:EKG 改变,包括 QT 间期延长,室性心动过速。

　　d. 治疗:葡萄糖酸钙或氯化钙10mL IV,制成浓度为 10%;碳酸钙 PO;或葡萄糖酸钙 1~2g 随餐口服,每天 3 次。

　2. 高钙血症

　　a. 病因:骨转移癌,甲状旁腺功能亢进,卵巢或宫颈的透明细胞癌,小细胞癌。

　　b. 症状:GI 紊乱,低血压,多尿症,混沌,抑郁,昏迷。

　　c. 征兆:EKG 变化,包括 QT 间期缩短。

　　d. 治疗:生理盐水再水化或半量生理盐水IV;IV 水化后每 2h 用呋塞米 40mgIV 以利尿; 氨羟二磷酸二钠 (阿可达) 60~90mg/2~24hIV,连续注射 7 天;糖皮质激素如氢化可的松 250~500mg/8h IV;降钙素:每 6~8h 降钙 1~3mg/dL(之前需做皮肤敏感实验,开始剂量为 4 IU/(kg·12~24h) SQ 或 IM);每天普卡霉素 250μg/kg,缓慢泵注射。

E. 磷代谢异常

　1. 低磷血症

　　a. 病因:肠吸收受损,肾排泄增加,磷酸盐进入细胞内重新分配,糖尿病酮症酸中毒(DKA),糖负荷,癌性软骨病,甲状旁腺功能亢进,急性肾小管坏死利尿阶段。

　　b. 症状:肌无力,心脏呼吸衰竭,贫血。

　　c. 治疗:钠或磷酸钾 IV 或 PO。

2. 高磷血症

    a. 病因:肾功能衰竭,肿瘤溶解综合征,代谢及呼吸性酸中毒,甲状旁腺功能减退。

    b. 症状:磷酸钙复合物在软组织内沉积,手足抽搐。

    c. 治疗:促进磷结合硫糖铝,或使用含铝抗酸药。如果患者出现肾衰则需透析。

VII. 体液及血液制品

TBW=0.5×体重(kg)

细胞内液=0.4×体重(kg)

细胞外液=0.2×体重(kg)

组织间液=0.15×体重(kg)

血浆量=0.5×体重(kg)

血容量=75mL/kg

电解质

电解质	血浆	间质	细胞内
Na	142	145	10 mmol/L
K	4	–	156 mmol/L
Cl	104	114	2 mmol/L
HCO_3	27	31	8 mmol/L
Ca^{2+}	5	0	3.3 mmol/L
Mg^{2+}	2	0	26 mmol/L
Phos	2	–	95 mmol/L

体液组成

体液	Na	Cl	K	HCO₃	日产量
胃液	60~100	100	10	0	1500~2000mL
十二指肠液	130	90	5	0~10	300~2000mL
胆汁	145	100	5	15~35	100~800mL
胰液	140	75	5	70~115	100~800mL
回肠	140	100	5	15~30	2000~3000mL

A. 每日液体管理

1. 每日生理性液体摄入由以下部分组成:氧化产生内生水量(约 250mL/d),由口摄入(约 2000~2500mL/d)。

2. 每日生理性液体丢失:2000~2500mL。丢失的水分主要有:尿液损失 800~1500mL;粪便损失 200mL;无意识损失;呼吸损失 200mL;皮肤损失 800mL。

3. 每日液体需求量:1500mL/m² 体表面积(BSA)。

4. 每日体重损失:如果以静脉补液(IVF)维持则每日损失 0.5kg/d。

5. 当患者出现发热则需增加液体量,比正常体温每高 1℃ IVF 则需增加 15%的液体量。

B. 注射液体量

1. D5W:1000mL 液体加入 50g 右旋糖,每升可提供 170 卡路里能量。

2. LR:多电解质,浓度与血浆相似。主要在疾病前 24h 用于扩容。

3. NS(0.9% NaCl):这是等渗溶液,用于扩容及纠正轻度的低钠血症。

4. 1/2NS(0.45% NaCl):这是低渗溶液,用于术后 24h 静脉补液

(IVF)替代,当血容量增加时不必使用。

5. NaCl 3%:这是高渗溶液,用于纠正重度的低钠血症。

C. 静脉注射液体组成

	Na	Cl	K	HCO₃	Ca	Glu	AA	Mg	PO₄	Ac	Osm
血浆	140	102	4.0	28	5			2			290
NS	154	154									308
1/2NS	77	77									154
1/4NS	34	34									78
LR	130	109	4.0	28	3						272
D5W						50g					252
D10W						100g					505
PPN	47	40	13			100g	35g	3	3.5	52	500
TMP	25	30	44			250g	50g	5	15	99	1900
D50						500g					2520

D. 液体损耗

1. 术前消耗:禁食开始有 $2mL/(kg \cdot h)$ 的液体丢失。

2. 术中消耗:应遵循损失血液量:需补充晶体液体量=1:3 的原则,输血应根据 NIH 输血指南,临床并发症及预期的辅助疗法而定。第三间隙的液体损失:隐匿的腹水,组织水肿中的水分,是很难计算的。

通常假设:

a. 小手术(如局部切除)有 $4mL/(kg \cdot h)$ 的水分丢失。

b. 中等的手术(如阑尾切除,疝修补)有 $6mL/(kg \cdot h)$ 的水分丢失。

c. 较大的手术(根治性子宫切除术,肠切除术)有 $8mL/(kg \cdot h)$

的水分丢失。

　　d. 术中无意识有 2mL/(kg·h)水分丢失。

　3. 术后补液:应计算手术损失量,尿量及无意识损失量。存在第三间距液体的利尿 1~3 天,前 24h 以 D5LR 处理。静脉补液(IVF)不添加钾,因为肿瘤细胞溶解或手术导致细胞破坏会释放钾。随后开始 D51/2NS POD 2 继续补液。每日检查血清钾浓度,每 1000mLNGT 排水需补充 10mmol 钾。

E. 成分血治疗

　1. 全血:体积为 517mL,适用于急性失血所致的低血容量性休克。

　2. PRBC:体积为 300mL,冷藏保质期为 21 天,每单位可增加血细胞压积 3%~5%。包括:血浆 78mL,柠檬酸 22mL,血浆蛋白 42g,钠 15mmol,钾 5mmol,酸 25×10^{-6}mmol。输血后应检查 Ca^{2+} 离子水平,因为其中的柠檬酸盐可以螯合二价离子。

　3. 血小板:每单位体积为 20~50mL,每单位有 5.5×10^{10} 个血小板 , 仅可储存 72h。每单位血小板 1h 内可增加血小板 7000mc/L。指南推荐血小板输注量为 0.1U/kg,所以正常输注量为 6~8 单位。

　4. 新鲜冰冻血浆(FFP):包含所有的凝血因子,除外血小板。失血 10~12U 之后应使用 FFP,FFP 包括:250mL 血浆,200 单位因子Ⅷ,及 200 单位因子Ⅸ。

　5. 冷沉淀是 FFP4℃解冻时获得,主要包括因子Ⅷ、Ⅻ、纤维蛋白原。冷沉淀主要用于治疗血友病、von Willebrand 病的因子治疗。输注需 4~6 单位,每单位 15mL。

　6. 白蛋白:主要用于恢复血容量及低蛋白血症,通常输注浓度为 5%或 25%,输注量为 25g,输注有效时间为 12h,增加血容量 500mL。

　7. 人造胶体包含

　　a. 羟乙基淀粉:6%的等渗盐水中化学修饰的变性淀粉。能够维持血容量 24h,有明显副作用,包括:仅次于血管外淀粉沉积(非过敏性)的瘙痒,全身性过敏性反应(罕见,发生率为 0.006%)。

b. 右旋糖苷:由细菌产生的葡萄糖聚合物组成,10% 右旋糖酐-40 可维持血容量 6h, 发生过敏性反应的概率仅为 0.032%。

血制品

血制品	成分	体积	适应证
PBRC	红细胞	1单位=250mL,可升高 Hct3%	急、慢性失血
血小板	血小板	1单位=50mL,可升高血小板 6×10^3	血小板 <20 的非出血患者;<50 的出血患者
FFP	纤维蛋白原,凝血因子 II、VII、IX、X、XI、XII、XIII 及热不稳定因子 V、VII	1单位=150~250mL,11g 白蛋白,500mg 纤维蛋白原,0.7~1.0 单位凝血因子	DIC,Tx>10 单位的出血,IgG 缺乏,1 单位可升高纤维蛋白原 10mg/dL
冷沉淀	凝血因子 VIII、XIII,von Willebrand 因子,纤维蛋白原	1单位=1mL,25mg 纤维蛋白原,80 单位凝血因子 VIII	甲型血友病,von Willebrand 病,前位蛋白原缺乏

8. 每单位血液输注发生感染的概率:

a. 丙型肝炎:1:2 000 000

b. 乙型肝炎:1:350 000

c. HIV:1:2 300 000

d. 细菌性感染:1:5000/U 血小板,1:1 000 000PRBC

VIII. 神经疾病

A. 神经肌肉阻滞常用于麻痹患者。常使用泮库溴铵,因其具有长效性。0.06~0.1mg/kg IV 后效果可持续 90min。连续给药可松弛迷走神经,并导致心律增加 10bpm 或以上。如果患者不能耐受心律增快,则改用维库溴铵。通常使用电子抽搐监控器可评估患者瘫痪的程度。急性四肢瘫痪性肌病是潜在的不良反应,能导致麻痹后四肢轻瘫, 而麻痹后四肢轻瘫主要表现为急性轻瘫,肌坏死伴随 CPK 升高及肌电图异常三联征。

B. ICU 患者常常会出现谵妄,氟哌啶醇可用于缓解谵妄的症状,因其抗胆碱及低血压效果微小。通常其负荷剂量 2~10mg IV 每20min,随后根据预定剂量改为每 4~6h 给予 25% 负荷剂量。

C. 镇定是用于医学控制 ICU 患者利其休息,恢复及保障其安全。每日中断镇定是必需的,这与 ICU 住院时间缩短,减少 PTSD,缩短人工呼吸机使用时间有关。异丙酚常作为镇静剂使用,它无止痛性能,可把其视为脂质卡路里 1.1kCal/mL。对高甘油三酯血症患者需给予特别关照,通常在用药 2 天后检测血甘油三酯 TG 水平。

D. 格氏昏迷评分

反应	评分
睁眼	
自发	4
对语言有反应	3
对疼痛有反应	2
无反应	1

(待续)

（续表）

反应	评分
对语言的反应	
定向并可交谈	5
不能定向但可交谈	4
不适宜的交谈	3
不可理解的交谈	2
无法交谈	1
运动反应	
能够遵守指令	6
局部疼痛	5
正常屈曲并回复动作	4
去皮层现象(屈曲)	3
去皮层现象(伸展)	2
无反应	1

得分	
15	正常
11	插管后正常
<8	昏迷

IX. 腹腔间室综合征

可因腹水,肠梗阻,腹膜炎或者胰腺炎发生,也可发生于因败血症或低血容量休克而进行大量输液后。诊断方法为通过 Foley 导管每 4~6h 测定腹内压,如 3 次或以上压力大于 12mmHg,或单次腹压大于 20mmHg 以上。临床表现为：系统性低血压，尿量减少，肺应变性降低。有时，需外科手术进行腹部减压或负压真空引流。

X. 发病率和死亡率的危险分级

ICU 内可通过不同的量表进行评估患者的发病率和死亡率风险。对妇科肿瘤患者使用这些量表经过科学家证实是可靠和可重复的。其中有两个量表最为常用：APACHE IV 和 SOFA（序列的器官衰竭评估表）。如转入 ICU 后的前 48h 内 SOFA 评分进行性增加预测患者死亡率可能高于 50%。

（毛晓丹 译 孙蓬明 校）

参考文献

1. POISE Study Group. Effects of extended-release metoprolol succinate in patients undergoing non-cardiac surgery (POISE trial): a randomised controlled trial. *Lancet.* 2008;371(9627):1839–1847.

第7章

治疗方式

第1节 化 疗

I. 联合化疗方案首字母缩写

A：放线菌素 D

ABVD：阿霉素或多柔比星、博来霉素、长春碱、地卡巴嗪

AcFucy：放线菌素 D、氟尿嘧啶、环磷酰胺

AI：芳香化酶抑制剂

B：博来霉素

BEP：博来霉素、依托泊苷、顺铂

C：环磷酰胺

CDDP：顺铂、顺式-二氨基二氯铂

CHOPP-R：环磷酰胺、羟基脲、长春新碱、丙卡巴肼、泼尼松、利
妥昔单抗

CMFV：环磷酰胺、甲氨蝶呤、氟尿嘧啶、长春新碱

D：阿霉素

E：依托泊苷、VP16

Epi：表阿霉素

F：氟尿嘧啶

H：羟基脲

L：苯丁酸氮芥

Lev：左旋咪唑

L-PAM：L-苯丙氨酸芥末

M：甲氨蝶呤

MAC：甲氨蝶呤、放线菌素 D、环磷酰胺或苯丁酸氮芥

MMC：丝裂霉素

MOPP：氮芥、长春新碱、丙卡巴肼、泼尼松

O：长春新碱

P：顺铂

Pr：泼尼松龙

T：他莫昔芬

TVPP：塞替派、长春碱、丙卡巴肼、泼尼松

V：长春碱

MVPP：氮芥、长春碱、丙卡巴肼、泼尼松

VAC：长春新碱、阿霉素、环磷酰胺

VBM：长春碱、博来霉素、甲氨蝶呤

VBP：长春碱、博来霉素、顺铂

VDC：长春新碱、阿霉素、环磷酰胺

Ⅱ. 化疗定义

A. 剂量：应用化疗药物的量

B. 强度：经过一段时间所用药物的剂量

C. 间隔/时间表：化疗药物释放的时间间隔

D. 周期：应用单药或联合用药整个治疗过程

E. 疗程：治疗周期的顺序

F. 计划化疗：必须考虑肿瘤类型、疾病的病程、患者的并发症情况包括肾功、年龄、社会及情感状态以及治疗是初始或姑息治疗。

Ⅲ. 给药途径

给药途径是静脉、肌肉注射、口服、腹腔化疗或局部用药。绝大多数

化疗药为静脉全身用药。化疗药可局部原发肿瘤或转移灶给药。腹腔化疗即将化疗药物直接注入腹盆腔。局部区域化疗即将化疗药物应用于实性肿瘤,如恶性肿瘤肝转移。这将使在一定时间内肿瘤供血途径阻断以便化疗药物可直接渗透到肿瘤组织。化疗药也可直接注入胸腔或心包内。

Ⅳ. 代谢

A. 原药可被生物转化为有活性的代谢产物,这些药物包括环磷酰胺,了解这类药物可被肝脏内酶激活是很重要的,因其腹腔内应用无效。

B. 药物的排泄:肝胆或肾脏的排泄是药物主要的排泄方式。药物可以以原药方式,或失活状态或在身体组织器官聚集。

Ⅴ. 化疗药物杀灭肿瘤的原则

在肿瘤标记物恢复正常后或临床完全缓解患者无肿瘤存在仍需化疗两个疗程以消除全身潜在的肿瘤细胞。

Ⅵ. 化疗方案

A. 原始方案:最初应用于治疗肿瘤的方案。

B. 辅助治疗方案:手术或放疗后再给以化疗药物。

C. 新辅助化疗:采用化疗作为初始治疗后,再给予手术、放疗或联合应用。

D. 再次化疗:初始化疗后再给予任何方案的化疗。

E. 姑息化疗:以前初始化疗后,肿瘤复发或持续存在,对这些患者所给予的化疗。

F. 巩固治疗:初始或辅助化疗以后再给予化疗以减少完全缓解的癌症患者复发的概率,通常是短期的化疗。

G. 维持化疗:初始或辅助化疗以后再给予化疗以减少完全缓解的

癌症患者复发的概率,通常比给予巩固化疗更长的时间。

VII. 铂敏感/耐药

肿瘤被分为铂敏感、耐药或难治性。

A. 铂敏感:肿瘤经初始以铂为基础的化疗 6 个月以后复发,即对铂化疗敏感。

B. 铂耐药:肿瘤经初始以铂为基础的化疗 6 个月以内复发,考虑为对铂耐药。

C. 铂难治:肿瘤对初始以铂为基础的化疗无反应,在初始治疗期间继续生长,被认为铂难治。

D. 对生殖细胞肿瘤,间隔时间不一,在 6 周耐药比较特殊,对生殖细胞肿瘤耐药的定义为 4 周对继续化疗无反应。

VIII. 化疗药物的毒性

A. 根据化疗药物副反应的严重程度,化疗的副反应给予分级。最常见的受影响的器官为胃肠道、骨髓造血系统、皮肤。对毒性级别的分类请参照常用的毒性标准网站(CTC),因化疗毒性的处理为减少每个周期化疗药物的量,通常剂量减少 20%~25%,或减少 1 个 AUC。

B. 心脏毒性:主要发生于应用阿霉素的化疗方案,病史及体格检查能诊断慢性心衰。心电图或多次吸收闸门控测扫描可明确诊断。

C. 肺毒性:主要见于应用博来霉素时肺毒性,化疗前建议可行一氧化碳肺量测定法扩散能力测试,FEV 改变 15%提示肺毒性,临床上也可以通过查体发现。临床症状如肺部啰音、肺通气量低下、吸入相延迟。FEV 明显下降前出现呼吸困难。

D. 应用化疗药物后可发生继发性肿瘤,其发生率为 1%~2%,应用烷化剂后可导致白血病发生。这些药物包括:米法兰、鬼臼毒类、依托泊苷、环磷酰胺及铂类制剂。白血病的发生呈剂量依赖性(2g 依托泊苷);卵巢上皮性肿瘤应用化疗 4 年后可发生,总的发生率为 0.17%[1]。

IX. 细胞周期

A. 细胞周期分为间期及有丝分裂期,间期由 G1、S、G2 组成;G1 期长短不定,在 G1 期,蛋白质、DNA、RNA 修复发生,细胞可终止分化或继续从该期进入下一周期;在 S 期,DNA 合成;S 期后进入 G2 期,细胞 DNA 量增加 1 倍,该期较短,G1 期的长度影响细胞的增殖。

B. 有丝分裂期(M 期)由 5 个分期组成,前期即第一期,染色体浓缩,凝聚的时期;中期,出现染色体弥散的时期,为对放射最敏感的时期;后期为姊妹染色体迁移到细胞两极的时期;末期呈现染色体的两极化,细胞骨架的解聚出现,随着细胞分裂为两个子代细胞,细胞质分裂紧接着发生。细胞周期的时间从 10h 到 31h 不等。

C. 当肿瘤细胞数量达到 10^9 时,通常可扪及包块,或 1cm 大小,即肿瘤细胞倍增 30 次。

X. 生长分数

生长分数由肿瘤中活跃增殖细胞的部分组成, 这一分数的变化范围为 25%~95%。

XI. 细胞死亡

在某些肿瘤可见到细胞死亡, 某些乳腺癌有文献记载发热与肿瘤细胞死亡有关[2]。

XII. 对数杀伤

每次一定治疗剂量杀灭恒定比例数目的癌细胞, 而非恒定数目的肿瘤细胞被杀灭。为了达到肿瘤明显减小的目的,反复攻击肿瘤细胞的药物被输送到肿瘤组织,单药化疗以此方式发挥作用,但没有多药化疗效果好,多药化疗采用不同的化疗药物,这些药物作用于细胞不同靶点,起累加效应或协同作用。

XIII. 细胞周期非特异化疗药物

这些药物杀伤细胞周期的各个时期的细胞。

XIV. 细胞周期特异化疗药物

这些化疗药物的作用依赖于肿瘤细胞的增殖分数,并作用于特定的细胞周期。这类药对高增殖及高生长分数的肿瘤细胞有更有效的杀伤力。

XV. 细胞生长

肿瘤细胞生长通常显示为呈指数生长曲线 Gompetzian 曲线。

A. 肿瘤细胞生长有四期:

1. 滞后生长期;

2. 对数生长期;

3. 稳定生长期;

4. 死亡期。

XVI. 细胞毒药物的机理

化疗药物以细胞 DNA、蛋白质(如酶、受体、或细胞代谢呼吸链)及 RNA 作为作用靶点。

XVII. 耐药机理

A. Goldie-Goldman 假说为一数学模式,该模式预测产生药物耐药克隆株的概率。药物耐药克隆株的数量取决于肿瘤的大小及突变率。

B. 耐药机理包括：

1. MDR-1 及 MDR-2P-糖蛋白,它们为 ABC(ATP 结合盒)转运子,这些蛋白将药物转运到细胞外,造成耐药。

2. 细胞通过细胞受体降调节减少药物进入细胞。

3. 细胞通过上调硫酸谷胱甘肽及 DHFR 酶使药物失活。

4. 发生基因改变,导致耐药。

    a. 通过改变 DNA 修复机制；

    b. 基因点突变；

    c. 基因框移突变；

    d. 基因缺失；

    e. 基因扩增。

5. 药物与白蛋白的结合力或细胞内靶分子发生改变。

XVIII. 化疗药物应用前,患者应行详细的实验室评估

A. 血常规检查白细胞(WBC)大于 $3\times10^3/\mu L$,ANC 超过 $1.5\times10^3/\mu L$。

B. 血小板超过 $100\times10^3/\mu L$。

C. 肝功能正常。

D. 血肌酐小于 2mg/dL 或肌酐清除率小于 50mL/min。

E. GOG 状态为 0、1 或 2 估计患者能存活 2 个月以上。

化疗药物的分类及作用机理

I. 烷化剂

通过插入或交联 DNA 起作用,这些可使 DNA 不能发挥作用,它们属于细胞周期非特异性药物。作用于细胞周期的各个时期。

A. 卡铂:铂类制剂,剂量根据下面的公式计算,卡铂总剂量(mg)= AUC×(GFR+25),单药化疗时 AUC 可取 7,联合用药时 AUC 一

般取 5~6,其作用机理为插入 DNA 分子,给药方式一般为静脉用药或腹腔化疗。药物代谢通过肾脏排出。卡铂的毒性主要为血小板减少、超敏反应、白细胞减少、恶性及呕吐;血小板下降高峰为大约化疗后 21 天, 其他毒性反应包括肾毒性发生率为7%,外周神经病变为 6%,耳毒性 1%,维生素 B6 可预防某些神经毒性。超敏反应的发生率约占 25%,如果超过 6 个疗程的化疗,白血病的风险增加(RR6.5);阿米佛丁可减少血小板减少的发生率,其用法为 910mg/m²。

B. 顺铂:通过插入 DNA 发挥作用,作用于 DNA 分子中的 G–G 碱基。给予方法为静脉或腹腔化疗。单药给予常为放疗的增敏剂,用法:40~50mg/m² 每周,单药化疗一般为 50~100mg/m² 或 75mg/m²联合其他化疗药物, 每 3 周 1 次。其代谢为 90% 经肾脏排出,10% 经肝脏及胆汁排出。主要毒性为粒细胞减少及贫血。肾毒性的发生率为 21%;耳毒性的发生率为 10%;某些患者有外周神经毒性或自主神经毒性。其他毒性为过敏反应,电解质紊乱如低钠、低钾、低钙及低镁血症。全血细胞减少症最高峰发生于化疗第 18~23 天,为了减少肾毒性,以生理盐水等水化,甘露醇利尿及给予硫酸镁 3g。

C. 环磷酰胺:该药物通过肝脏被激活,后插入 DNA,用药方式为静脉或口服。可单药给予或联合其他化疗药物。所用剂量通常为10~50mg/kg,静脉,每 1 到 4 周用药,或 600~1000mg/m² 每 4 周1 次。85% 通过肝脏排泄,15% 由肾脏排出。主要毒性包括全血细胞减少,为主要的骨髓抑制剂;其他毒性如恶性、呕吐及脱发。另外,可出现出血性膀胱炎,因其代谢产物丙烯醛所致。如果剂量超过 50mg/kg,可出现 SIADH,用药以后 10 年可出现间质性肺炎、心肌病、白血病(RR 为 5.4%),主要毒性反应最高峰一般在化疗后 8~14 天。尿液分析可诊断出血性膀胱炎,肉眼血尿或 20RBC/HPF 可确定诊断。应同时给予美司钠以减少出血性膀胱炎的发生率,亚甲蓝膀胱灌注可减少并发症的发生。

D. 达卡巴嗪:静脉用药,剂量为 2~4.5mg/(kg·d),连用 5~10 天,每 4 周一次。药物主要经过肾脏排出,主要毒性反应为全血细胞减少、恶性、呕吐、脱发,其他毒性反应包括黏膜炎、口腔炎、肌痛及肝脏毒性,用药后 2~4 周毒性反应最明显。

E. 异环磷酰胺:原药经肝脏代谢被激活,静脉用药,1.2~1.6g/(m²·d)连用 5 天,间隔 3~4 周 1 次,700~900mg/(m²·d),连用 5 天,每 3 周 1 次,或 1000mg/m² 第 1 天及第 2 天,每 28 天 1 次,作为 ICE 化疗方案的组成部分。药物的 73% 经肾脏排泄,主要毒性反应为出血性膀胱炎、全血细胞减少、恶心、呕吐及脱发。其他副反应包括肾毒性、SIADH 及中枢神经系统毒性。痴呆及人血白蛋白降低随中枢神经毒性增加。该药代谢的副产品氯乙醛有神经毒性。用药后 5~10 天毒副反应最大,需同时应用美司钠以减轻出血性膀胱炎的发生。

F. 米法兰:通过与 DNA 交联发挥抗癌作用,一般采用静脉、口服或腹腔化疗。剂量为 16mg/m² 静脉,每 2 周 1 次,给予 4 次化疗后间隔 4 周。或 1mg/kg,静脉用药,每 4 周 1 次,口服剂量为 6mg/d,连续 2~3 周以后休息 4 周,经腹腔化疗,药物浓度增加 63 倍。99% 经肾脏排泄,主要毒性为全血细胞减少,而其他毒性反应为恶性、呕吐及白血病(10 年累积风险 11.2%),化疗后第 28~35 天副反应达顶峰。禁食 8h 后服药,药物的生物利用度增加。细胞内谷胱甘肽转移酶增多产生耐药性。而 BSO(丁硫氨酸硫酸亚胺)可逆转耐药性。

G. 六甲蜜胺:原药通过肝脏代谢激活,勿与 B_{12} 同时应用,因可使药物活性减低。口服剂量为 260mg(m²·d),连续 14~21 天服药,间隔 4 周,85% 由肾脏排出,主要毒性反应为全血细胞减少、神经病变、恶性、呕吐及肾毒性;其他毒性反应包括皮疹、神经毒性及痉挛。化疗后 21~28 天反应达顶峰。

Ⅱ. 抗肿瘤抗生素

这些药物插入 DNA,抑制 DNA 合成及干扰 DNA 修复,除博来霉素外一般为细胞周期非特异性药物。

A. 博来霉素:与铁结合为复合物以形成氧化酶,产生自由基团,这些自由基在 G2 期及 M 期使 DNA 断裂,可静脉或肌肉注射,或渗出物腔内注射。剂量 1 单位=1mg,静脉注射剂量为 30mg/周,连续 12 周,或 10mg/(m^2·d),连用 4 天,每 4 周 1 次,总量不超过 400mg。有胸腔积液的患者可胸腔注射 60~120mg,70% 经肾脏排出,主要毒性反应为间质性肺炎(10%),肺纤维化(1%),脱发、黏膜炎及非中性粒细胞减少性发热。其他毒性反应为恶性、呕吐、全血细胞减少、色素沉着及过敏反应。在用药 12 天达到最高峰。肺毒性的发生因铁游离基以肺泡 Ⅰ 型细胞为靶标,以后以肺泡 Ⅱ 型细胞为靶细胞,DLCO 试验作为肺毒性的指标, 治疗前15%的肺弥散功能的改变意味着肺毒性的出现,需停用博来霉素。每个疗程化疗前,应行胸部 X 线检查及肺弥散功能检查。但主要根据查体及患者症状。肺毒性的危险因素为以前纵隔放疗史、年龄超过 70 岁及手术麻醉期间高氧,急性肺炎可用激素治疗。

B. 阿霉素:抑制 DNA 拓卜异构酶 Ⅱ 的活性,也插入 DNA 链,静脉用药。与铜及铁螯合。这些重金属螯合物与药物的心脏毒性有关。单药剂量为 60~75mg/m^2 或联合用药为 40~60mg/m^2 间隔 3~4 周用药。药物 40% 经肝胆排泄,该药为发泡剂。主要毒性为全血细胞减少。其他毒性为放射性损伤、心肌病、掌趾红斑(PPE),为避免 PPE,可考虑应用维生素 B6 治疗,避免热水盆浴及高摩擦活动。高峰期为用药后 10~14 天, 总剂量超过 500mg/m^2,有 11% 的患者出现心肌病。如果剂量超过 600mg/m^2,风险增加为 30%,右雷佐生(辛卡德)为心肌保护剂。与阿霉素的剂量比为 10:1,如果患者有肾功损坏,应减为 5:1,心肌病发生的危险因素为:年龄超过 70 岁、以前有心脏病史、以前有纵隔放疗史, 化疗前的预处理包括多门路影像探测分析(MUGA)或心电图、胸片。若治疗期间患者出现症状,应常规行 MUGA 或心电图检查。

C. 脂质体阿霉素:作用机理与非脂质体阿霉素相似,用药方法为每 4 周 1 次, 静脉用药,40~50mg/m²,脂质体阿霉素并非发泡剂。药物高度聚集于肿瘤组织(为血清浓度的 4 倍),其毒性主要为全血细胞减少,其他毒性为手掌足底红斑(PPE)。

D. 放线菌素 D:其作用机理为插入 DNA,采用静脉给药。剂量为 9~13mg/(kg·d), 连用 5 天, 每 2 周 1 次, 或 1.25mg/m² 每2 周 1 次,用于治疗肺转移的滋养细胞疾病,90%经肝胆排出,主要毒性反应为全血细胞减少、恶性、呕吐、黏膜炎;其他毒性反应为脱发,毒性反应最高峰为化疗后 7~10 天,耐药模式为通过 MDR 糖蛋白。

E. 丝裂霉素 C:原药通过与肿瘤细胞 DNA 交叉链接。在厌氧肿瘤细胞内选择性激活, 一般为静脉给药, 单药化疗剂量为 10~20mg/m² 或联合用药剂量为 10mg/m² 每 6~8 周 1 次, 药物的 90%由肝胆排出,主要毒性反应为全血细胞减少,其他毒性反应为恶心、呕吐、肾毒性、微血管病性溶血性贫血,溶血性尿毒综合征(HUS)及多器官功能衰竭。副反应高峰为化疗后 4~6 周,可出现剂量累积骨髓抑制,故总的终身累积剂量小于 60mg/m²。

F. 米托蒽醌:抑制拓扑异构酶Ⅱ,一般为静脉或腹腔化疗用药,剂量为 12~14mg/m² 静脉给药, 或 10mg/m² 加入 2L 生理盐水腹腔化疗, 每 3 周 1 次,该药主要经肝胆代谢,主要毒性反应为恶性、呕吐、腹泻及骨髓抑制。高峰期为化疗后第 10 天,该药可导致蓝精灵综合征(Surf),患者肠及巩膜呈蓝色。

G. 左旋咪唑:为合成硫脒嘌呤的衍生物,最初用于治疗蠕虫感染,该药方式为口服,剂量为 50mg 每天 3 次,每周连用 3 天,或联合氟尿嘧啶化疗 1 年,该药经肾脏排泄,主要毒性为口腔炎、腹泻、恶性、呕吐及口腔中金属味,其他毒性反应为发热、寒战、疲乏、肌痛、粒细胞缺乏症、毛细血管扩张症、癫痫发作、水肿、舞蹈病。高峰期为用药后 7~10 天,药片含有乳糖,对那些乳糖不能耐受的患者是必需的。

Ⅲ. 抗代谢药物

这些抗肿瘤药物拮抗叶酸、嘌呤、嘧啶、核糖核酸还原酶,因此,它们干扰 DNA 合成。这些药物属于细胞周期特异药物,作用于 S 期。

A. 氟尿嘧啶:原药代谢为 FUDR,FUDR 为嘧啶抗代谢物,其抑制胸腺嘧啶合成酶,FUDR 与 DNA 及 RNA 结合,应用方式为静脉给药或局部用药。单药的剂量为 12mg/kg 每天（最大剂量为 800mg）,连用 4~5 天。每 28 天 1 次,每周的维持剂量为 200~250mg/m² 每隔一天,连续 4 天,每 4 周 1 次,也以采用静脉给药 800~1000mg/m²,连用 4 天,每 3~4 周重复一次,口服剂量为 15~20mg/（kg·d）,连用 5~8 天。局部或阴道用药为 5% 氟尿嘧啶软膏,应用 1/2 阴道涂药器,涂有 5% 氟尿嘧啶（2.5g）深入阴道,患者卧床休息,每 2~3 周用药。80% 药物经肝脏代谢,15% 经由肾脏排出,主要毒性反应为粒细胞减少、血小板减少、黏膜炎、恶性、呕吐、脱发及色素沉着。其他毒性反应为光敏性、小脑综合征及来自代谢产物氟代柠檬酸;手掌、足底红牙过敏症（发生率为 42%~82%）,该过敏症用维生素 B_6 50~150mg 可逆转病情;心脏毒性;高峰时间为化疗后 9~14 天,对于 DHFR 先天缺陷的患者勿接受该药化疗。

B. 卡培他滨:原药代谢为氟尿嘧啶,口服用药,初始剂量为 1250mg/m² 每天分两次服用。对那些肌酐清除率为 30~50mL/min,初始剂量应减为 950mg/m²,bid。连续化疗 14 天,间隔 21 天。药物经肾脏排泄。主要副反应为腹泻、恶心、呕吐;其他副反应为手足综合征、红斑、皮肤干燥及疲乏。如患者同时服用华法林,应注意监测 INR。

C. 甲氨蝶呤:阻断 DHFR,用药方式为静脉、口服、肌肉注射或鞘内注射。剂量为 $30\sim50mg/m^2$,肌肉或静脉药;$0.4mg/(kg\cdot d)$ 静脉或肌肉注射,连用 5 天,每 14 天 1 次;$1mg/kg$ 肌肉或静脉药,第 1、3、5、7 天,给予四氢叶酸 15mg,第 2、4、6、8 天,每 14 天 1 次;或 $100mg/m^2$ 静脉入壶,紧接着 $200mg/m^2$ 持续静脉滴注,同时给予四氢叶酸 15mg,每 12 h 1 次共 4 次(应用 MTX24 h 后开始),每 14 天一次;或 $12\sim15mg/m^2$ 每周鞘内注射。MTX 主要经肾脏排泄。主要副反应为恶心、呕吐、全血细胞减少、黏膜炎及肝脏毒性。其他副反应为肾毒性、脱发及间质性肺炎。副反应的高峰期为化疗后第 4~7 天,耐药的发生主要是因 DHFR 升高及转运到肿瘤细胞的机理发生突变所致。MTX 可在胸腔累积,因此胸腔注射前需抽出胸腔积液,在应用 MTX 前 12 h 给予小苏打 3g 以碱化尿液以减少肾脏功能损害。

D. 羟基脲:为作用于 S 期的特异性药物,其机理为抑制核糖核酸还原酶,可经静脉给药或口服。剂量为 $1\sim3mg/(kg\cdot d)$,间隔 2~6 周;$80mg/kg$ 每周 2 次;或 $2\sim3g/m^2$ 每周 2 次;该药主要经肾脏排泄,毒性反应主要为骨髓抑制,发生的高峰时间为化疗后第 10 天。

E. 吉西他滨(健择):为合成的核苷类似物,它为原药,经肝脏代谢为有活性的二磷酸盐及三磷酸盐状态,这些代谢产物与肿瘤细胞 DNA 结合,导致副链合成终止。此外,该药为放疗增敏剂。它可引起放射记忆,单药化疗静脉用药,剂量为 $800\sim1000mg/m^2$ 每周 1 次共 7 周,间隔 8 周;$1000mg/m^2$ 每周 1 次共 3 周,间隔 4 周;或 $1000\sim1250mg/m^2$ 第 1 天及第 8 天,同时在给予吉西他滨前 24h 给予顺铂 $75\sim100mg/m^2$ 间隔 3 周。该药主要经肾脏排泄,主要副反应为粒细胞减少、肝酶升高、脱发及黏膜炎,其他副反应为皮下水肿、溶血性尿毒综合征及急性呼吸窘迫综合征(ARDS)。

Ⅳ. 植物碱类

这些药物抑制微管功能,阻滞细胞 M 期,它们属于细胞周期特异性药物。

A. 依托泊苷(VP16,足叶乙甙):该药的作用机理为抑制及使拓扑异构酶 Ⅱ 稳定,它阻滞细胞于 G2 期,有多种给药方法,剂量为 100mg/m² 连用 1~5 天,间隔 3 周,或 50mg/(m²·d)×21 天,口服;药物主要经肾脏代谢,98%经肾脏排泄。主要毒性为全血细胞减少、恶心、呕吐;其他毒性反应为脱发、神经毒性及低血压。因此给药时间超过 30min。当总量超过 2g,它也可引起继发性白血病,毒性反应的高峰期为化疗第 16 天。

B. 紫杉醇(泰素):作用机理为稳定微管及促进微管形成。可静脉或腹腔给药。应在给予铂类制剂之前使用。单药剂量为 175~250mg/m²,联合用药剂量为 175mg/m² 每 3 周 1 次或 80mg/m² 每周一次,间隔 3 周;剂量减少通常减为剂量 135mg/m²。该药的排泄 90%经肝脏及胆道,10%经肾脏。主要毒性反应为神经毒性(下肢末端)、全血细胞减少、对溶媒聚氧乙烯氢化蓖麻油的超敏反应、心律失常及脱发。其他毒性反应如恶心、呕吐、黏膜炎、关节痛及异常心电图,毒性反应的高峰期为化疗第 8~10 天,在化疗前 12h 及 6h 给予地塞米松 20mg 口服预处理;开始化疗前 30min 给予苯海拉明 50mg 静脉或口服及西咪替丁 300mg 静脉。

C. 白蛋白结合的紫杉醇(ABI-007):该药的作用与紫杉醇类似,稳定微管及促进微管形成。白蛋白结合物有更少的毒性反应,因它缺少与紫杉醇混合的蓖麻油。用法为 260mg/m² 静脉给药,每

3 周 1 次,不需预处理。3% 的患者发生心脏毒性,9% 的患者有白
细胞减少。神经的病变为剂量依赖性毒性。

D. 托泊替康(和美新):作用机理为抑制 DNA 拓扑异构酶 I 的活
性,通常为静脉给药。单药化疗剂量为每天 1.25~1.5mg/m^2,连用
3~5 天,间隔 3 周,药物通过肝脏及肾脏代谢。主要毒性反应为
骨髓抑制及脱发。其他毒性反应为衰弱。毒性反应高峰期为化
疗第 9~15 天。

E. 伊立替康(盐酸伊立替康和山梨醇注射液):原药作用为抑制
DNA 拓扑异构酶 I 的活性,静脉给药,剂量为每周 125mg/m^2,每
3 周 250mg/m^2,药物代谢主要经肝脏及胆道排出,主要毒性反应
为贫血、恶性、呕吐、肝酶升高及脱发。其他毒性反应为脱发,当患
者一旦出现腹泻应给予抗动力药物(如洛哌丁胺 16mg/d)。毒性
反应高峰期为化疗后第 15~27 天。

F. 多西他赛(泰索帝,紫杉特尔):抑制微管蛋白,使微管稳定。
静脉剂量为:60~100mg/m^2 每 3 周 1 次,或联合用药剂量为 85~
100mg/m^2 每 3 周 1 次;99.4% 的药物经肝脏胆道代谢。主要毒性
为中性粒细胞减少、水肿及超敏反应。其他毒性反应为:斑丘
疹。高峰期为化疗后 5~9 天。为减少超敏反应的发生率及第三
间隙水肿,在开始化疗的当天给予地塞米松 8mg 每天 2 次直到
化疗后第 4 天。

G. 长春碱(硫酸长春碱制剂):通过与微管蛋白结合抑制微管组
装,静脉给药剂量为每周 0.1~0.5mg/kg(4~20mg/m^2),化疗第 1 天
及化疗第 15 天给予,每 3 周 1 次;或 0.15mg/kg 化疗第 1 天及第
2 天给予,每 3 周 1 次;药物经肾脏(30%)及肝脏胆道(20%)代
谢。初始毒性反应为:全血细胞减少、便秘、腹痛及无力性肠梗
阻,随后的毒性反应为:恶心、呕吐、黏膜炎、脱发、神经毒性、雷
诺综合征及一过性肝炎。高峰时间为化疗后第 4~10 天。

H. 长春新碱(vincrestine,oncovin):抑制微管组装,静脉用药量

为 1mg/m² 或 0.01~0.03mg/m² 给予 1~2 周；主要经肾脏代谢(90%)，肝胆排泄占 10%；初始毒性反应为神经毒性，随后的毒性反应为全血细胞减少、便秘及 SIADH(抗利尿激素分泌异常综合征)，高峰期为化疗后第 7 天。

I. 长春瑞滨(诺维本)：抑制微管组装，静脉给药剂量为单药 30mg/m² 每周 1 次，联合用药 25mg/m² 每周 1 次，药物经肝胆排除。初始毒性反应为粒细胞减少、神经毒性、恶心、呕吐、脱发及胸痛，随后的毒性反应为关节痛、气促(SOB)及便秘。高峰期为化疗后第 7~14 天，禁与氟尿嘧啶、丝裂霉素、塞替派、抗生素及抗病毒药物同时用，因可加重肺毒性。

V. 激素类化疗药

这些药物与激素受体结合，或者刺激或抑制 DNA 转录，依赖于药物为激动剂或拮抗剂，为细胞周期非特异性药物。

A. 醋酸亮丙瑞林(利普安)：为 GnRH 超激动剂，肌肉注射剂量为 3.5~3.75mg，每月 1 次，或 11.25~22.5mg 每 3 个月 1 次，药物经肾脏排除。初始毒性为潮热，随后的毒性反应为头痛、水肿及骨痛。

B. 甲地孕酮(妇宁片)：给予口服孕激素剂量为 160~320mg，每天 1 次，药物经肾脏排除。初始毒性为水肿及体重增加，随后的毒性反应为深静脉血栓及静脉栓塞及库兴样综合征。

C. 他莫昔芬(三苯氧胺)：为雌激素受体拮抗剂或激动剂，口服剂量为 20mg，每天 1 次，药物经肝脏胆道排除。初始毒性反应为潮热，随后的毒性反应为阴道出血、深静脉血栓及静脉栓塞、皮疹及子宫内膜癌。

D. 阿纳托(司)唑(康力龙)：为非激素类芳香化酶抑制剂，口服给药。每次 1mg/d，药物由肾脏排除。初始毒性反应为厌食、阴道干燥、潮热。随后的毒性反应为深静脉血栓及静脉栓塞、骨质减少及骨质疏松。

E. 来曲唑(弗龙):为非激素类芳香化酶抑制剂,口服给药剂量为2.5mg/d,初始毒性反应为骨痛及潮热、关节疼痛、呼吸困难(20%的患者)。血清 FSH 并不增加,不影响肾上腺皮质的合成。

F. 依西美坦:激素类芳香化酶抑制剂,为不可逆抑制。剂量为25mg/d,初始的毒性反应为潮热、疲乏及关节痛。

VI. 受体及信号靶向治疗

A. 贝伐单抗(阿瓦斯汀):为抗血管内皮生长因子的单克隆抗体,干扰肿瘤血管形成。静脉用药, 剂量为 5mg/kg、7.5mg/kg 或 15mg/kg 每 1~3 周,药物由肾脏排除。初始毒性反应为高血压性肾病(HTN 占 28%)、肾病综合征、胃肠道穿孔(1%~11%)、伤口裂开及充血性心衰。

B. 甲磺酸伊马替尼(格列卫):抑制蛋白络氨酸激酶 Bcr-Abl 口服用药,每天 1 次。药物经肝胆系统排除。对慢性髓样白血病患者其剂量为 400mg/d;对慢性髓样白血病急性发作患者及胃肠道间质瘤(GIST)剂量为 600mg/d,初始毒性反应为恶心、呕吐、肌肉痉挛、皮疹、腹泻及胃灼热因液体潴留所致随后的毒性反应。

C. 曲妥单抗(赫塞丁):为抗 HER-2/neu-erb2 受体的单抗,静脉用药,起始剂量为 4mg/kg,静滴大于 90min,联合化疗为每 3 周 1 次。细胞毒化疗结束后维持单药化疗,剂量为 2mg/kg,每 3 周 1 次。药物经肾脏排泄,毒性反应为皮疹及充血性心衰。

VII. 保护剂

药物起保护作用预防化疗药物的细胞毒性作用。

A. 亚叶酸(甲酰四氢叶酸):作用机理有两个,为 MTX 的保护剂,它调节并延长氟尿嘧啶的效应。剂量为 370mg/($m^2 \cdot d$),连用 5 天,当用氟尿嘧啶期间,在用氟尿嘧啶化疗当天的最初 24h 内应额外给药 500mg/($m^2 \cdot d$), 氟尿嘧啶化疗完成后持续用药

24h；或 5~15mg 口服或在应用氟尿嘧啶前，10~20mg/(m²·d)静脉推注 10min。该药由肾脏系统排除。最初的毒性反应为全血细胞减少、恶心及呕吐。高峰期为化疗第 7~14 天。

B. 雷佐生(辛卡德)：为化疗保护剂，拮抗阿霉素诱导的心肌病。它与双价重金属螯合，静脉用药，化疗前 30min 给药，与阿霉素的剂量比为 1:10，(500mg/m² 和 50mg/m² 阿霉素)，当阿霉素累积剂量达 300mg/m² 可考虑使用该药。药物主要经肾脏排除，最初的毒性反应为粒细胞减少、恶心、呕吐及脱发。

C. 阿米斯丁(氨磷丁)：为放射保护剂及细胞保护剂复合物，其机理高选择性运输到正常细胞，并清除自由基，可减少顺铂的肾毒性及其他化疗药物的神经毒性。化疗前 30min 静脉用药，剂量为 740~910mg/m²。毒性反应为黏膜炎、恶心、呕吐、低动脉压、低钙血症。与化疗药物间隔给药，药物经肾脏排泄。

D. 硫代硫酸钠：为顺铂诱导的肾毒性的保护剂，静脉用药，剂量为 16~20mg/m² 顺铂化疗后 2h 给予。与化疗药物间隔给药，药物经肾脏排泄。

E. 美司钠：拮抗出血性膀胱炎的化疗保护剂，使代谢产物丙烯醛灭活，静脉给药或 SC 给药，剂量为细胞毒烷化剂总量的 20%，化疗前及化疗后 4h、8h 给药。药物经肾脏排除。

F. 丁硫氨酸亚矾氨(BSO)：增强烷化剂的毒性，通过调节 GSH 及 GST。进而减少细胞内谷胱甘肽水平。静脉用药，起始剂量为 3g/m²，用药超过 30min，然后连续 3 次 24h 静脉用药，剂量为 18mg/m²。BSO 给药 48h 后再给化疗药物。该药经肾脏排除。

VIII. 化疗药物外渗损伤的处理

A. 顺铂：1/3~1/6 硫代硫酸钠注入皮肤部位，每 100mg 顺铂液外渗应注入 2mL 该溶液。

B. 阿霉素：立即冷敷渗出部位并给予透明质酸酶 150U 注入，局部也可以用二甲基亚砜(DMSO),阿霉素可导致广泛溃疡,治疗为清创原发或复发性溃疡。

C. 依托泊苷:可考虑透明质酸酶 150U 注入渗出部位。

D. 丝裂霉素 C:每 6h 局部应用 DMSO,连续 14 天。

E. 长春碱:立即热敷渗出部位 60min,并给予透明质酸酶 150U 注入。可的松注入渗出部位也有益处。

F. 长春新碱:立即热敷渗出部位 60min,并给予透明质酸酶 150U 注入渗出部位。

（张峻霄　译　孙蓬明　校）

参考文献

1. Vay A, Kumar S, Seward S. Therapy-related myeloid leukemia after treatment for epithelial ovarian carcinoma: an epidemiological analysis. *Gynecol Oncol.* 2011;123(3):456–460.
2. Hobohm U. *Cancer Immunol Immunother.* 2001 Oct; 50(8):391–396.

第2节 放射治疗

I. 射线类型

在医学上目前使用不同的放射类型。

A. X线：为核外放射他们发生于原子/靶另外放射源的轰击，通常为高速电子。

B. α粒子：呈现聚合衰变，亲代原子驱逐子代收集核子。α粒子有特有的5MeV动能，因其相对大质量，+2电子负荷及相对低的速度，α粒子更可能与其他原子相互作用丧失其能量，前向运动可被数厘米的空气及纸张阻断。α粒子与氦粒子相同（2个质子及2个中子）。

C. β粒子：为高能、高速电子，由某些放射性核素所发射。β粒子为离子化放射线，可被数毫米的组织阻断，β粒子的产物被命名为β衰变。

D. γ射线：为一种离子化射线，来自放射性同位素的衰变，能量为从$10^4 \sim 10^7$eV。

E. 同位素：为两种或更多的原子，有相同数目的质子但中子数不同。致使其核不稳定，可自发裂解或衰变，多余的能量通过核电子或氦核及射线散发，以形成稳定的核复合物，这些同位素包括镭226、铯137、铱192、钴60、金198。

F. 电子能来自核外，被用于肿瘤治疗，前位-接近皮肤。

II. 定义

A. 伦琴射线：为光放射的量，导致0.001293g空气产生1个正或负电子静电单位，这一数字为1mL空气在769mmHg及零摄氏度的质量。

B. 与质量相关的动能(KERMA)比释动能：为从光子到粒子转移的能量，粒子将这一能量转移到组织，这被定义为吸收剂量。

C. 相对生物效应量(RBE)：对于给定射线需要的剂量与经 250kV X 线诱导产生同样生物学效应之比。

D. 同等辐射量：为一条连接组织的线，这些组织接受相同放射剂量。

E. 放射治疗源皮距离(SSD)：通常定义为患者到机器 80~100cm 范围的距离。辐射剂量在一个固定点到需要标准化治疗地患者的距离。

F. 等中心：为一固定点，患者围绕在一个治疗固定点旋转。

G. 最大弥散量：为放射线沉积的最大剂量点，最大剂量点的剂量定义为 100%，对某些通用能量最大剂量点的深度：4MV,1.2cm；6MV,1.5cm；10MV,2.5cm；18MV,3.2cm。

H. 百分深度剂量：患者体内随深度的变化的剂量。

I. 大体肿瘤体积(GTV)：通过直接测量肿瘤体积，大体肿瘤体积需要高剂量放射治疗肿瘤原发灶或大块病灶。这一剂量通常为 80~90Gy。

J. 临床靶体积(CTV 临床靶区)：这包括任何区域，具有较高的隐匿恶性肿瘤可能性，但临床外观正常的区域。CTV 需要的放射剂量较 GTV 剂量低。这一剂量通常为 45~54Gy,这足以治疗隐匿的或镜下转移灶。

K. 计划靶体积：计划靶区(PTV)：为添加一边界，以弥补因器官运动与日常操作的误差。

Ⅲ. 辐射效应

当 X 射线与物质相互作用时,有两种基本类型的能量转移。

● 离子化，传入的辐射引起电子从一个带正电荷材料的原子或分子离开。

- 激发,X 射线的能量被转移到离开它在激发(或更积极的)状态的靶材料。

当 X 线与物质相互作用,有可能发生 3 个重要过程。它们是:光电效应、开普敦效应、电子偶的产生。

A. 光电效应产生的能量在 eV~keV 范围。当原子从光吸收能量时,发生光电效应并释放电子。这种形式的射线被用于 X 线诊断及模拟放射治疗束。当光子与物质相互作用时,伴随电子从物质释放,即产生了光电效应。当 X 射线光子吸收的原子产生电子喷射时,光电(PE)的 X 射线的吸收即发生。这些原子以离子化形式离开,后离子化的原子回归中性状态,同时释放具有 X 射线特征的原子。光子吸收为 X 射线吸收的主要过程,光电子吸收 X 射线高达约 500keV 的能量。

B. 当 X 射线光子能超过 1.02MeV,即产生电子偶。电子与正电子产生伴随 X 射线光子的堙没。正电子是很短暂的,很快消失(正电子堙没),同时伴随 2 个 0.51MeV 能量的光子的形成。电子偶的产生具有特别重要的意义,尤其当高能光子穿过高原子数材料时。这种能量不能用于临床。

C. 偶尔当光子与外层电子相互作用时,即产生开普敦效应。结果是喷射的电子和光子散射之间的共享能量。康普顿散射对低原子序数的标本是很重要的。由于康普顿效应的吸收的能量主要在 100keV~10MeV。这种类型的能量主要用于癌症的治疗。光子是从源衰减收获。首先,放射源具有内在的衰减。借助这一衰减,电子轰击钨造成康普顿效应。我们使用直线加速器辐射产生光子。

IV. 能当量

1 Gy=1 焦耳每千克组织;

1 Gy=100cGy；

100 放射吸收剂量(拉得)=1Gy；

1 rad=1cGy。

V. 辐射传输

A. 使用直线加速器产生外部照射束。这一机器产生 4~24 百万电子伏特(MeV)。总辐射剂量被应用是通过每天分剂量应用,称为分割。一般每天的剂量/分割为 1.8~2Gy。为消灭绝大多数肿瘤细胞,需要放疗总剂量为 90Gy。非癌组织不能耐受外照射该剂量,因此近距离放射治疗局部提供辐射直接作用于肿瘤。

B. 近距离放射治疗,是局部,通常内化,释放辐射。妇科肿瘤,放疗通常使用的串联和卵形放射源,阴道缸,或间质针。低剂量率或高剂量近距离放射治疗。

1. 低剂量率(LDR):定义为 0.4~2Gy/h,高剂量率(HDR)定义为放疗剂量超过 12Gy/h 或超过 20~25/min(12~15Gy/h),从低剂量率转换为高剂量率系数为 0.6。

2. 高剂量率(HDR):现在更常用,由于其治疗时间较短、门诊安排治疗、无需卧床休息、有更好的较短时间排空大便,因此患者易于接受和感到舒适。在临床上,有较好的重复性和更大的植入物肯定的来源以保持稳定治疗。HDR 施容器不笨重,有阴道狭窄的患者不必用间质植入物治疗。小源施容器也允许更精细的增量在源位置和权重及具有更好的形状的剂量分布。

3. 同位素:铱 192 为最广泛使用的同位素,其半衰期为 72 天,铯 137 也不再应用,因半衰期只有 30 年,同样,钴 60 也不再使用,因半衰期为 5.26 年,镭 226 的半衰期为 1626 年,在现代放射肿瘤学很少使用。

VI. 抗肿瘤基础

A. 放射剂量与患者的暴露剂量的时间呈正比。与施源距离呈正比（平方反比定律）: $1/r^2$, 所给的剂量为 mg/h。它是基于现在的剂量学。

B. 在对数杀灭模型中,各剂量称为分数,杀灭固定数量的细胞。辐射通过两种能量即光子或带电粒子导致 DNA 链断裂。损害是直接或间接使构成 DNA 链的原子电离。间接电离是水电离的结果,形成自由基,尤其是羟基,从而损伤 DNA。直接电离引起单链 DNA 断裂。这些单链断裂需要另一条 DNA 接近以产生一个双链断裂。氧自由基对加重辐射损伤,使其不可逆。通过血液循环,氧气被运到肿瘤组织,需要充足的血红蛋白,没有氧气,细胞存活曲线右移。

C. 有两种细胞存活/剂量反应曲线:线性或线性二次型。线性曲线为一直线,这以 LDR 为代表。LDR 通过长时间释放,通过单一电子杀死细胞。线性二次曲线显示细胞杀死最初主要由 2 个相同的或由 2 个不同的电子引起 DNA 断裂。这种细胞存活曲线最初是直线的,然后曲线代表的 HDR 型释放。

D. 线性二次曲线方程: $-\ln S = \alpha D + \beta D^2$。$\alpha$ 为不可修复的损伤,β 为可修复的损伤。S 为细胞的生存分数,杀死细胞的剂量等于线性及线性二次曲线之和称为 $\alpha-\beta$ 比。

E. BED 为生物等效剂量,被用于指导最佳剂量。$BED = D[1 + d/(\alpha/\beta)]$。D 为总剂量,d 为每次分割剂量。早期副反应表明 α/β 为10,而晚期副反应及肿瘤控制推测 α/β 为 3。

F. 细胞对放射性反应的差异主要依赖于细胞周期中的某一阶段。晚 S 期是对放射线最不敏感的时间,而 M 期是对放射线最敏感的时期。暴露于放射线后有两种结局:存活或死亡。如果细胞存活,可发生细胞周期停滞及 DNA 修复。

G. 细胞死亡有三种类型,第一种为细胞凋亡,也称为细胞程序性死亡。在许多肿瘤中,发生凋亡通路突变,因而对凋亡信号不易发生应答;细胞死亡的第二种类型为有丝分裂,有丝分裂细胞死亡可需要数天;第三种方式为衰老,当细胞增殖受到不可逆阻滞,接着发生细胞死亡。

VII. 放疗的 4R

A. 修复:分割剂量放疗与高剂量放疗相比,前者并不比后者致命。当一定比例的细胞被杀死时,亚致死修复发生且那些生存下来的细胞可以修复损伤并继续分裂。

B. 基因重组:辐射杀死细胞的最佳的时候都在晚 G2 和 M 期。这是最敏感的周期。其他时期相对抗辐射。一个剂量分割放射后,这些在更具放射抵抗阶段的细胞(存活)重排成进入下一个细胞周期。然后他们变得对放疗更加敏感,当辐射下一剂量时,他们死亡的可能性更高。

C. 再生:当幸存的不致死损伤细胞数分裂并代替那些死亡的细胞。

D. 再氧化:当肿瘤产生新的血管通过血红蛋白以携带更多的氧气。在辐射期间,氧气必须存在,以产生导致 DNA 损伤的自由基。低的氧张力使细胞更耐辐射。

病变部位的放射治疗

I. 宫颈癌

各期宫颈癌都可以明确的放射治疗。解剖的剂量是基于宫颈旁的三角——阴道侧穿隆和前屈子宫底。剂量为针对普通的 2 点。A 点位于宫颈外口上端 2cm 及侧边 2cm。这相应于解剖学上输尿管和子宫动脉交叉处;B 点位于宫颈外口上端 2cm 及侧边 5cm。该点相应于闭孔淋巴结区域。T 点位于 A 点内侧。位于宫颈外口上 1cm 及插置物侧 1cm,它接受的剂量为 A 点剂量的 2~3 倍;P 点为骨盆侧壁最外侧的点,代表髂外淋巴结的最小剂量;C点位于B点侧壁1cm,邻近骨盆侧壁;H点为高剂量率点;它起源于一个线连接卵圆体的中间位置,与组织插置物交界。然后将上方的卵形的半径(顶部卵形)+2cm,然后垂直2cm。阴道表面,卵形和环施容器横向半径下降。接收剂量为A点的1.4至2倍。

A. 目前宫颈癌的剂量规定的总剂量A点为85~90Gy及B点剂量为60Gy。

    1. 在适当的时候外照射可以通过全盆照射增加15Gy,给予点A剂量为50.4Gy。给予A点剂量从50.4Gy的外照射的总所需剂量85Gy增加到90Gy,同时给予后装治疗。

    2. 如果使用LDR,近距离放射治疗剂量是50~60cGy/h同时给予总剂量为40Gy;如果使用HDR,剂量为30Gy。A点近距离放疗剂量每HDR分割量为3~10.5Gy。分割的总数目为2~13Gy。每周的分割数为1~3。发病率较低的分数小于7Gy。GOG方案使用6Gy×5点;RTOG协议允许更多的变化取决于外照射剂量的5.3~7.4Gy,照射部分大小,采用4~7分割数。宫颈癌的治疗中,应给予以铂类为基础的化疗。

B. 外照射放疗及后装治疗的排序是根据肿瘤大小、患者的解剖和医生意愿。对宫颈癌非大块病灶,外照射20Gy后,大约治疗第二周结合HDR。另外,某些给予全盆腔放疗50.4Gy之后再给予5HDR插置放疗。

C. 近距离放射治疗最常用的串联和卵形系统。在串联里有48个锚着部位。放射源通常间隔2.5~5mm,驻留的位置源为驱动停止的部位,可能应该使用最长的串联,应放置串联以便放射源到达子宫底。这使放射线足够的分布到达子宫下段、宫颈旁组织及闭孔淋巴结。串联有3种曲率(15°,30°和45°);最大曲率应用于宫腔深度超过6cm。凸缘插入子宫腔后添加到串联和接近宫颈外口。再加入龙骨防止串联固定后旋转。

D. 阴道的卵形,有四种不同的大小。患者可以耐受的最大的卵圆形被放置,尽可能放置到侧边及向头侧。这使给予肿瘤最高放射剂量成为可能,最小卵圆形大小直径为 1.6cm,小的卵圆体直径为 2cm,中间大小的直径为 2.5cm;大的卵圆体直径为 3cm。最小卵圆体没有任何屏障保护膀胱。宽的分开的卵形是希望增加对骨盆侧壁的放射剂量。如果阴道卵形的分隔超过 5cm,建议给予 10mg 的突出源。最佳放置位置为:在前后面观串联是位于中线位置不旋转。串联放于阴道插置物中间。龙骨放置于接近黄金种子标记,阴道插置物放置于阴道穹隆的高处,侧面观,串联与阴道插置物相交。有足够的前部和后部的包装。且串联从骶骨岬和耻骨等距。

E. 膀胱前点由 Foley 导管位置决定,用 7mL 的造影剂放入气球。然后气球被推倒靠近尿道支撑点。

F. 直肠后点是由显影包装和移动 5mm 到线后的填塞阴道确定。阴道表面放疗剂量应保持在低于 140Gy。

G. 在术后的设置,患者可以分成两大类风险。①中危因素:淋巴血管间隙浸润、间质浸润深度及肿瘤大小。②高危因素:阳性淋巴结 2 个以上,病灶大于 2cm,切缘阳性或组织学证实宫旁浸润。对有中危因素的患者,应考虑全盆外照射;对高危因素的患者应考虑以铂类为基础的同期化疗及盆腔外照射治疗。一些中心治疗中危剂高危采用组联合治疗。辅助治疗剂量 45~50.4Gy 的外照射放疗。

H. 施源器的类型

1. 通常采用弗莱彻装置和翰斯科的串联和卵型。该 Delclos 施源器采用微型卵圆体。亨施克施源器采用半球形的串联和卵形固定在一起。这会更容易涂抹阴道浅穹隆。

2. 弗莱彻阴道插置保持器和 Delclos 圆锥体应用于窄的阴道。而卵形体为禁忌。他们也被用来治疗不同长度的阴道转移病灶。圆锥体的大小变化直径从 2~4cm。

3. 环形施容器为斯德哥尔摩技术的一种改进型。有 3 种大小类型,小型为 36mm,中型为 40mm,大型直径为 44mm;它并不激活环型的所有部位,因这将增加对膀胱及直肠的放射剂量。通常在最小环的每一侧,有 4 个部位被激活。中环有 5 个部位被激活;大环有 6 个,长度 2~8cm 可用串联。串联的利用角度分别为:30°、45°、60° 及 90°。

4. 如果引导狭窄或闭锁、阴道穹隆闭锁、阴道病变、大块或筒形宫颈肿瘤、宫旁病灶或复发的不可切除的病灶,可采用间质施容器。这种辐射传输方法使用铱负载不锈钢或塑料针。有一些不同的施容器。一个是马丁内兹通用会阴间质模板(MUPIT)。另一个是赛义德尼布利特模板,它有 3 种不同的模板,包括 36、44 或 53 针。如果是使用 LDR,在 2 到 4 天内给予剂量是 60~80cGy/h 同时给予总剂量为 23~40Gy。如果使用 HDR,在每天 1~2 分隔,超过 2 天到 5 天的总照射 LDR 的60%的剂量,外照射通常先于组织插置。

Ⅱ. 子宫癌

A. 子宫癌的放射治疗是常用的辅助治疗。使用弗莱彻阴道插置保持器或各种阴道圆锥体。全子宫切除后,对阴道上 1/3 或 1/2 给予放疗。

B. 当使用 Delclos 或伯内特阴道圆锥体,治疗阴道上段 4~5cm。剂量分布符合圆筒形。剂量主要分布于局限于黏膜表面或深0.5cm 距离。研究表明,阴道淋巴管 95%内的阴道黏膜表面3mm 范围内。如果治疗在 0.5cm 深的范围内,LDR 剂量是 80~100cGy/h 的表面及 50~70cGy/h。对复发性疾病,可能需要超过80Gy 的总剂量。超过 80Gy 不需要阴道中的辅助设置,治疗通常是限制在共 21Gy 的 HDR 剂量 3 次×7Gy 的表面,或给予

5Gy 剂量,在 6 次 0.5cm 深阴道范围内。

C. 对于巨块型的分期 2 或 3B 子宫癌应给予术前放疗,辐射剂量为 90Gy,分别给予 85~90Gy 的外照射(EBRT)和 21~30Gy 的后装放疗。

D. 医学上不能手术的子宫癌是少见的,放射治疗为宫腔内放置两个或三个串列子,或海曼 Simons 胶囊与外照射组合。总剂量如下,为宫颈癌的主要治疗手段。

E. 对于术后阴道疾病残留灶小于 0.5cm,可给予圆柱形或卵形放疗 45~50.4Gy。如果有较厚的残余阴道疾病,外照射或间质性放射治疗是必要的。

F. 复发性阴道病应与外照射治疗及后装放疗。剂量超过 80Gy 通常是必要的。盆腔复发性疾病可以外照射治疗。

G. 在辅助治疗的适应证是基于分期及患者的危险因素。

1. 对中危及高危疾病的患者,按年龄和病理危险因素包括:G2/3,淋巴血管间隙浸润,或外 1/3 的肌层浸润将患者分层治疗。

2. 如果有宫颈间质受累,结合应用外照射和近距离放射治疗。

3. 对 3A 期附件转移,单独给予外照射 5 年存活率高达 85%;3B 期宫旁或盆腔腹膜疾病,可以考虑近距离放射治疗剂外照射放疗;对 3C 期,可以考虑结合外照射放疗和化疗。

4. 早期患者组织学类型为 II 型(浆液性和透明细胞),已采用铂为基础的化疗联合放疗。对于那些 1 期和任何残留的肿瘤,应使用后装放疗和化疗。那些 2 期或更高期别,可使用外照射同时给予化疗[1]。

III. 外阴癌

A. 对盆腔及腹股沟淋巴结转移的治疗指征(LN):

1. FIGOIIIB 期及更大的病灶。

2. 对晚期原发病灶 T3/T4 级别的患者行新辅助化疗时与铂类为

基础的化疗方案联合治疗；如果患者有临床阴性或可切除腹股沟淋巴结，建议治疗前进行腹股沟淋巴结清扫。如果所有的腹股沟淋巴结阴性，患者可以接受针对原发肿瘤的放射治疗。

3. 辅助原发肿瘤床放疗可以考虑，如果切除肿瘤后切缘阳性，虽然这还没有被证明能增加总的存活率。

B. 治疗：给予放射治疗规定的总剂量为 45~57.6Gy，给予狭窄的后野 15~18MV 和广的前野 6MV 及额外的 12MeV 的剂量于每个腹股沟区域。已设计一个深度匹配光子雷鸟或光子穿透场。如果患者是较瘦和腹股沟血管深度小于 3cm，电子的补丁可以使用，有 11% 发生股骨颈骨折或坏死。

IV. 阴道癌

A. 适用于治疗所有的 FIGO 分期，和明确的 2 期和更高的期别。治疗通常是一个联合 EBRT 剂量为 45~50.4Gy 的分数在 180cGy 每日持续 4~5 周，然后通过近距离放射治疗或额外的 21~30Gy 间质插置放疗。同时考虑以铂类为基础的化疗。

V. 卵巢癌

A. 对卵巢上皮性卵巢肿瘤，放射治疗的很少使用，孤立的局部复发或残留的肿瘤化疗结束后为有争议的指征。

B. 生殖细胞肿瘤，放射治疗稍微高一点的指征。无性细胞瘤是高度敏感，考虑对原发或复发性疾病给予放疗。

C. 性索间质肿瘤也可以从放疗获益。在复发性卵巢颗粒细胞瘤的研究中，有 43% 反应率[2]。

外照射野的设计

外照射野的设计为 4 野箱前后/后前(AP/PA)野加侧野，这些通常被概括为 15cm×15cm 正方形 APPA 野和宽 8~9cm 的侧野。四野的意图是用窄侧放射避免后方小肠和直肠的损伤。基于 CT 或 MRI 为基础的定位可以准确地勾勒出照射目标同时保护重要器官,使用移动块阻挡称为准直器。准直器是一种装置,将一束粒子和多准直器是用来改变照射野。辐射剂量 0.7~1cm 范围围绕受累的 LN、骨和肌肉(CTV)。除腹股沟 LN 外,那里应该有一个 2cm 的边界,PTV 应该有一个额外的 1cm 边界。在一般情况下,扩大野淋巴结治疗量以一个淋巴结临床受累水平的原则为谨慎治疗的指南。目前越来越多的中心正在使用调强放射治疗, 以大量减少对重要器官的副作用。IMRT 使用计算机控制的 X 射线加速器对恶性肿瘤或特定区域内的肿瘤分配精确的放射剂量。放射分布模式是使用高度定制的计算应用程序而确定。

I . 宫颈癌

A. 对宫颈癌,非大块型临床 1B/2A 期上缘是 S1/L5,大块的或更晚期的疾病的上界是 L4/5。有数据显示,87% 的患者的髂总血管交叉在 L5[3]。因此,可能需要延伸上界到 L2/3。其他的研究表明,与 CT 模拟为基础的定位比较,常规放射治疗,有 79% 患者的放射野覆盖率不足。而 CT 为基础的模拟定位能够覆盖 95% 的患者放射野。下缘在闭孔窝中间或下缘, 或最远端阴道病灶 3~4cm。如果阴道远端受累,覆盖腹股沟 LN 很重要。侧边界是到骨盆缘侧 2~2.5cm;前缘是耻骨联合;为覆盖髂外动脉,可能有必要扩大覆盖耻骨前 2cm。后缘通常设为 S2/S3 后。一项研究发现, 在分期 1B 和 2 期, 最常见不足的边界是在 S2/3 交接面后缘,直肠并发症没有增加,整个骶骨被包含在放射野内[4]。治疗为给予 85~90Gy 的外照射和近距离放射治疗的联合应用。外照射在 45~50.4Gy,HDR 放射剂量为 30Gy;LDR 放疗剂量为 40Gy。

B. 中线挡板用来增加宫旁或盆腔侧壁的放射剂量,保护膀胱、输尿管末端及直肠乙状结肠。一些自定义中线挡板通过 A 点的 50%等剂量线。一些在特定的等剂量间隔种类挡板,大多数使用的矩形块,4~5cm 宽,因为这是输尿管末端之间的距离。在设计中线挡板的宽度时,建议距离侧卵形表面 0.5cm 侧边界。

C. 如果有大块的宫旁的病变或骨盆侧壁侵犯,建议宫旁提高额外的 15Gy。这是全盆腔放疗结束后需要做的。需要根除宫旁疾病的剂量约 60Gy。

D. 对增大或已知阳性 LN,淋巴结剂量增加为 15Gy,有数据表明,经活检证实阳性的 LN 患者 16%的患者,接受化疗和放疗,有残留病变给予 45Gy 放疗甚至增加 15Gy 放疗剂量[5]。

E. 扩大野放射治疗定义为包括覆盖主动脉旁 LN 基底部。这一区域的上缘 T12/L1;下缘 L4/5,侧边棘椎突起,和前面距脊椎 2cm。对阳性淋巴结患者,剂量为 45Gy 加上额外增加的 15Gy。

II. 子宫体癌

A. 子宫体癌的放射野为:上界为 L4/5 交界处;下界为闭孔窝下或中间;侧边为骨盆侧缘 2~2.5cm;前位耻骨联合;后为骶 S 2/3。外照射覆盖范围包括:阴道上 1/3~2/3、宫旁及盆腔淋巴结。对受累的宫旁及阳性的淋巴结,治疗剂量为 50.4Gy 及并额外增加 15Gy 放射量。

B. 为了减少重要器官的并发症,患者可采用膀胱截石位或俯卧位治疗。

C. 单独对阴道穹隆给药 50Gy 的后装放疗。如果用在辅助设置,HDR 近距离放射治疗剂量通常为 21Gy。由 7Gy 的 3 野或 5Gy 的 6 野,放疗阴道的深度为 0.5cm。

Ⅲ. 外阴癌

外阴癌的放射野为:上界为 L4/5 交界处;除非阳性淋巴结在腹股沟韧带以上,如为这种情况上界为 L3/4;下界为坐骨结节下缘或距外阴肿瘤中线最下缘 3cm 及与人体中线最下缘 2cm;侧边为在连接的股骨头和轴线包括腹股沟淋巴结额外的 2cm 侧缘线的横向延伸,总剂量为 45~57.6Gy,每一个腹股沟区增加 20Gy。肉眼可见的肿瘤可能需要至少 70Gy 的剂量。患者应平卧位并充盈膀胱。

Ⅳ. 阴道癌

放射野与宫颈癌相似。上界为 L5/S1 交界;下界为病灶下 2cm,骨盆侧缘 2cm;对病灶位于阴道下 1/3,腹股沟区应该包括在内;侧边为在连接的股骨头和轴线包括腹股沟淋巴结额外的 2cm 侧缘线的横向延伸。

Ⅴ. 卵巢癌

放射野为定点辐射或全腹放疗。

Ⅵ. 全腹放射治疗(WAR)

全腹放射治疗是不常用的辅助治疗。它可以为姑息治疗。总剂量为 30Gy 在分割为 150~170cGy/d。放射野上界为膈上 1~2cm(心脏屏蔽),侧边为腹膜反折 1~2cm;下界为腹股沟韧带下 2cm;通常,给药剂量 45~50Gy 后再全盆照射。肾脏应该为 15Gy 阻挡剂量,肝脏为 25Gy 阻挡剂量。

放射效应

Ⅰ. 早期并发症

定义为:放射治疗完成后 3 个月以内发生的并发症;晚期并发症定

义为发病后 3 个月出现的并发症。迟发效应通常是由于毛细血管损伤(闭塞性动脉内膜炎)所致。

II. 皮肤毒性

通常是延迟 2~3 周发生,大多数患者湿性脱屑约 2 周后得到治疗,也可能出现红斑,干性脱屑常常发生于化疗后 4 周,毒性是由放线菌素 D 和阿霉素加重。治疗坐浴、控制腹泻及含磺胺隔离霜,经 14 天的表皮的修复。迟发效应可有脱色和毛细血管扩张。

III. 阴道毒性

由于黏膜炎可表现有黄色白带。这种情况可持续 6 个月,治疗方法为过氧化氢冲洗、抗生素或高压氧治疗。记住要排除放射性坏死及可能发生的瘘。这些并发症可能需要一个皮瓣移植或脏器切除术。阴道远端能耐受的最大剂量 80~90Gy,阴道近端能耐受的最大放射剂量为 120~150Gy。阴道狭窄、阴道缩短是一个迟发的副反应,可以在 80% 的患者发生,患者症状为疼痛,妇科检查可明确诊断。治疗方法为保持性生活、阴道扩张及雌激素软膏的使用。阴道重建是复杂的,有高失败率和潜在的瘘的风险。

IV. 泌尿道毒性

患者可以出现尿频、尿急和因膀胱容量减少排尿困难。应用吡啶类药物可帮助改善。

A. 痉挛可由平滑肌松弛剂如 B&O 栓或 urospas 缓解。应常规排除泌尿道感染。UA 可以显示放射性膀胱炎与红细胞和白细胞的存在,但没有细菌生长。当放疗剂量超过 30Gy 时,可发生灶性溃疡、充血及水肿。超过 60Gy,因毛细血管扩张可发生血尿。

B. 出血性膀胱炎发生率为 1%~5%,治疗用生理盐水持续冲洗。烧灼消融通过膀胱镜检查,亚甲蓝灌注,甲醛灌注,明矾 2% 灌注,高压氧,或爱泌罗。导管手术分流是最后的手段。

C. 20 年后输尿管狭窄发生率在 2.5%,单侧输尿管狭窄更常见。症状包括疼痛或 BUN 及肌酐升高,通过实验室检查、IVP(静脉肾盂造影)或 CT 扫描可诊断。治疗为支架置入术,扩张或手术切除及输尿管吻合术。

V. 瘘的形成

从胃肠道及泌尿系统都可发生。症状是自发的粪便或尿液经非正常的孔道排出。诊断是通过完整的临床检查,必要时麻醉下活检。瘘造影、CT、MRI 及 PET 有助于诊断。

A. 肠瘘的保守治疗方法为:禁食、全胃肠外营养(TPN)、生长抑素 500~2000μg 皮下注射,每天 3 次。H_2 受体拮抗剂,考来烯胺和鸦片酊每天 2 次。外科手术是结肠造口术,修复和瘘管切除术,TPN 和肠道休息经常尝试但很少有效。

B. 尿瘘的治疗需要瘘的诊断与瘘孔定位,导尿管或肾造瘘管和瘘分流,瘘及尿道切除术。新膀胱术可作为最后的手段。

VI. 肠道毒性

原发性腹泻是主要是由于短绒毛和吸收功能丧失所致。小肠的剂量是 45Gy,大肠 70~75Gy,肛门 60~65Gy。

A. 当以 20Gy 治疗时,在治疗第 2 或第 3 周,急性放射性肠炎导致的水样腹泻开始发生。有肠胃胀气增加和肠鸣音亢进。治疗方案包括低渣饮食、水化和肠蠕动抑制剂。生长抑素和肠道功能休息根据指征使用。慢性腹泻的处理主要为控制饮食。

B. 小肠损伤可发生约束或狭窄,它可以表现为部分或全肠梗阻,发生率在 5%,末端回肠和盲肠是最常见的部位。因为他们解剖学上位置固定。部分梗阻症状表现为迟发型进食后腹胀,恶心,呕吐,腹泻。诊断步骤包括查体、上消化道和小肠造影(SBFT)。治疗方式则有肠切除肠吻合术。

C. 吸收不良发生可因为从过多的胆盐排放入结肠,考来烯胺可以帮助治疗。

D. 直肠乙状结肠毒性:主要因为狭窄引起的症状,如大肠部分或完全性梗阻。结肠移位造口术是最后可选的治疗手段。

E. 直肠毒性可出现里急后重、黏液产生、疼痛、痔疮恶化和直肠炎,它发生于 2%~3% 的患者。治疗为给予解痉药或激素栓剂或灌肠。毛细血管扩张症可能会导致出血和溃疡。治疗为给予可的松直肠栓剂、柳氮磺胺吡啶灌肠、美沙拉嗪(氨基水杨酸)栓每天 2 次共 6 周及高压氧治疗。

F. 因为渐进性纤维化可导致胃流出道梗阻,严重者甚至导致穿孔。

VII. 卵巢功能衰竭

对卵巢生殖细胞给予的放疗剂量达 2.5~6Gy 时, 卵巢功能出现衰竭表现为永久性不育。卵巢间质细胞能耐受 24Gy 照射。尝试预防卵巢衰竭偶尔会成功。可供选择包括中线卵巢固定术(通过手术将卵巢固定在子宫后),将卵巢移位到骨盆以外的手术(40%~71%的成功率),或通过皮层片段和冷冻保存、卵细胞募集冷冻保存、体外受精胚胎冷冻保存等方法保留潜在生育功能。

VIII. 骨髓毒性

A. 全血细胞减少症这是因为骨髓 40% 是在骨盆,症状包括疲劳(贫血),增加的易对感性(白细胞),和淤伤或出血(血小板减少症);患者需要每周监测全血细胞计数(CBC)。

B. 也可能发生不全骨折,股骨头对放射治疗的耐受剂量为 45Gy,骨折最常出现骶骨、髂骨、耻骨、髋臼等部位。无症状的骨折发生率在 34%~39% 和有症状的骨折发生率达到 13%。症状为突然出现的疼痛,负重突然加重恶化。MRI 是诊断的最佳手段。治疗方法为手术。

C. 股骨颈可发展股骨头缺血性坏死。治疗胃髋关节置换术。

IX. 肝脏毒性

A. 静脉闭塞性疾病这是由于血小板凝固造成拥堵和血小板减少所致。

B. 放射性肝炎发生,且碱性磷酸酶升高至 3~10 倍。一部分的肝脏可以接受高达 70Gy 的放疗。整个肝脏不应接受大于 30Gy。

X. 肾脏毒性

通常表现为肾病综合征。毒性表现为高血压、下肢水肿、蛋白尿或正细胞正色素性贫血。肾不应接受超过 18~20Gy 的放疗。为了避免毒性,优先选择 70/30AP PA(前后平行相对两野)和完全遮挡肾脏后给予 18~20Gy 放疗。

XI. 胎儿毒性

在妊娠期,胎儿在子宫内暴露总是发生于妇科恶性肿瘤的诊断和治疗过程中。如果处理发生在受精 1~2 周,为全或无效应,即妊娠自然流产或继续妊娠而没有影响;在受精 2~6 周,可发生先天性畸形和死亡,给予 2Gy 剂量可导致 70% 的胚胎死亡率;在 6~16 周的胎儿有生长受限和智力低下的发生风险,以每 1Gy 增加发生风险 40%;如在 30 周后则没有发生严重畸形的概率。胎儿白血病的发病风险在晚孕期明显增加,每增加 1Gy 发病风险上升约 6%,如剂量小于 1mGy, 则可以忽略不计, 但整个孕期暴露剂量不应超过 0.5cGy。

不同器官的放射耐受剂量

器官	TD50（Gy）
骨髓	5
卵巢	10
肾脏	25
肺	30
肝脏	50
心脏	60
肠	62
脊髓	60
脑	65
膀胱	65

宫颈癌及放射分布时间

总治疗时间及后装治疗时间的延长对放射治疗结局的影响
当治疗时间如下时盆腔复发率

分期	<7 周	7~9 周	>9 周	P值
ⅠB	7%	22%	6%	<0.01
ⅡA	14%	27%	36%	=0.08
ⅡB	20%	28%	34%	=0.09
Ⅲ	38%	44%	49%	=0.18
Ⅲ当A点				
剂量>80Gy	32%	40%	51%	=0.08

治疗时间与 10 年生存率

期别	<7 周	7~9 周	>9 周	P值
I B	86%	78%	55%	0.01
II A	73%	41%	48%	0.01
II B	72%	60%	70%	0.01
III	42%	42%	39%	0.43
III当 A 点 剂量>80Gy	46%	44%	37%	0.016

（张峻霄 译 孙蓬明 校）

参考文献

1. Kelly MG et al. *Gynecol Oncol* 2005; 98(3):353–9.
2. Wolf JK et al. Radiation treatment of advanced or recurrent granulosa cell tumor of the ovary. *Gynecol Oncol* 1999; 73(1):35–41.
3. Greer BE, Koh WJ, Figge DC. Gynecologic radiotherapy fields defined by intraoperative measurements. *Gynecol Oncol.* 1990;38(3):421–424.
4. Greer BE. Expanded pelvic radiotherapy fields for treatment of local-regionally advanced carcinoma of the cervix: outcomes and treatment complications. *Am J Obstet Gynecol.* 1996; 174(4):1141–1149.
5. Houvenaeghel G, Lelievre L, Rigouard AL. Residual pelvic lymph node involvement after concomitant chemoradiation for locally advanced cervical cancer. *Gynecol Oncol.* 2006;102(3):523–529.

第8章

生殖功能和恶性肿瘤

第1节　性功能和恶性肿瘤

I. 在经过妇科恶性肿瘤诊断和治疗的患者中,性功能障碍较为常见。往往是由于疼痛、不适、出血和(或)可能导致性行为困难的心理压力所致。性功能障碍通常没有有效的筛查,从而使得问题被掩盖。即使对于确定患有性功能障碍的患者,也几乎没有治疗方法。

II. 经过验证,综合筛查问卷可作为不同性功能障碍的有效筛查工具[1]。性功能障碍分为性欲障碍、性唤起障碍、性高潮障碍和性交疼痛障碍。

A. 慢性疾病如高血压、糖尿病、焦虑和抑郁,对性欲都有负面影响,应该对这些疾病进行治疗。

B. 手术导致的机体结构毁损也是影响性欲的一个因素。对于行造瘘术的女性,可用 4P 方法进行治疗。4P 方法即:准备(调整饮食以减少胃肠道问题)、造瘘袋(造瘘袋的敷料可选用多种不同面料,包括蕾丝和丝绸)、体位(避免对造瘘口造成压力的体位,以减少挤压或溢出)、愉悦(与伴侣交流,以愉悦的性行为为目标)[2]。

III. 治疗引起的人工绝经和放化疗引起的性腺功能改变都是导致性唤起和性高潮障碍的因素。在大多数性激素相关的恶性肿瘤中,禁忌雌激素全身用药。然而,在低风险的患者中,雌激素局部给药对治疗绝经后的阴道症状是有效而且相对安全的。其他非激素疗法包括阴道湿润剂和润滑剂。在性唤起方面,一种名为 EROS-CVD 的处方设备能对阴蒂产生温和的抽吸,已被证实对女性性唤起障碍有益,包括恶性肿瘤治疗后的女性。

IV. 由于手术或放射治疗引起的阴道缩短而导致性交痛的患者使用阴道扩张器以及阴道润滑剂或可能的雌激素产品以使阴道延长变宽,有可能从中获益。其他减少性交困难的方法还有体位的改变。

(张晓燕 译　孙蓬明 校)

参考文献

1. Quirk F, Haughie S, Symonds T. The use of the sexual function questionnaire as a screening tool for women with sexual dysfunction. *J Sex Med*. 2005;2(4):469-477.

2. Perez K, Gadgil M, Dizon DS. Sexual ramifications of medical illness. *Clin Obstet Gynecol*. 2009;52(4):691–701.

第 2 节 生育功能和恶性肿瘤

I. 化疗药物和不孕风险

确定	苯丁酸氮芥
	环磷酰胺
	美法仑
	氮芥
	白消安
	丙卡巴肼
可能	阿霉素
	长春碱
	阿糖胞苷
	顺铂
	亚硝基脲
	安吖啶
	依托泊苷
不太可能	甲氨蝶呤
	氟尿嘧啶
	巯基嘌呤
	长春碱
未知	博来霉素

II. 放射治疗与生育功能

A. 卵巢是对放射治疗最敏感的器官,仅仅 5~15Gy 的放射剂量就会导致不孕。

B. 年龄在放射治疗的不孕风险中发挥作用。当卵巢受到放射治疗时,年龄越大,发生卵巢功能衰竭的风险越高。

C. 保护卵巢免受放射损伤的手术操作包括中线的卵巢固定术(将卵巢移位于子宫后方)或移位于骨盆缘之上。

D. 其他用于保护卵巢免受放射损伤的措施为骨盆屏蔽。

E. 卵巢皮质分离后进行冷冻保存,获取卵母细胞进行冷冻保存,体外受精后进行胚胎冷冻保存,或卵巢切除术后进行卵巢组织冷冻保存及后续的再植入术都是用于保存生育功能的策略。

(张晓燕 译　孙蓬明 校)

第 3 节　妊娠期恶性肿瘤

I. 妊娠期恶性肿瘤的发生率为 1/1000 例活产孕妇, 每年大约发生 4000 例。妊娠期最常见的恶性肿瘤为乳腺癌, 而女性生殖系统最常见的恶性肿瘤为宫颈癌。

  A. 如果在妊娠 24 周之前诊断为恶性肿瘤, 患者可决定终止妊娠。

  B. 如果在胎儿可存活后诊断为恶性肿瘤, 治疗可延缓至中期妊娠后期阶段、晚期妊娠或者分娩后, 根据具体病情而定。

II. 妊娠期的辐射照射。辐射照射对胎儿的不同影响取决于受照时胎儿的发育阶段。

  A. 在着床前期, 辐射照射的影响为"全或无", 即要么导致胚胎死亡, 要么没有影响, 尽管近期有报道表明床前的辐射照射导致的胎儿畸形率增加。

  B. 器官形成发生在受精后 8 周。在器官形成阶段, 辐射照射对胎儿的主要影响是胎儿生长受限, 但也可能导致一系列先天性结构畸形。照射剂量大于 1Gy 可能会引起形态学异常和精神发育迟滞。

  C. 在胎儿期, 辐射照射的主要影响为认知障碍的发生。大约直到 25 周, 中枢神经系统都是对辐射照射最为敏感的。当照射剂量超过 0.5Gy 时, 也可能导致胎儿生长受限。

  D. 妊娠期推荐的最大照射剂量为 0.5Gy。

检查类型	胎儿剂量范围(cGy)
胸部 X 射线检查	0.00006
腹部 X 射线检查	0.15~0.26

(待续)

（续表）

检查类型	胎儿剂量范围(cGy)
腰椎 X 射线检查	0.65
骨盆 X 射线检查	0.2~0.35
臀部 X 射线检查	0.13~0.2
静脉肾盂造影	0.47~0.82
上消化道摄影	0.17~0.48
钡灌肠	0.18~1.14
乳腺 X 线摄影	0.00001
头部 CT	0.007
上腹部 CT	0.04
骨盆 CT	2.5
99Tc 骨扫描	0.15

E. 在母亲受照期间,胎儿的辐射照射主要有三个来源:加速器头部的光子泄漏、成像设备的散射辐射和母亲治疗射束的内部散射。外部屏蔽可减少胎儿的辐射照射,但无法改变内部散射。

III. 妊娠期的化学药物治疗

A. 在所有妊娠中胎儿畸形本底率为 2%~3%。早期妊娠时单药化疗的畸形风险为 6%,联合化疗的畸形风险为 17%。如果排除叶酸拮抗剂,风险则降低到 6%。

B. 妊娠期常用的化疗药物有长春碱类、阿霉素和顺铂。烷化剂如顺铂和阿霉素在早期妊娠时导致胎儿畸形的风险为 14%,中期妊娠为 4%。长春碱类不穿透胎盘,在早期妊娠时尤其有用。阿霉素也可用于早期妊娠。子宫内膜和胎盘中有大量的多药耐药(MDR1)P 糖蛋白。MDR1 可为胎儿提供保护。顺铂导致胎儿生长受限、新生儿双侧听力丧失或白细胞减少的风险为 50%。抗代谢药可导致颅和鼻有关的难产、听觉系统畸形、小颌畸形和肢体畸形。

C. 应避免在预产期前的 3 周内给予化疗用药,原因在于:母亲的骨髓抑制;血液成分的最低点;感染风险增加;伤口愈合减缓,如会阴切开术和剖宫产术。对于正在施行化疗方案的女性,禁止母乳喂养,以避免药物通过母乳传输给婴儿。

IV. 妊娠期宫颈癌

A. 妊娠期宫颈癌的发生率约为 1.2~10.6/10 000 例分娩。妊娠患者诊断为 I 期宫颈癌的可能性比非妊娠患者高 3.1 倍,而二者之间的生存率没有差异。不典型增生进展到产后较高级别病变的发生率为 7%,因此浸润前病变可延缓至分娩后进行治疗。

B. 妊娠期宫颈癌可通过肉眼病变的宫颈活检或者对怀疑浸润的病变行阴道镜活检来诊断。妊娠期禁忌行宫颈管搔刮术。

C. 宫颈锥切术的指征为:持续的宫颈重度不典型增生提示浸润病变;宫颈活检发现微小间质浸润;阴道镜和活检不能排除浸润性疾病。早期妊娠行宫颈锥切术的患者有 24% 发生流产[3]。宫颈锥切术在晚期妊娠可并发大出血,并不导致妊娠丢失;在中期妊娠导致 10% 的妊娠丢失;在早期妊娠则为 0% 的妊娠丢失[4]。另外一项报道表明其出血风险为 9%,迟发性出血的风险为 4%[5]。宫颈锥切术也可能导致早产率增加。由于宫颈冷刀锥切术(CKC)更易控制标本大小,因此妊娠期行 CKC 可能优于宫颈环型电切术(LEEP),而且电圈穿过妊娠时的水肿宫颈较为困难。对于妊娠患者,首选硬币状活检而非锥状活检,活检时间应为妊娠 14~20 周。在进行宫颈切除术时可以考虑 McDonald 法宫颈环扎术。

D. 妊娠期宫颈癌进展的概率极小。对妊娠 20 周后诊断的早期宫颈癌可以考虑延缓治疗,但对于将较早期妊娠维持至足月的较长时间的延缓存在争议。照射剂量为40Gy时发生自然流产,但27%的患者不能自然排出胚胎,需要施行清宫术。对于近足月的晚期宫颈癌患者,允许短暂的治疗延缓,在分娩后2~3周内进行放射治疗。妊娠合并宫颈癌患者的分娩方式存在争议。肿瘤体积小的患者有可能经阴道分娩。剖宫产术能够减少出血和难产风险,尤其对于瘤体较大且质脆者。然而,亦有切口复发的报道:经阴道分娩的患者中有 10 例出现会阴切开部位的复发,59%在产后发生局部转移,而剖宫产患者在产后发生局部转移者占 14%。还有一些研究提示经阴道分娩后生存率降低(75%,剖宫产为 55%)[6]。

E. 如果施行剖宫产,则应该进行古典式剖宫产术,这种术式可在剖宫产术后进行根治性子宫切除术和(或)卵巢转位术。由于计划外分娩可能导致出血,并需要紧急切除子宫,可能致使分期机会丧失,因此择期剖宫产优于计划外分娩。

V. 妊娠期卵巢肿瘤

卵巢肿瘤在所有妊娠中的检出率约为 2%,每 8000~20 000 例分娩中可检出 1 例卵巢肿瘤。大多数妊娠期卵巢肿瘤为单纯卵巢囊肿,约 70%在中期妊娠时可加以辨别。如果包块持续存在且大于 6~8cm、迅速增大或为复杂性包块,则在中期妊娠进行手术评估。5%~15%的妊娠患者可发生卵巢肿瘤蒂扭转。蒂扭转好发于妊娠的前16 周子宫迅速增大时,或者产后子宫复旧时。17%的卵巢包块可导致难产,需行剖宫产。如果符合指征,通常可行患侧囊肿剥除术。如果为恶性肿瘤,至少需行患侧卵巢切除术、分期手术和肿瘤细胞减灭术。

A. 妊娠合并附件包块中 2%~6%为恶性。大多数妊娠期卵巢恶性肿瘤在 I 期即被发现,可能是胎儿超声中偶然的早期发现。

B. 肿瘤标记物 LDH 在妊娠期保持不变。CA-125 缺乏特异性,且在整个妊娠期都有波动,因此其意义有限。

C. 畸胎瘤是妊娠期卵巢肿瘤中最常见的组织学类型,其次是浆液性囊腺瘤。大多数卵巢肿瘤是良性的。

D. 生殖细胞肿瘤是妊娠期最常见的卵巢肿瘤,成熟畸胎瘤是最常见的组织学类型。无性细胞瘤是最常见的恶性生殖细胞肿瘤,占妊娠期所有卵巢恶性肿瘤的 30%。无性细胞瘤双侧发生率为10%~15%。肿瘤体积增大迅速,多引起疼痛,可固定于道格拉斯陷凹,并发生急性扭转。一项研究表明,妊娠合并无性细胞瘤的患者中 33% 发生难产,24% 发生胎儿死亡[7]。无性细胞瘤的治疗以手术为主,至少需行患侧附件切除术、同侧的盆腔和主动脉旁淋巴结切除以及分期手术活检。局限于单侧卵巢的无性细胞瘤复发率约为 10%。其他妊娠期生殖细胞肿瘤有未成熟畸胎瘤和内胚窦瘤,治疗以手术为主,通常可行保留生育功能手术。

晚期无性细胞瘤患者可行辅助化疗。除 IA 期 G1 未成熟畸胎瘤外,所有非无性细胞瘤患者均应进行辅助化疗。化疗方案包括博来霉素、依托泊苷、顺铂联合方案和长春新碱、顺铂、博来霉素联合方案,在妊娠期使用这些方案对母亲和胎儿的预后良好。

E. 性索间质肿瘤如颗粒细胞瘤和支持细胞-间质细胞肿瘤在妊娠期虽然罕见,一旦发生,则与肿瘤破裂、腹腔内积血和难产有关。治疗行分期手术和保留生育功能手术。

F. 妊娠期诊断的上皮性卵巢癌患者与非妊娠期患者的预后相同,应行分期手术。对于晚期上皮性卵巢癌,可在妊娠中期和晚期施行化疗。低度恶性潜能卵巢肿瘤通常在 I 期即被发现,临床预后良好。

VI. 妊娠期的其他妇科恶性肿瘤

其他妇科恶性肿瘤在妊娠期很罕见。

A. 妊娠期诊断的阴道癌组织学类型可能是透明细胞癌,尤其是曾有己烯雌酚(DES)暴露史的患者。症状/体征包括阴道肿块、异常的阴道分泌物或出血。大多数期别的治疗为产后开始的化疗和放疗。

B. 外阴癌的症状可表现为外阴刺激、瘙痒或外阴肿块。手术治疗应延缓至中期妊娠,腹股沟淋巴结清扫术可在分娩后施行,以尽可能地减少妊娠期手术并发症。只要外阴伤口愈合且阴道口瘢痕没有引起难产的可能,切除手术后仍可经阴道分娩。

C. 妊娠合并子宫内膜癌通常在产后方被诊断。大多数肿瘤为局灶性且分化较好,因此通常预后良好。

(张晓燕 译 孙蓬明 校)

参考文献

1. Averette HE, Nasser N, Yankow SL. Cervical conization in pregnancy. Analysis of 180 operations. *Am J Obstet Gynecol.* 1970;106(4): 543-549.

2. Hannigan EV. Cervical cancer in pregnancy. *Clin Obstet Gynecol.* 1990;33(4):837-845.

3. Robinson WR, Webb S, Tirpack J. Management of cervical intraepithelial neoplasia during pregnancy with LOOP excision. *Gynecol Oncol.* 1997;64(1):153-155.

4. Jones WB, Shingleton HM, Russell A. Cervical carcinoma and pregnancy. A national patterns of care study of the American College of Surgeons. *Cancer.* 1996;77(8):1479-1488.

5. Karlen JR, Akbari A, Cook WA. Dysgerminoma associated with pregnancy. *Obstet Gynecol.* 1979;53(3):330-335.

第 9 章

生存关怀

第 1 节　随访监测建议

子宫内膜癌的随访监测建议

变量	月			年	
	0~12	12~24	24~36	3~5	>5
症状回顾和身体检查					
低危(分期ⅠA病理分级Ⅰ级或2级)	每6个月	每年	每年	每年	每年
中危(分期ⅠB~Ⅱ)	每3个月	每6个月	每6个月	每6个月	每年
高危(分期Ⅲ~Ⅳ浆液型/透明细胞癌)	每3个月	每3个月	每6个月	每6个月	每年
巴氏涂片检查/细胞学证据	不建议	不建议	不建议	不建议	不建议
CA125	数据不足支持常规使用	数据不足支持常规使用	数据不足支持常规使用	数据不足支持常规使用	数据不足支持常规使用
影像学检查(CXR,PET/CT,MRI)	数据不足支持常规使用	数据不足支持常规使用	数据不足支持常规使用	数据不足支持常规使用	数据不足支持常规使用
可疑癌症复发	CT和(或)PET扫描;CA125	CT和(或)PET扫描;CA125	CT和(或)PET扫描;CA125	CT和(或)PET扫描;CA125	CT和(或)PET扫描;CA125

上皮性卵巢癌的随访监测建议

变量	月			年	
	0~12	12~24	24~36	3~5	>5
症状回顾和身体检查	每 3 个月	每 3 个月	每 4~6 个月	每 6 个月	每年
巴氏涂片检查/细胞学证据	不建议	不建议	不建议	不建议	不建议
CA125	可选	可选	可选	可选	可选
影像学检查(CXR, PET/CT, MRI)	数据不足支持常规使用	数据不足支持常规使用	数据不足支持常规使用	数据不足支持常规使用	数据不足支持常规使用
可疑癌症复发	CT 和(或)PET 扫描;CA-125	CT 和(或)PET 扫描;CA-125	CT 和(或)PET 扫描;CA-125	CT 和(或)PET 扫描;CA-125	CT 和(或)PET 扫描;CA-125

非上皮性卵巢癌（生殖细胞和性索间质瘤）随访监测建议

变量	月			年	
	0~12	12~24	24~36	3~5	>5
症状回顾和身体检查					
生殖细胞肿瘤	每2~4个月	每2~4个月	每年	每年	每年
性索间质肿瘤	每2~4个月	每2~4个月	每6个月	每6个月	每6个月
血清肿瘤标记物					
生殖细胞肿瘤	每2~4个月	每2~4个月	不建议	不建议	不建议
性索间质肿瘤	每2~4个月	每2~4个月	每6个月	每6个月	每6个月
影像学检查 (CXR, PET/CT, MRI)					
生殖细胞肿瘤	不建议,除非肿瘤标记初期表现正常	不建议,除非肿瘤标记初期表现正常	不建议	无建议	无建议
性索间质肿瘤	数据不足支持常规使用	数据不足支持常规使用	数据不足支持常规使用	数据不足支持常规使用	数据不足支持常规使用
可疑癌症复发	CT扫描,肿瘤标记物	CT扫描,肿瘤标记物	CT扫描,肿瘤标记物	CT扫描,肿瘤标记物	CT扫描,肿瘤标记物

子宫颈、外阴和阴道癌随访监测建议

变量		月			年	
		0~12	12~24	24~36	3~5	>5
症状回顾和身体检查						
	低危（早期，单纯手术，无辅助治疗）	每6个月	每6个月	每年	每年	每年
	高危（晚期，先期化疗/放射治疗或手术加辅助治疗）	每3个月	每3个月	每6个月	每6个月	每年
巴氏涂片检查/细胞学证据		每年	每年	每年	每年	每年
可疑癌症复发		CT和（或）PET扫描	CT和（或）PET扫描	CT和（或）PET扫描	CT和（或）PET扫描	CT和（或）PET扫描

第2节　随访监测检查单

妇科恶性肿瘤的随访监测检查单

患者姓名 _____

访问日期 _____

发病部位和分期 _____

诊断/手术日期 _____

治疗完成日期 _____

症状回顾已经治疗的副作用

- 疼痛(腹部或盆腔,髋部或背部)
- 腹胀
- 阴道出血(包括直肠,膀胱)
- 体重下降
- 恶心和(或)呕吐
- 咳嗽或呼吸急促
- 嗜睡或疲劳
- 腹部或腿部肿胀
- 性功能障碍
- 神经病变
- 疲劳

身体检查

- 全身常规体检
- 淋巴结检查(腋窝,锁骨上,腹股沟)

- 盆腔检查(外阴,阴道窥器,双合诊,并直肠阴道检查)

肿瘤标记物 _____

疾病状况

- 无疾病存在证据

- 可疑复发

- 影像学检查 _____

- 活检

- 患者转诊与妇科肿瘤医生

日常健康维护

乳腺癌筛查

- 每年临床乳房检查 _____

- 乳房放射检查

40~49 岁开始,每 1~2 年一次,之后每年一次。

结肠癌筛查

- 结肠镜或乙状结肠镜 _____

50 岁开始,每 5~10 年一次

基因筛查

- 不建议

- 建议/完成 _____

更年期评估

预防骨质疏松症

钙(1200mg,1500mg)和维生素 D(800 IU)

骨密度测试:开始于 65 岁或更早,如果应用糖皮质激素治疗的话

戒烟

保持体重(运动,饮食)

参考文献

1. Salani R, Backes FJ, Fung MF. Posttreatment surveillance and diagnosis of recurrence in women with gynecologic malignancies: Society of Gynecologic Oncologists recommendations. *Am J Obstet Gynecol.* 2011;204(6):466–478.

第10章

姑息治疗

I. 姑息治疗(又译舒缓治疗)

主要是针对减轻和预防患者痛苦的一种治疗方法。

A. 最终目的是为那些经受疼痛及痛苦折磨和疾病巨大压力的患者提供尽可能好的生活质量。在疾病的所有阶段均适合,可以与临床治疗同时应用。

B. 姑息治疗不仅提高患者的生活质量,而且还可延长生存时间。一项关于转移性非小细胞肺癌患者的研究,患者随机地或接受早期姑息治疗加肿瘤标准治疗,或是接受单独的肿瘤标准治疗。尽管在接受早期姑息治疗组的患者中接受积极的临终关怀的人较标准治疗组的人少(33%比54%,P=0.05),但前者平均生存时间比较长(11.6 个月比 8.9 个月,P=0.02)[1]。

C. 姑息手术或药物治疗可缓解症状并减轻疼痛。在这种情况下,不期望而且也无法达到完全治愈这种晚期疾病。大约 10%的方法目的是姑息治疗而非治愈。

II. 临终关怀

临终关怀是姑息治疗的一种方法,通常给予一个处于疾病晚期或可能 6 个月内死亡的患者。

III. 跟患者及其家人讨论一种致命疾病的影响是很困难的

在讨论晚期疾病及临终关怀时需谨记以下几点:

A. 希望很重要。

B. 过度情绪化:负面情绪比如恐惧、焦虑、沮丧和抑郁都是很常见的,而且患者及其看护人会通过各种方式表现出来。

C. 尊重很重要:健康护理人员应该倾听并尊重患者及其家人的观点和选择。

IV. 多学科综合治疗很重要

A. 有效的姑息治疗应该包括一个团队。包括患者及其主治医生,而且还应包括:姑息治疗医生,专科及全科医生,护士,护工或家庭健康助手,社工,牧师,物理治疗师、职业治疗师和语言治疗师。

V. 在临终关怀中,交流是最重要的

A. 讨论的时机:在诊断晚期或复发肿瘤之后尽快进行。应该讨论姑息治疗这种选择。

B. 确保签好法律文件:包括生前预嘱、委任书、预留医疗指示。

C. 就相关问题与患者进行说明:需要辅助呼吸,完全胃肠外营养,需要紧急手术,为了缓解急性症状而采取介入治疗,有创治疗的终点及指征,放弃抢救同意书,停止生命支持的时机,去世的地点(医院或家里)。

VI. 临终(即过渡期)

A. 患者可能会有:嗜睡,由于不能吞咽致使口腔分泌物增加,食欲减低,妄想和(或)幻觉,体温波动,尿量减少,呼吸暂停,终末濒死呼吸,以及皮肤色斑。

VII. 伦理问题

A. 如果患者的意愿与医生的治疗有冲突而又不能达成一致,则必

须转介给另一位医生。

B. 有时医院伦理委员会参与进来可能比较好。

C. 伦理指南

　　1. 无害原则;

　　2. 有利原则;

　　3. 自主性;

　　4. 公正性。

D. 医治无效:就其晚期疾病状况与其现实期望与患者进行充分讨论,医生需要决定什么时候撤除积极的支持治疗比较合适。一旦做出决定,撤除治疗就要按以下步骤进行:

　　1. 获得知情同意;

　　2. 有针对此操作及其可能的副作用的预案;

　　3. 解决患者的痛苦;

　　4. 把患者转移到一个合适的地方;

　　5. 适量应用镇静剂;

　　6. 记录这些过程;

　　7. 查看结果。

(苏涛　译　孙蓬明　校)

参考文献

1. Temel JS, Greer JA, Muzikansky A. Early palliative care for patients with metastatic non-small cell lung cancer. *N Engl J Med.* 2010;363(8): 733–742.

第11章

统计学

Ⅰ. 概念

A. 基本概念

变量——实验中任何可控因素

自变量——可变的且由实验者控制的变量

应变量——随着自变量变化而变化的变量

名义变量———种命名类别,如性别、诊断

有序变量———组有等级顺序的类别,如恶性肿瘤分期,是有序的但各级间意义未知

区间变量——有意义的度量间距(温度,年龄)

比率——有特定意义的数值的比值

参数——服从正态分布的数据

非参数——不服从正态分布的数据(名义和有序变量)

发病率——特定时间内某病新发病例数/同时期内暴露于该病风险的人群数

患病率——某病的发病总数/暴露于该病风险的人群总数。患病率应高于发生率

〔译注:"incidence"通常译为发病率、现病率,而"prevalence"通常译为患病率,流行病率〕

B. 集中趋势描述

众数——发生频率最多的数值

中位数——数值大小介于一半以上和一半以下之间(非参数)

均数——所有数值的平均值

C. 离散趋势描述

均数标准差(SD)是方差的平方根。

SD值越小,数值与均值差异越小:1 SD = 68%,2 SD = 95.5%,

3 SD = 99%。

方差——(数值–均值)²/数值个数

极差——即一组数值的最大值与最小值之差

百分位数——结果位于百分数中的位置

II. 统计分析方式

统计分析包括 2 种方式:统计描述仅表述结果,不推断样本信息。统计推断表述由未知变量引起结果差异的概率。

A. 零假设:统计学方法惯例是设定某个推断假设为错误的,而观察到的差异现象仅由实验误差或偶然所致。意味着该假设是无效的或不被实验证明有效,即零假设。反之,当证明零假设是无效或无法成立,则可认为实验数据支持择假设(原推断)。

B. 显著性水准:判断推断问题的零假设检验拒绝与否的程度称为显著性水准;显著性水准越高,差异仅由误差产生的概率越低。

C. 推断(假设)检验的统计量:

1. 置信区间(CI)——用于表示估计的可靠性。CI 通过 1–α 计算。

2. 标准误(SE)——该统计量用于判断结果的差异是真实存在还是多由误差产生的。SE = SD/样本量的平方根。SE 可能是始终存在的系统误差或者每次均不同的随机误差。

3. 误差范围——不同实验间允许的结果随机变化的范围。

4. 中心极限理论(CLT)——当样本量足够大(n > 10)时,无论样本符合正态分布与否,样本均数近似服从正态分布。该理论使得可以用参数方法评估非参数数据。

5. Z-检验——样本均数与已知总体均数的比较。

D. 灵敏度:灵敏度是与诊断出阳性结果的检验效能有关的统计量。某试验的灵敏度是实际患病且被试验诊断为患者的概率。例如,灵敏度 100% 意味着诊断试验诊断出所有真正阳性患者,即所有有病的患者被诊断为患病。那么,相对于高特异性诊断试验,高灵敏度诊断试验中阴性结果可用来排除疾病。

该统计量可表述为:

灵敏度 = 真阳性数/(真阳性数 + 假阴性数)

真阳性/所有阳性病例

如果某诊断试验是高灵敏度的,那么阴性结果意味着未患病。

E. 特异度:特异度是与诊断出阴性结果的检验效能有关的统计量。某试验的特异度是实际未患病而被试验诊断为非患者的概率。

该统计量可表述为:

特异度 = 真阴性数/(真阴性数 + 假阳性数)

真阴性/所有阴性病例

特异度反映诊断试验诊断非患者为阴性的能力。

F. 阳性预测值:试验诊断为阳性者,确为患者的概率。

G. 阴性预测值(NPV):试验诊断为阴性者,确为非患者的概率。NPV 高意味着当结果为阴性时,该评估正确的概率就高。

	有病	无病
某诊断试验/筛查结果阳性	A	B
某诊断试验/筛查结果阴性	C	D
灵敏度—真阳性患者/实际患病患者		A/(A+C)
特异度—真阴性患者/实际未患病患者		D/(B+D)
阳性预测值		A/(A+B)
阴性预测值		D/(C+D)

H. Ⅰ型错误:该错误发生在当 H_0 为真时我们拒绝 H_0。Ⅰ型错误可比作一种假阳性。Ⅰ型错误的概率被称为检验水准,用希腊字母 α 表示,通常等于一个检验的显著性水平。在简单假设的情况下,Ⅰ型错误概率就是Ⅰ型错误发生的概率。如果零假设是复合假设,Ⅰ型错误概率则是Ⅰ型错误可能发生的最大概率。Ⅰ型错误概率与置信区间相关(1-α=CI)。

I. Ⅱ型错误:该错误发生在当 H_0 为假时我们接受 H_0。Ⅱ类错误可比作是一种假阴性。Ⅱ型错误用希腊字母 β 表示,与检验效能相关(效能=1-β)。

零假设与结果的真实/错误相关性列表

	零假设(H_0)为真	零假设(H_0)为假
拒绝零假设	Ⅰ型错误假阳性(FP)	正确结果真阳性(TP)
不拒绝零假设	正确结果真阴性(TN)	Ⅱ型错误假阴性(FN)

假阳性率(α)=Ⅰ型错误 = 1- 特异度 = FP/(FP + TN)

假阴性率(β)=Ⅱ型错误 = 1 - 灵敏度 = FN/(TP + FN)

效能=检验出真实差异的概率 = 1 - β

置信区间=按预先给定的概率(1-α)所确定的包含真值的特定范围

置信度=重复抽样中确定包含真实参数范围时给定概率

阳性似然比= 灵敏度/(1 - 特异度)

阴性似然比= (1 - 灵敏度)/特异度

J. α 值:α 是 P 值的界值

K. P 值:衡量拒绝零假设的证据强度

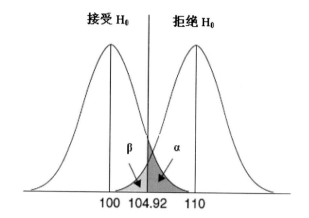

L. 单侧及双侧检验:如果推断的样本分布符合正态,高斯或钟形分布,那么该检验被称为单侧或双侧 T 检验。

1. 单侧检验评估样本落入曲线内的概率,当样本落入曲线一侧尾部则排除。对于 95% 的标准差,5% 落入曲线单侧尾部。

2. 双侧检验评估样本落入曲线内的概率,当样本落入曲线两侧尾部之一则排除。对于 95% 标准差,2.5% 落入两侧之一。因此推荐大部分统计学分析采用双侧检验。

3. 如果由于检验统计值落入该样本分布的任意一侧而我们拒绝该零假设,这样的统计检验称为双侧检验。如果由于检验统计值仅落入该样本分布的特定一侧而我们拒绝该零假设,这样的统计检验称为单侧检验。

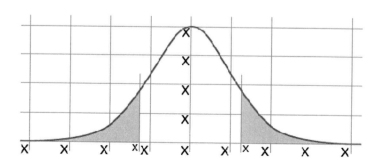

4. 如果检验采用真实总体均值和方差,而不是样本参数,那么这样的检验称为单侧或双侧 Z 检验。

M. 影响效能因素:显著性尺度,效应尺度以及样本含量。β 水准通常设置在 0.2。那么,根据惯例,效能常常是 0.8。可以通过两种方式进行效能分析:事前推测和事后比较。事前推测通过样本均数评估足够的样本含量。事后比较常不推荐。

1. 减少 I 型错误概率,可以通过降低 α 水准(如,从 0.05 到 0.01)。

2. 减少 II 型错误概率,应该增加样本含量,改变效应量或显著性尺度。

N. 归因危险度:暴露于某研究因素的人群的疾病发生或相关死亡风险与未暴露于该因素的人群的同一疾病发生或死亡风险之差。

III. 受试者工作曲线(ROC 曲线)

以灵敏度或真阳性率(x 轴)对 1-特异度或假阳性(y 轴)作图,以二分类作为其辨别阈值则不同。通过真阳性与全阳性比值(TPR 真阳性率)对假阳性与全阴性比值(FPR 假阳性率)作图也能代表 ROC。ROC 反映检验的准确性。ROC 曲线下面积与 Mann-Whitney U 检验密切相关而 U 检验常用于检验阳性秩和是否高于阴性样本秩和。对于一个理想检验,所有点应落入左上象限。

IV. 研究终点

对于评估 PFS,OS 以及临床反应至关重要。选择合适的主要终点对于反映实验疗效是非常必需的。替代终点常用于由于研究跨度,研究费用以及已知与终点相关病因的备用终点。

V. 临床研究

分为 4 个期别。

1. I 期临床研究是剂量限制性研究。探索药物剂量的最大耐受剂量。当 50%~75% 的患者出现不良反应(剂量限制性毒性,DLT),DLT 前一级的剂量作为最大耐受剂量(MTD)。MTD 用于下一期临床研究。

2. Ⅱ期临床研究评估研究相关疾病中最大耐受剂量时药物的活性和毒性。

3. Ⅲ期临床研究评估疗效。有两种类型的Ⅲ期临床研究;非劣效性实验以及等效性实验。

   a. 非劣效性实验评估两种药物作用结果是否相似(如在卵巢癌中顺铂联合方案对卡铂联合方案治疗效果对比)。

   b. 等效性实验评估增加因素的作用效果(如在宫颈癌中放疗增加铂类化疗效果对比单纯放疗效果)。

   c. 随机对照实验是最昂贵的研究类型。需要花费大量的时间完成,需要大量的样本(每组 150 例以减少Ⅱ型错误),属于前瞻性研究,能提供最高水平证据,是证明因果关系的唯一实验类型。两种因素可用于实验设计:基于假设(疗效/非劣效性/等效性)或者基于感兴趣的结局(功效或应用日常操作)。

4. Ⅳ期临床研究属于上市后监测,以保证药物能大致产生其宣称的益处。

VI. 随机化方法

简单随机/投掷硬币;连续数字;排列区组;分层区组;动态随机;系统 n 阶;聚类;人口普查;配对;注册;限定;自愿者;交叉;拆分;析因。

VII. 资格标准

是被纳入研究的患者的衡量标准。标准起到 4 种作用:科学益处;安全性;逻辑考量以及监督管理考量。

VIII. 避免偏倚或混杂效应

患者或观察者可通过以下方式避免偏倚或混杂效应：盲法；标记；特殊因子校正；随机化；增加样本含量；应用安慰剂；限定因素或配对。

IX. 临床实验安全性，审查及伦理

A. 数据安全性监督委员会（Data Safety Monitoring Board，DSMB）作用：质量控制，行政资格以及终点监督。对任何益处或害处的认识会随着时间增加，而 DSMB 能公正地监督实验的安全性和研究效能。委员会还可在研究中期对安全性和结局进行分析。

B. 伦理审查委员会(IRB)开始于 1974 年，用来评估所有当地政府支持的研究。

C. 受试者权益由两项主要教义规定。Belmont 报告(1979)概括了对人权、公正以及获益的尊重。Nuremberg 法典(1949)概括了受试者权利包括自愿参与研究；研究是值得开展的；研究不被其他目的利用；目前认知程度由动物实验获得且无法由动物实验获得进一步认识；避免了不必要的痛苦；没有预期的死亡；风险与获益一致；完善的预防措施；有计划且由有资格人员报告；签署知情同意；评估风险和获益；如果有受伤风险则研究终止。

X. 研究可分为前瞻性和回顾性两种类型

前瞻性研究包括随机对照研究和队列研究。回顾性研究包括病例对照和横断面研究。另一种分类方式包括随机研究和观察性研究。观察性研究包括队列研究、病例对照、生态学实验、案例分析以及病例报告。

XI. 实验评估

A. 有效性通过两种方式描述。外部有效性意味着研究结果可应用于整个总体。内部有效性意味着研究结果可应用于特定的研究个体。

B. 对称性表示组间事件相似。

C. 混杂是指存在对其他危险因素造成失真的其他因素。

D. 偏倚是任何产生结果系统性偏离真值的步骤或效应。

　1. 无差异偏倚是指在所有研究组中存在相同的偏倚。

　2. 差异偏倚是指组间偏倚不同。

　3. 存在多种偏倚方式。混杂偏倚系使得某变量无法解释其他变量的系统误差。生态偏倚系组平均值用于个体值产生的系统误差。测量偏倚系组间测量方法不同产生的误差；筛选偏倚系疾病在潜伏期过早被筛查掉，而筛查又对病程无影响；读者偏倚系读者解释误差；抽样偏倚系抽样研究设计或执行中产生的误差；零时偏倚系研究开始入组时存在非计划内差异。

XII. 生存分析

主要有两种生存分析类型。

A. 寿命表分析是一种参数检验。

B. Kaplan-Meier 分析 (KM 分析) 是非参数检验，允许存在右删失。KM 分析用于患者无法同时开始研究，存在撤出或失访，患者死亡以及研究必须终止等情况。

C. 时序检验 (Log Rank) 比较 2 个及以上组生存曲线的差异。属于非参数检验。

D. Cox 等比例风险回归可分析多个影响生存的风险因素。也属于非参数检验。

E. Wilcoxon 秩和检验可用于无删失值的生存分析。

XIII. 因果关系

有多种标准判断因果关系。研究必须正确;强度足够;可信(有生物学支持);一致性(研究可被重复);暂时性相关,剂量相关以及非唯一解释均被排除。

XIV. WHO筛查指南提供支持筛查优化

包括病史明确;该病影响健康;有疾病潜在分期;有疾病的诊断疾病;诊断和治疗方案可行;诊断费用低;依从性高;筛查方案连续。

XV. 参数检验 VS 非参数检验

A. 参数检验需要随机抽样,正态分布,两独立样本,数值变量(区间或率),以及正态分布方差齐性。参数检验包括:Z检验(检验总体均数),单侧 t 检验,t 检验,配对 t 检验,非配对 t 检验。也包括方差分析(两个或以上组间数值差异),协方差分析(两个或以上组间合并回归的数值差异),析因方差分析(比较两个及以上两水平分组的数值变量析因方差分析)。

B. 非参数检验定量和定性相关。检验包括两项检验,符号检验、Wilcoxon检验、Mann-Whitney U 检验、Fishers 检验、卡方检验、Kruskal-Wallis 检验以及 Friedman 检验。

XVI. 量化关联分析

通常使用三种类型。Pearson 分析属于参数数据。Spearman 秩相关用于非参数数据。Kendall 相关常用于评价一致性。

XVII. 量级检验均值相关的三个率

A. 比值比(Odds Ratio,OR)用于病例对照和 logistic 回归。可通过 ad/bc 计算。OR 表示事件发生的风险,取倒数 1/OR 表示事件未发生风险。

B. 相对危险度(RR)用于队列和随机对照研究。可通过暴露/非暴露,或者 a/a+b/c/c+d 计算。RR 是整个研究周期或者患者或样本生命周期中累计数值。

C. 危险比(HR)是即时风险。是时间对事件比。

XVIII. 单因素对多因素检验

A. 单因素检验评估单变量数据。使得能使用更多高级分析以及进行数据分析第一步。

B. 多变量检验一次检验 1 个以上变量。该检验能减少数据模式较多变量至较少因素, 能基于原始变量选择感兴趣的最高相关的一组变量,通过证明项目处于相同因素确定尺度。

XIX. 下列图表比较参数检验与非参数检验的具体适用性差异

数据类型

目标	统计量服从正态分布	等级,分数,或者统计量服从非正态分布	二项分布(两种可能结果)	生存时间
描述一个样本	均数,标准差	中位数,四分位数范围	比例	Kaplan-Meier生存曲线
比较单样本与已知总体	单样本t检验	Wilcoxon检验或秩和检验	卡方检验或二项检验	
比较两独立样本	独立t检验	Mann-Whitney检验	费舍尔精确概率检验(卡方检验适用大样本)	时序检验或Mantel-Haenszel法
比较两配对样本	配对t检验	Wilcoxon检验	McNemar检验	条件比例风险回归
比较三个及以上独立样本	单因素方差分析	Kruskal-Wallis检验	卡方检验	Cox等比例风险回归
比较三个及以上配对样本	重复数值的方差分析	Friedman检验	Cochrane Q检验	条件比例风险回归
两变量间定量相关	Pearson相关	Spearman相关	列联系数	
由另一个数值变量得到预测值	线性回归或非线性回归	非参数回归	Logistic回归	Cox等比例风险回归
由多个数值变量或二项变量得到的预测值	多重线性回归或多重非线性回归		多重Logistic回归	Cox等比例风险回归

(阮冠宇 译　孙蓬明 校)

第12章

参考资料

I. 体力状况评分标准

A. 美国妇科肿瘤学组织/东部肿瘤协作组织/世界卫生组织评分标准[1]

0　无症状(精力充沛,能够无限制参与发病前的所有活动)

1　有症状但能够自由走动(不能从事较重的体力活动,但能自由走动及从事轻体力和坐立的工作)

2　有症状,每天卧床时间少于一半(能自由走动,生活能够自理,已丧失工作能力,每天至少50%的时间是清醒状态)

3　有症状,每天卧床时间大于一半但无卧床不起(生活仅能部分自理,每天超过50%的清醒时间卧床或坐轮椅)

4　卧床不起(重度残疾,生活不能自理,完全卧床或依靠轮椅)

5　死亡

B. 卡氏体力状况评分标准(%)

100　身体正常,无任何不适

90　能进行日常活动,有轻微不适

80　勉强可进行日常活动,有一些不适

70　生活可自理,但不能维持正常生活或工作

60　有时需人扶助,但大多数时间可自理

50　常需人照料和医疗护理,生活不能自理,需要特殊机构或医院的护理,疾病可能发展迅速

40　生活不能自理,需特别的照顾

30　重度残疾,虽无生命危险但需住院治疗

20 病重,需住院积极支持治疗

10 病危,临近死亡

0 死亡

II. 不良事件分级

不良事件常用术语标准(CTCAE):ctep.cancer.gov/reporting/ctc.html

III. 实体肿瘤反应评定标准(**RECIST**)

A. 肿瘤反应程度使用 1.1[2]版 RECIST 作为的评估标准:一种易于使用 X 光、CT 和 MRI 测量肿瘤的改变的标准。

B. RECIST 标准基于病变至少存在一种可衡量的参数,假设这些二维参数存在一种线性关系。分为以下 4 种反应等级:

CR(完全缓解):所有病灶完全消失。

PR(部分缓解):待测肿瘤体积的最大径线减少 30%。

PD(疾病进展):待测肿瘤体积的最大径线增加 20%。

SD(病情稳定):肿瘤体积无变化,或变化未达上述任何标准。

（董滨华 译 孙蓬明 校）

参考文献

1. Oken MM, Creech RH, Tormey DC. Toxicity and response criteria of the Eastern Cooperative Oncology Group. *Am J Clin Oncol*. 1982;5(6): 649–655.

2. Eisenhauer EA, Therasse P, Bogaerts J. New response evaluation criteria in solid tumours: revised RECIST guideline (version 1.1). *Eur J Cancer*. 2009;45(2):228–247.

IV. 可用公式

Ⅰ. Cockcroft-Gault 方程：该方程基于年龄、体重、性别和血清肌酐值估计肌酐清除，无须患者留取 24h 尿液。

$$Cr\ 清除 = \frac{[(140-年龄)\times 体重(kg)]\times 0.85}{[0.72\times 血清\ Cr(mg/dL)]}$$

Ⅱ. Calvert 公式：通过由 Cockcroft-Gault 方程计算的肌酐清除率 GFR 值计算卡铂给药剂量。剂量(mg)=目标 AUC×(GFR + 25)。对于未治疗患者 AUC 通常设为 5~7，对于既往治疗患者 AUC 通常设为 4~6。

Ⅲ. Jelliffe 公式：用于估计无血液透析且肌肉质量正常的成人患者。该公式不能用于小于 18 岁患者、血清肌酐低于 0.6mg/dL、体重低于 35kg 或高于 120kg 患者、肌酐值不稳定、肌肉质量低于正常值的 70%或高于正常值的 130%。

$$CrCl(女性) = 0.9\ \{[98-0.8 \times (A-20)]/SCr\ (mg/dL)\}$$

此次：A = 年龄(岁)；CLcr = 肌酐清除[(min·1.73m²)]

患者的 BSA 必须确定。通过上述得到 CrCl 值必须乘以(BSA/1.73)以得到患者肌酐清除的绝对值(如，mL/min)。体重单位为 kg，身高单位为 cm。

Ⅳ. 体表面积 BSA：Du Bois 公式是应用最广泛的公式：

$$BSA = 0.007184 \times W^{0.425} \times H^{0.725}$$

Mosteller 公式是一个常用且计算方便的公式：

$$BSA = (W \times H/3600)的平方根 = 0.016667 \times W^{0.5} \times H^{0.5}$$

Ⅴ. 钠滤过排泄分数：可用来判断是肾前性，肾性还是肾后性疾病：

$$FE_{Na} = (U_{Na} \times S_{Cr})/(S_{Na} \times U_{Cr}) \times 100$$

低于 1%提示为肾前性疾病。

大于 2%或 3%提示急性肾小管坏死或其他肾脏损伤。

Ⅵ. 血清渗透压= $2[Na] + [K] + BUN/2.8 + Glu/18$

　　正常值为 280~295 mmol/kg。

Ⅶ. 缺铁值 = $1000 + (15 - Hgb) \times (kg$ 体重$)$

　　正常值为 2g。

Ⅷ. 肺泡气 – 动脉血氧分压差= $PAO_2 – PaO_2$

　　$PAO_2 = [FiO_2 \times (760 – 47)] – (PaCO_2/0.8)$。

　　正常为 80~100 mm Hg。

Ⅸ. 校正血清 Na：测得血钠 + $0.016 \times$ [血清葡萄糖(mg/dL)– 100]

（阮冠宇 译　孙蓬明 校）

Ⅴ. 缩略词

5-FU：5-氟尿嘧啶

ABG：动脉血气分析

ACOG：美国妇产科协会

ACTION：卵巢恶性肿瘤辅助性化疗

ADH：抗利尿激素

AFP：甲胎蛋白

AGC：非典型腺细胞

AGUS：意义不明确腺细胞异常

AIS：原位腺癌

AJCC：美国癌症研究联合委员会

ANC：中性粒细胞绝对计数

ARDS：急性呼吸窘迫综合征

ASA：阿司匹林

ASC-H：非典型鳞状细胞(不能除外上皮内高度病变)

ASC-US：不能明确意义的非典型鳞状细胞

ASD：心房间隔缺损

ASIS：髂前上棘

AST：天冬氨酸转氨酶

ATHENA：先进人类乳头瘤病毒诊断技术需求的探讨研究

ATP：三磷腺苷

AUC：曲线下面积

AV：房室传导阻滞

BEE：基础能量消耗

BEP：博来霉素、依托泊苷、顺铂

bid：一天两次

BiPAP：双相气道正压通气

BMI：体重指数

BMP：基础代谢功能检查试验组合

BNP：脑钠肽

BP：血压

BSE：牛海绵状脑病

BSO：双侧输卵管

BUN：血尿素氮

CABG：冠状动脉旁路搭桥术

CAP：顺铂、阿霉素、环磷酰胺

CBC：全血细胞计数

CCC：透明细胞癌

CCR：完整的临床反应

CD：顺铂、阿霉素方案

CDP：顺铂、阿霉素、紫杉醇方案

CEA：癌胚抗原

CHAMOCA：环磷酰胺、放线菌素 D、甲氨蝶呤、长春新碱、甲酰四
　　　　　氢叶酸、阿霉素联合化疗方案

CHF：充血性心力衰竭

CI：置信区间

CIN：宫颈上皮内瘤样病变

CIS：原位癌

CIWA：临床戒断状态评估

CK：肌酸激酶

CKMB：肌酸激酶同工酶

CMP：综合代谢检测

CNS：中枢神经系统

COPD：慢性阻塞性肺疾病

CPAP：持续气道正压通气

CPK：肌酸激酶

CPR：完整的病理反应

CR：完全缓解

CT：X 线计算机成像术

CV：心血管的

CVA：肋脊角

CVP：中心静脉压

CXR：胸部 X 线片

D&C：刮宫术

DBP：舒张压

dDAVP：去氨加压素

DES：己烯雌酚

DFR：无病生存率

DFS：无病生存率

DHEA：脱氢表雄酮

DHEAS：硫酸脱氢表雄酮

DKA：糖尿病酮症酸中毒

DM：糖尿病

DMSO：二甲亚砜

DNR：拒绝抢救

DOI：侵袭深度

DS：双链的

DSS：疾病相关生存率

DTIC：达卡巴嗪

DVT：深静脉血栓形成

EBL：估计失血量

EBRT：体外放射治疗

ECC：宫颈管搔刮术

ECHO：超声波心动图

EGD：食道、胃、十二指肠镜检查

EGFR：表皮生长因子受体

EIA：酶免疫分析法

EKG：心电图

ELISA：酶联免疫吸附试验

EMA-CO：依托泊苷、甲氨蝶呤、放线菌素 D–环磷酰胺、长春新碱
　　　　方案

EMA-EP：依托泊苷、甲氨蝶呤、放线菌素 D–依托泊苷、顺铂方案

EMACO：依托泊苷、甲氨蝶呤、放线菌素 D、环磷酰胺、长春新碱
　　　　方案

EMB：子宫内膜活检

EOC：上皮性卵巢癌

EORTC：欧洲癌症研究和治疗合作组

ER：雌激素受体

ERT：雌激素替代疗法

EUA：麻醉下检查

FDG：氟脱氧葡糖

FEV：用力呼气量

FFP：新鲜冰冻血浆

FIGO：国际妇产科联盟

FNA：细针抽吸

FSH：促卵泡激素

GCSF：粒细胞集落刺激因子

GFR：肾小球滤过率

GI：胃肠的

GIS：胃肠吻合术

GnRH：促性腺激素释放激素

GOG：妇科肿瘤组织

GSH：谷胱甘肽

GST：谷胱甘肽 S–转移酶

GTD：妊娠滋养细胞疾病

GU：泌尿生殖的

HAART：高效抗反转录病毒治疗

hCG：人体绒毛膜促性腺激素

Hct：红细胞压积

HDR：高剂量腔内短程疗法

HPF：精力充沛的

HPV：人乳头状瘤病毒

HR：危险率

HRT：激素替代疗法

HSIL：高度鳞状上皮内病变

HSV：单纯性疱疹病毒

HTN：高血压

HUS：溶血性尿毒症综合征

IBD：炎症性肠病

ICE：异环磷酰胺+顺铂+依托泊苷

ICON：国际卵巢肿瘤协作组织

ICU：重症监护病房

IDS：肿瘤细胞减灭术

IM：肌内的

IMA：肠系膜下动脉

IMRT：增强放疗

INH：异烟肼

INR：国际标准化比率

IP：腹膜内的

IVC：下腔静脉

IVF：静脉输液

IVP：静脉肾盂造影术

JGOG：日本妇科肿瘤协会

JP：Jackson-Pratt 公司

JVD：颈静脉怒张

JVP：颈静脉压力

KUB：肾脏、输尿管、膀胱

LDH：乳酸脱氢酶

LDR：腔内近距离放射疗法

LEEP：环形电切除术

LFT：肝功能检查

LMP：低度恶性潜能

LMW：低分子量

LN：淋巴结

LND：淋巴结切除术

LSIL：低度鳞状上皮内病变

LV：左心室

LVSI：淋巴血管间隙浸润

MAC：甲氨蝶呤、放线菌素 D、环磷酰胺方案

METS：代谢当量

MI：心肌梗死

MMMT：恶性混合缪氏肿瘤

MPA：醋酸甲羟孕酮

MRI：磁共振成像

MTHFR：亚甲基四氢叶酸还原酶

MTX：甲氨蝶呤

MVP：二尖瓣脱垂

NCCN：美国国家综合癌症网络

NCI：美国国家癌症研究所

NCIC：加拿大国家癌症研究所

NFT：未进一步治疗

NGT：经鼻胃管

NPO：禁食

NPV：阴性预测值

NS：无统计学意义

NSAID：非甾体类抗炎药

OCP：口服避孕药

OR：总反应

ORR：总有效率

OS：总生存期

PA LND：主动脉旁淋巴结清除术

PA：主动脉旁的

PAC：房性期前收缩

PALN：主动脉旁淋巴结

PAOP：肺动脉闭塞压

PCR：聚合酶链反应

PCWP：肺毛细血管楔压

PDA：动脉导管未闭

PDS：原发性减积手术

PE：肺栓子

PEEP：呼气末正压通气

PEG：聚乙二醇

PET：正电子放射断层造影术

PFI：无进展间期

PFS：无进展生存期

PFTC：原发性输卵管癌

PICC：经外周插管的中心静脉导管

PLAP：胎盘碱性磷酸酶

PLND：盆腔淋巴结解剖

PO：口服

POD：术后天数

POISE：围术期缺血性评价研究

POMB-ACE：顺铂、长春新碱、甲氨蝶呤、博来霉素–放线菌素 D、环
磷酰胺、依托泊苷方案

PPLND：盆腔与腹主动脉淋巴结清扫术

PPV：阳性预测值

PR：部分缓解

PRBC：红细胞压积

PSTT：胎盘部位妊娠滋养细胞肿瘤

PT：凝血酶原时间

PTCA：经皮穿刺冠状动脉成形术

PTSD：创伤后应激障碍

PTT：部分凝血活酶时间

PTU：丙硫氧嘧啶

PVB：顺铂、长春碱、博来霉素方案

PVC：室性早搏

PVR：排尿后残尿量

qid：每天四次

QOL：生活质量

RBBB：右束支传导阻滞

RBC：红细胞

RFS：无复发生存

RR：反应率/缓解率

RT：放射治疗

RTOG：肿瘤放射治疗组

SBP：收缩压

SC：皮下注射

SCD：连续气动压缩装置

SEER：流行病学监测及最终结果

SIADH：利尿激素异常分泌综合征

SIMV：同步间歇指令通气

SIRS：全身炎症反应综合征

SL：舌下

SLL：重新审视剖腹手术

SMA：肠系膜上动脉

SOB：气促；呼吸急促

STD：性传播疾病

TA：胸腹的

TACO：输血相关循环超负荷

TAH：经腹全子宫切除术

TAP：紫杉醇、阿霉素、顺铂方案

TB：肺结核

TCA：三氯乙酸

TG：甘油三酯

TID：每天三次

TNM：肿瘤、淋巴结、转移

TPN：全肠道外营养

TRALI：输血相关急性肺损伤

TSH：促甲状腺激素

TVUS：经阴道超声

UA：尿液分析

USO：单侧输卵管卵巢切除术

V/Q：换气/灌注

VAC：长春新碱、阿霉素、环磷酰胺方案

VAIN：阴道上皮内瘤样病变

VIN：外阴上皮内瘤样病变

VIP：依托泊苷、异环磷酰胺、顺铂方案

VPB：长春碱、顺铂、博来霉素方案

VSD：室中隔缺损

VTE：静脉血栓栓塞症

WAR：全腹部辐射

WBC：白细胞

WHO：世界卫生组织

WP：整个盆腔

Y：年

YS：生存期

（董滨华　译　孙蓬明　校）

A

如阿巴卡韦(Ziagen)　11

阿霉素　264

阿米斯丁(氨磷丁)　272

阿纳托(司)唑(康力龙)　270

爱德华综合征　140

B

白细胞(WBC)　261

贝伐单抗(阿瓦斯汀)　271

贝克威思–威德曼综合征　140

钡灌肠显影　13

贲门黏膜撕裂　204

病情稳定　330

铂类敏感型　48

铂类耐药型　48

博来霉素　264

补救性肿瘤减灭术　70

不典型性腺细胞(AGC)　165

不良事件常用术语标准(CTCAE)　330

不能明确的鳞状细胞异常(ASC–US)　165

不稳定型心绞痛　233

部分缓解　330

C

长春碱(硫酸长春碱制剂)　269

长春瑞滨(诺维本)　270

长春瑞滨联合顺铂(VC)　34

长春新碱(vincrestine, oncovin)　269

肠梗阻　200

肠系膜上动脉供应(SMA)　168

肠系膜下动脉供应(IMA)　168

常染色体显性遗传　153

超声乳化手术(CUSA)　8

超声心动图(ECHO)　214

超声心动图(ECHO)　228

持续气道正压通气(CPAP)　228

充血性心力衰竭(CHF)　239

醋酸亮丙瑞林(利普安)　270

D

达卡巴嗪　263

大量输液方案　192

大体肿瘤体积(GTV)　275

代谢当量(METS)　210

蛋白酶抑制剂(PI)　11

低度病变(LSIL)　164

低度恶性潜能(LMP)的卵巢肿瘤　64

低剂量率(LDR)　23

低剂量率(LDR)　277

低剂量率(LDR)　33

骶韧带　167

第1秒用力呼气量(FEV1)　228

丁硫氨酸亚矾氨(BSO)　272

动脉血气分析(ABG)　213

短肠综合征 203

短暂性脑缺血(TIA) 236

对数杀伤 259

对数生长期 260

多门路影像探测分析(MUGA) 265

多模式筛查,MMS 160

多胚瘤 41

多器官功能障碍综合征(MODS) 238

多西他赛(泰索帝,紫衫特尔) 269

多药耐药(MDR1)P 糖蛋白 300

E

恶性肿瘤风险指数(ROMI) 157

二甲基亚砜(DMSO) 273

F

法洛四联症 211

反馈性 HPV 检测 165

范可尼贫血 153

放射治疗源皮距离(SSD) 275

非核酸抗反转酶抑制剂(NNRTI) 11

非阴离子间隙 241

肺动脉闭塞压(PAOP) 231

肺功能测试(PFT) 227

肺毛细血管楔压(PCWP) 231

肺泡动脉血氧分压差 229

肺栓塞(PE) 213

肺栓塞(PE) 227

分层厚皮移植片(皮片移植,STSG) 186

弗莱彻装置 281

氟尿嘧啶静脉滴注时间(PVI-FU) 32

辅助控制通气(A/C 或容量控制通气) 229

副肿瘤综合征 69

腹部或盆腔影像学(CT 或 MRI) 39

腹膜神经胶质瘤 72

腹腔腹膜疾病(APD) 64

腹直肌肌皮瓣(RAM) 187

G

肝素诱导性血小板减少症(HIT) 215

高度病变(HSIL) 164

高钙血症 39

高活性抗反转录病毒疗法(HAART) 11

高剂量率(HDR) 23,33,277

高血压(HTN) 235

高血压性肾病(HTN) 271

睾丸间质细胞肿瘤 77

睾丸母细胞瘤 40

睾丸支持细胞肿瘤 77

根治性全阴道切除术(Schauta-Amreich 手术) 22

功能残气量(FRC) 227

宫颈癌 ASCUS/LSIL 分类研究（ALTS 研究）165

宫颈管刮除术(ECC) 6

宫颈管搔刮(ECC) 165

宫颈环形电圈切除术(LEEP) 6

宫颈环型电切术(LEEP) 301

宫颈冷刀锥切术(CKC) 301

宫颈上皮内瘤样病变(CIN) 5

股薄肌肌皮瓣(GMC) 187

股三角 170

骨盆漏斗韧带 167

冠状动脉旁路移植术(CABG)、二尖瓣直视成
形术(MVP) 211

国际外阴疾病研究协会的外阴肿瘤小组
(ISSVD) 8

H

海曼 Simons 胶囊 283

核苷酸反转录酶抑制剂(NRTI) 11

呼气末正压通气(PEEP) 230

呼吸短促(SOB) 234

呼吸短促(SOB) 235

呼吸机获得性肺炎(VAP) 230

怀疑高度病变的鳞状细胞异常（ASC-H）
165

混合性苗勒管肿瘤(MMMT)(癌肉瘤) 89

或高位输尿管支架植入 21

获得性的瓣膜功能紊乱 211

J

鸡尾酒疗法(HAART) 11

畸胎瘤 41

吉西他滨 267

吉西他滨联合顺铂(GC) 34

急性肺损伤(ALI) 231

急性呼吸窘迫综合征(ARDS) 227,231,268

急性间质性肾炎 239

急性肾小管坏死 239

疾病(MD) 63

疾病进展 330

己烯雌酚(DES) 304

计划靶体积 275

甲氨蝶呤 267

甲地孕酮(妇宁片) 270

甲磺酸伊马替尼(格列卫) 271

甲羟孕酮(MPA) 98

间歇指令通气(IMV) 229

交叉输尿管吻合术 185

交通静脉瓣膜实验、直腿伸踝实验 213

结肠脾曲(Griffith 点) 181

结构蛋白 162

禁食患者(NPO) 224

经皮肾造瘘(PCN) 207

颈静脉怒张(JVD) 233

颈静脉怒张(JVD) 234

静脉补液(IVF) 237,247

静脉尿路造影 13

静脉输注 224

静脉血栓栓塞(VTE) 212

局部缺血性心脏病(MI) 237

K

咖啡豆核 76

抗-Hu 抗体拮抗神经元 51

抗-YO 抗体拮抗浦肯野细胞 51

颗粒间质细胞瘤 40

颗粒细胞瘤 40

客观缓解率(ORR) 61

口服避孕药组(OCP) 150

L

来曲唑(弗龙) 271

蓝精灵综合征(Surf) 265

雷佐生(辛卡德) 272

连续指令通气(CMV) 229

两性母细胞瘤　41

林奇Ⅱ型综合征　154

临床靶体积　275

临床完全缓解(CCR)　129

淋巴结(LN)　17,44

淋巴血管间隙(LVSI)　125

鳞状细胞癌　164

鳞状细胞异常(ASC)　165

硫代硫酸钠　272

六甲蜜胺　263

卵巢癌症状索引(SI)　159

卵巢癌综合　68

卵巢固有韧带　167

卵泡膜–纤维瘤　40

伦理审查委员会(IRB)　324

伦琴射线　274

M

麻醉下(EUA)行妇科检查　14

马丁内兹通用会阴间质模板(MUPIT)　282

慢性心功能不全(CHF)　227,232

慢性阻塞性肺部疾病(COPD)　227

美司钠　272

孟氏溶液浸泡　204

咪喹莫特　9

米法兰　263

米托蒽醌　265

末端(单口)肠造瘘术　179

N

内分泌问题(TSH)　236

内胚窦瘤　41

内源性梗阻(大肠肿瘤)　200

脑钠肽(BNP)　233

逆行性膀胱镜下输尿管支架植入　21

P

襻式(双口)肠造瘘术　180

盆腔廓清术　26

皮冠脉血管成形术(PTCA)　234

Q

气促(SOB)　270

气动连续压迫装置(SCD)　212

气胸　175

前哨淋巴结(SLN)　130

羟基脲　267

侵蚀性 GTD(GTN)　146

氢呼气试验　204

曲妥单抗(赫塞丁)　271

全腹放射治疗(WAR)　287

全美麻醉医师学会评分(ASA 评分)　209

全身炎症反应综合征(SIRS)　238

全胃肠外营养(TPN)　217,289

R

人类乳头状瘤病毒(HPV)　5,162

人胎盘泌乳素(HPL)　141

妊娠滋养细胞疾病　3

妊娠滋养细胞疾病(GTD)　139

绒毛膜癌　3,41

S

三氯醋酸(TCA)　9

桑普森动脉：通过圆韧带　168

上腹部疾病(UAD)　64

射血分数（EF）<35%　234

深静脉血栓形成/静脉血栓栓塞症（DVT/

　VTE）　212

神经内分泌癌　15

肾小球性肾炎或血管炎　239

生长分数　259

生存率（YS）　20

生存期（PFS）　54

生殖细胞肿瘤　41,68

食管静脉曲张　204

输卵管癌（PFTC）　66

输尿管膀胱吻合术（UNC）　185

输尿管膀胱再植术　192

输尿管输尿管端端吻合（UU）　185

输血相关性肺损伤（TRALI）和输血相关性循

　环超载（TACO）　225

术前血气分析（ABG）　227

数据安全性监督委员会（Data Safety Monitoring

　Board, DSMB）　324

双向气道正压通气（BiPAP）　228

顺铂50mg/m2　104

顺铂联合氟尿嘧啶（CF）　31

丝裂霉素C　265

死亡期　260

T

他莫昔芬（三苯氧胺）　270

胎盘部位滋养细胞肿瘤　3,139,141

糖尿病酮症酸中毒（DKA）　245

特发性食管破裂综合征　204

特纳综合征　140

体表面积（BSA）　247

替代膀胱显影　184

同步IMV（SIMV）　229

同等辐射　275

同位素　274

同性性早熟　76

透明质酸酶　272

透析适应证（AEIOU）　240

推荐行Turnbull襻式造瘘术　180

臀筋膜皮瓣　187

托泊替康（和美新）　269

托泊替康联合顺铂（TC）　34

W

外阴Paget病　2

外阴不典型增生　7

外阴上皮内瘤样病变（VIN）　7

外源性梗阻（盆腔肿瘤）　200

外照射（EBRT）　283

完全缓解　330

完全缓解率（CR）　153

晚期肾病（ESRD）　240

危症监护病房（CCU）　233

微创外科手术（MIS）　189

维罗非尼　131

未成熟畸胎瘤（IT）　72

胃肠道间质瘤（GIST）　271

胃溃疡　204

胃造瘘置胃管（G-tube）　180

魏/玛式-冈崎式（Wertheim/Meigs-Okabayashi）

　子宫切除术　21

稳定生长期 260

无疾病间期(DFI) 153

无瘤进展生存期(PFS) 46

无性细胞瘤 41

X

细胞死亡 259

细胞周期 259

下腔静脉(IVC) 216

相对生物效应量(RBE) 275

象皮肿 207

消融治疗(如冷冻消融治疗) 6

硝酸甘油(NTG) 233

小肠造影(SBFT) 289

心脑血管意外(CVA) 236

心输出量(CO) 234

心脏风险评分 209

新辅助化疗后减瘤术 IDS 63

新加坡皮瓣 187

新鲜冰冻血浆(FFP) 249

性传播疾病(STD) 13

性索间质肿瘤 40

胸正侧位片 13

修复 279

序列的器官衰竭评估表 253

血管加压素衍化物(dDAVP) 240

血管紧张素转化酶(ACE) 235

血栓栓塞(TE) 35

Y

压力支持通气(PS) 230

亚急性细菌性心内膜炎(SBE) 210

亚叶酸(甲酰四氢叶酸) 271

阳性预测值(PPV) 14

液基细胞学筛查(LBC) 163

伊立替康(盐酸伊立替康和山梨醇注射液)
269

依托泊苷(VP16,足叶乙甙) 268

依西美坦 271

遗传性非息肉性结肠癌 45

遗传性非息肉性结肠癌(HNPCC) 154

遗传性乳腺癌 68

遗传性乳腺癌和卵巢癌(HBOC) 153

异环磷酰胺 263

阴部大腿皮瓣 187

阴唇后动脉皮瓣 187

阴道不典型增生 10

阴道上皮内瘤样病变(VAIN) 9

阴离子间隙 241

阴性预测值(NPV) 14

英国卵巢癌筛查联合试验(UKCTOCS) 160

硬化性苔藓 8

尤兰形态学索引(MI) 158

疣状癌 15

右束支传导阻滞(RBBB) 213

原发腹膜腺癌 68

原位癌(CIS) 6

原位腺癌(AIS) 6,165

原位荧光杂交(FISH) 140

圆韧带 167

Z

再生 279

再氧化　279

造口旁疝　203

掌趾红斑(PPE)　264

支持–间质细胞肿瘤　77

脂质体阿霉素　265

脂质细胞瘤　78

直肠乙状结肠弯曲(Sudeck 点)　181

直接减瘤术 PDS　63

直接凝血酶抑制剂(DTI)　215

质量相关的动能(KERMA)　275

滞后生长期　260

中心静脉导管　176

中心静脉压(CVP)　231

中央脑桥髓鞘溶解症　242

种植转移　39

主韧带(Mackenrodt 韧带)　167

子宫内膜间质肉瘤(ESS)　109

子宫平滑肌肉瘤(LMS)　108

紫杉醇(泰素)　268

综合代谢检查(CMP)　239

总生存期(OS)　46,153

足底红牙过敏症　266

最大弥散量　275

左旋咪唑　265

其　他

Ⅰ型全子宫切除术　21

Ⅰ型全子宫切除术　21

3 年无病间期(PFI)　32

Ⅲ型根治性全子宫切除术　21

Ⅳ型广泛性全子宫切除术适用大块型病变　21

5 年生存率(5YS)　31

5 年无进展生存率(PFS)　29

Ⅴ型根治性全子宫切除术　22

AP 方案(阿霉素 60mg/m², 顺铂 50mg/m²)　104

ASC-H　6

ASCUS/LSIL　6

Brenner 瘤　40

BSO(丁硫氨酸硫酸亚胺)　263

Call-Exner 小体　76

Camper 筋膜　167

Cherney 切口　178

Cloquet 淋巴结　170

CMP(综合代谢检查)　200

CPAP　147

Cushing 综合征　78

cut-through 子宫切除术　20

Delclos 施源器　281

DES(己烯雌酚)　134

DVT(深静脉血栓)　46

EBRT　284

EROS-CVD 的处方　296

FIGO　13

Foley 导管　281

GLS:毛细淋巴管间隙恶性细胞浸润　25

GOG　19

Groshong 导管　176

GSH　272

GST　272

Hickman 导管　176

HIPEC(腹腔热灌注化疗)　49

HIV 流行病学研究组(HERS)和多部门联合妇女 HIV 研究(WIHS)　11

Hollister 桥　190

HSIL　6

Jackson Pratt 管　175

LVSI　128

MAC(以避免潜在的骨髓癌)　149

Maffucci 综合征　76

Malecot(蘑菇管)　195

Malecot 导管(蘑菇头引流管)　184

Maylard 切口　178

Mayo 标准　92

McDonald 法宫颈环扎术　301

McDonald 或 Shirodkar 式环扎术 23

McIndoe 阴道成形术　188

McIndoe 中厚分层皮片移植(STSG)　188

Meigs 综合征　77

MMMT(癌肉瘤)　97

NRTI　11

NS(0.9% NaCl)　247

NSTEMI 治疗　233

Ollier 病(内生软骨瘤病)　76

OVA-1 筛查　159

Paget 病　126

Peutz-Jeghers(PJ)　78

Pfannenstiel 切口　178

PFI(无进展间期)　48

PFS　104

PICC 管　176

Pick 腺瘤　77

Pick 小体　77

PLAP　71

Reinke 晶体　77

Rokitansky　72

ROMA(卵巢恶性肿瘤风险计算公式)　158

Scarpa 筋膜　167

Schiller-Duval　71

SCIA 皮瓣(旋髂浅动脉皮瓣)　187

SEPA 皮瓣(阴部外浅动脉皮瓣)　186

SIADH(抗利尿激素分泌异常综合征)　270

Smead-Jones 缝合(远-近缝合)　178

STEMI 治疗　233

ST 段抬高型心肌梗死(STEMI)　233

TAP 方案(紫杉醇 160mg/m², 阿霉素 45mg/m² 　104

Tenckhoff 导管　176

urospas 缓解　288

Valsalva 动作(屏气)　175

VIN 常见型　8

VIN 分化型　8

Westmark 征　213

X 线　274

α 粒子　274

β 粒子　274

γ 射线　274